跟王付用经方

王 付 编著

河南科学技术出版社

·郑州·

内容提要

本书由著名经方大师王付教授撰写，重点研究《伤寒杂病论》中针对性、代表性强的常用治病用方，分别按照方药思考、方证探索、运用须知、方证辨病、案例解读等展开，对更好地运用经方辨治复杂多变的疾病具有重要的引导和借鉴作用。本书内容翔实，重点突出，思路清晰，布局合理、层次分明、条分缕析，尤其是临床实用性和治病操作性强，是中医、中西医在校师生及临床医生学习、掌握、应用经方辨治诸多疾病不可或缺的参考书。

图书在版编目（CIP）数据

跟王付用经方／王付编著. —郑州：河南科学技术出版社，2017.11
（2023.3 重印）

ISBN 978-7-5349-9022-9

Ⅰ．①跟… Ⅱ．①王… Ⅲ．①经方-临床应用 Ⅳ．①R289．2

中国版本图书馆 CIP 数据核字（2017）第 227264 号

出版发行：河南科学技术出版社
　　　　　地址：郑州市经五路 66 号　邮编：450002
　　　　　电话：（0371）65788613　65788629
　　　　　网址：www.hnstp.cn
策划编辑：邓　为
责任编辑：邓　为　王俪燕
责任校对：司丽艳
封面设计：中文天地
责任印制：朱　飞
印　　刷：三河市同力彩印有限公司
经　　销：全国新华书店
幅面尺寸：170mm×240mm　印张：22　字数：320 千字
版　　次：2023 年 3 月第 3 次印刷

定　　价：198.00 元

学好经方的目的是更好地应用经方，应用经方的目的是取得更好的治疗效果；用好经方是学好经方的目的和归宿，用活经方是学好经方的目标和宗旨。不学好经方肯定不能用好经方，没有用活经方肯定是没有领会经方要旨。仅仅学了经方不一定就是学好经方，仅仅用了经方不一定就是用活经方，只有在学中用、在用中学，并将用和学有机地结合才能真正领会经方要旨。怎样才能更好地运用经方辨治常见病、多发病及疑难病从而取得预期治疗效果，这是每位医生运用经方辨治疾病所面临的首要问题。又如运用经方辨治常见病、多发病及疑难病不一定都能取得最佳预期治疗效果，这又是每位医生在临床中所面临的急需解决的问题，面对如此诸多问题，怎样才能更好地解决运用经方辨治常见病、多发病及疑难病？有鉴于此，撰写《跟王付用经方》，旨在突出运用经方辨治常见病、多发病及疑难病的思路、方法，以及运用技巧和操作技能。

用活经方辨治病证必须充分认识经方用药的基本特征，研究经方用药的目的就是更好地掌握经方基本适应证及扩大运用经方辨治范围，对此就必须对经方用药全面地系统地熟悉和掌握，只有这样才能用活经方基本适应证及扩大应用辨治范围。如研究麻黄汤用药必须对方中每味药都要进行深入、细致、全面的研究，厘清麻黄于麻黄汤中的基本作用既是解表药又是治里药，还要知道麻黄治里的作用多于治表；再则，运用麻黄治里证并不能局限于治肺，张仲景在《伤寒杂病论》中运用麻黄既可治肺的病变如厚朴麻黄汤，又可治心的病变如半夏麻黄丸；既可治胃的病变如桂枝去芍药加麻黄附子细辛汤，又可治肝的病变如麻黄连轺赤小豆汤；既可治肾的病变如越婢汤，又可治肠胃病变如麻黄升麻汤，更可辨治肌肉关节病变如麻黄加术汤或乌头汤。对此只有全面深入地研究经方所有用药用量，才能更好地运用经方辨治基本适应证及扩大应用范围，才能真正用活经方以取得最佳预期治疗目的。

用活经方辨治病证必须全面认识经方方证的基本要素，研究经方方证的目的就是开拓思路，提高认识，开拓运用经方辨治杂病的思路能够触类旁通，用活经方的方法能够融会贯通。如研究桂枝汤方证必须重视研究桂枝汤辨治诸多复杂多变病证的思维方法，只有懂得桂枝汤方证既是辨治太阳中风证的重要基础方，又是辨治里证即脾胃虚弱证的重要基础方，还要懂得既可辨治外感病头痛，又可辨治内伤杂病头痛；既可辨治外感病鼻塞，又可辨治内伤杂病鼻塞；既可辨治外感病胃痛，又可辨治内伤杂病胃痛；既可辨治外感病大便干结，又可辨治内伤病大便干结等。在临床中只有如此全面地系统地研究、理解和掌握经方方证的适应范围，才能从本质上真正用活经方，才能达到扩大运用经方方证的范围而取得最佳预期效果的目的。

用活经方辨治病证必须深入认识经方合方案例解读的基本应用准则，研究经方合方案例解读的目的就是用活经方，变化经方，通识合方，贯通经方，达到运用经方合方既能辨治相同的病不同的病证表现，又能辨治不同的病相同的病证表现，并能取得相同的最佳治疗效果。如研究肾气丸合方案例解读既可辨治慢性前列腺炎之小便频数，又可辨治慢性前列腺炎之小便短少；既可辨治高血糖之头晕目眩，又可辨治低血糖之头晕目眩。在临床中运用经方合方案例解读，既可辨治复杂多变的病证，又可辨治相同的病不同的病证表现，更可辨治不同的病相同的病证表现，运用经方合方案例解读的要点是因病证变化而切中病变证机，并能根据病变证机主次而酌情调整合方用药用量，从而使经方合方用药用量更加符合病变证机需要而取得最佳预期治疗效果。

　　勤求仲景，博识经方；掌握药量，发扬经方；勤求经方，精通合方；用方治病，首选经方；保证疗效，经方合方。可见，在临床中只有用活经方才是学习经方的真正目的和宗旨，只有用好经方才是学习经方治病的重要手段和方法；只有用好经方才是提高疗效的根本保证，只有用活经方才是确保疗效的重要举措。编写《跟王付用经方》，历经数年思考与探索、实践与检验、总结与深化、理论与临床、指导与实践、疗效与反馈，始有所得。在编写过程中未必尽善尽美，还请广大读者提出宝贵意见，以便今后修订与提高。

王　付

2017 年 4 月

目录

桂枝汤/001

麻黄汤/011

大承气汤/022

大黄附子汤/032

四逆散/039

理中丸/047

小青龙汤/055

白虎汤/064

麦门冬汤/072

当归四逆汤/078

乌梅丸/085

半夏厚朴汤/093

温经汤/100

胶艾汤/110

赤丸/117

乌头汤/124

附：乌头汤与半夏泻心汤合方/132

枳实薤白桂枝汤/139

真武汤/147

茵陈蒿汤/154

炙甘草汤/162

小柴胡汤/168

附：小柴胡汤与麻杏石甘汤合方/174

桃核承气汤/182

四逆汤/188

射干麻黄汤/195

大柴胡汤/201

柴胡桂枝干姜汤/209

半夏泻心汤/216

小陷胸汤/224

薯蓣丸/231

十枣汤/238

肾气丸/244

桂枝芍药知母汤/255

桂枝茯苓丸/261

甘遂半夏汤/269

甘姜苓术汤/275

风引汤/283

附：经方260首的组成及用法/290

桂枝汤

桂枝汤是《伤寒杂病论》中重要治病用方之一。张仲景用桂枝汤辨治病证主要有头痛，鼻鸣，心烦不解，不能食，干呕，心下闷，衄血，妊娠恶阻，发热，翕翕发热，烦热，啬啬恶寒，或淅淅恶风，自汗出，身体疼痛，脉浮，或脉浮数，或脉迟。但在临床中怎样运用桂枝汤辨治外感病，又怎样运用桂枝汤辨治内伤病及疑难病？学好桂枝汤辨治各科病证的基本思路是什么，用活桂枝汤辨治各科病证的基本准则是什么，怎样才能更好地运用桂枝汤辨治外感病、内伤病及疑难病而取得最佳预期治疗效果？结合多年临床应用桂枝汤辨治体会，可从以下几个方面重点研究与深入探讨，对提高临床运用桂枝汤能力及辨治水平可有一定帮助和借鉴。

一、方药思考

桂枝汤由桂枝三两（9g），芍药三两（9g），甘草炙、二两（6g），生姜切、三两（9g），大枣擘、十二枚所组成，对此研究及应用桂枝汤只有从多方位、多角度、多层次研究其作用及病位、配伍及用量，才能学好用活桂枝汤辨治各科诸多疑难杂病。

1. 方药作用及病位

桂枝基本作用是温通：桂枝于桂枝汤中可辨治营卫虚弱病证，于麻黄汤中可辨治卫闭营郁证，于炙甘草汤中可辨治心病证，于泽漆汤中可辨治肺病证，于黄芪建中汤中可辨治脾胃病证，于肾气丸中可辨治肾病证，于五苓散中可辨治膀胱病证，于桃核承气汤中可辨治瘀热病证，于桂枝附子汤中可辨治骨节筋脉病证等。可见，运用桂枝辨治病证的基本点是寒凝经脉，阳气不通，气血郁滞，并不局限于营卫病变，更可辨治诸多脏腑杂病。

芍药基本作用是补敛缓急：芍药于桂枝汤中可辨治营卫病证，于小青龙汤中可辨治肺病证，于小建中汤中可辨治心病证，于四逆散中可辨治肝病证，于桂枝加芍药汤中可辨治脾胃病证，于真武汤中可辨治心肾病证，于桂枝芍药知母汤中可辨治骨节筋脉病证等。可见，运用芍药辨治病证的基本点是补血敛阴，缓急止痛，并不局限于营卫病变，更可辨治诸多脏腑杂病。

生姜基本作用是温散：生姜于桂枝汤中可辨治营卫病变，于桂枝生姜枳实汤中可辨治心病证，于泽漆汤中可辨治肺病证，于生姜泻心汤中可辨治脾胃病证，于真武汤中可辨治肾病证，于防己黄芪汤中可辨治风水病证等。可见，运用生姜辨治病证的基本点是辛散温通，调理脾胃，宣散水气，并不局限于营卫病变，更可辨治诸多脏腑杂病。

大枣基本作用是益气生血：大枣于桂枝汤中可辨治营卫病变，于炙甘草汤中可辨治心病证，于射干麻黄汤中可辨治肺病证，于甘草泻心汤中可辨治脾胃病证，于小柴胡汤中可辨治肝胆病证，于越婢汤中可辨治风水病证等。可见，运用大枣辨治病证的基本点是益气和中，并不局限于营卫病变，更可辨治诸多脏腑杂病。

炙甘草基本作用是益气生津：张仲景在《伤寒杂病论》中辨治病证使用炙甘草的频率最高，可辨治诸多脏腑及营卫气血病变，切不可将炙甘草治疗病证局限于某一方面。

2. 方药配伍及用量

诠释用药要点：方中桂枝辛温解肌发汗；芍药酸寒益营敛阴止汗；生姜辛温发汗解表，调理脾胃；大枣、甘草，益气和中。又，方中用桂枝、生姜辛温，桂枝偏于温通，生姜偏于辛散；芍药味酸补血敛阴；大枣、甘草益气，大枣偏于补血，甘草偏于生津。桂枝与生姜配伍，旨在辛散，与大枣、甘草配伍，旨在补益；大枣、甘草配桂枝、生姜旨在化阳助卫，配芍药旨在化阴益营。方药相互为用，以发汗解肌，调和营卫为主，兼以补益。

剖析方药配伍：桂枝与生姜，属于相须配伍，增强解肌发汗，调理脾胃；桂枝与芍药、生姜，属于相反配伍，发敛同用，芍药制约桂枝、生姜辛温发汗伤津，桂枝制约芍药敛阴留邪；大枣与甘草，属于相须配伍，增强补益中气；芍药与大枣、甘草，属于相使配伍，芍药助大枣、甘草益气化血，大枣、甘草助芍药补血化气；桂枝与大枣、甘草，属于相使配伍，桂枝助大枣、甘草辛甘化阳，大枣、甘草助桂枝益气温中。

权衡用量比例：桂枝与芍药用量比例是1∶1，提示药效发汗与敛汗之间的用量调配关系，以治营弱卫强；桂枝与生姜用量比例是1∶1，提示药效通经与发汗之间的用量调配关系，以治卫强；甘草与大枣用量比例是1∶5，提示药效益气与生津之间的用量调配关系，以治气虚；桂枝与大枣、甘草用量比例是3∶10∶2，提示药效辛温解肌与益气之间的用量调配关系，以治阳虚；芍药与大枣、甘草用量比例是3∶2∶10，提示药效益营敛阴与益气生津之间的用量调配关系，以治营弱。又，方中用药5味，辛温药2味如桂枝、生姜，用量总和是18g；补益药3味如芍药、大枣、甘草，用量总和是45g；桂枝、生姜既可解表又可治里，芍药、大枣、甘草以治里为主，其用量比例是2∶5，从用量分析方药主治，病是太阳中风证或脾胃虚弱证。

二、方证探索

1. 思辨"发热"

张仲景论桂枝汤辨治发热的病变属性，既可能是外感病之发热，又可能是内伤病之发热，更可辨治外感内伤夹杂之发热；在临床中无论是辨治外感病发热，还是辨治内伤病发热的病变证机都是正气与邪气相斗争。桂枝汤辨治发热的作用特点是，既可针对外邪发散邪气，又可针对内伤扶助正气积极抗邪。

2. 权衡"恶寒"

张仲景论桂枝汤辨治恶寒的病变属性，既可能是外感病之恶寒，又可能是内伤病之恶寒，更可辨治外感内伤夹杂之恶寒；在临床中无论是辨治外感病之恶寒，还是辨治内伤病之恶寒的病变证机都是正气相对虚弱或力量不足，或是正气积极蓄积力量未能及时奋起抗邪，或是邪气相对处于优势。桂枝汤辨治恶寒的作用特点是，既可直接作用卫气以祛邪，又可化生卫气以祛邪，从而达到治病愈疾之目的。

3. 审度"头痛"

张仲景论桂枝汤辨治头痛的病变属性，既可能是外感病之头痛，又可能是内伤病之头痛，更可辨治外感内伤夹杂之头痛；在临床中无论是辨治外感病头痛，还是辨治内伤病头痛的病变证机都是经气郁滞不通。桂枝汤辨治头痛的作用特点是，既能针对外邪疏散温通，又能针对内伤杂病温通气血。

4. 揆度"汗出"

张仲景论桂枝汤辨治汗出的病变属性，既可能是外感病之汗出，又可能是内伤病之汗出，更可辨治外感内伤夹杂之汗出。在临床中无论是辨治外感病汗出，还是辨治内伤病汗出的病变证机都是卫气不固，营阴外泄。桂枝汤辨治汗出的作用特点是，既可针对外邪发散敛营止汗，又可针对内伤温卫固守，益营敛收。

5. 揆度"身疼不休"

张仲景论桂枝汤辨治身疼不休的病变属性，既可能是外感病之身疼不休，又可能是内伤病之身疼不休，更可辨治外感内伤夹杂之身疼不休；在临床中无论是辨治外感病身疼不休，还是辨治内伤病身疼不休的病变证机都是卫虚不荣，营虚不滋。桂枝汤辨治身疼不休的作用特点是，既可针对外邪以温通止痛，又可针对内伤温补滋荣。

6. 揆度"不能食"

张仲景论桂枝汤辨治不能食的病变属性，既可能是外感病之不能食，又可能是内伤病之不能食，更可辨治外感内伤夹杂之不能食；在临床中无论是辨治外感病不能食，还是辨治内伤病不能食的病变证机都是脾气不运，胃气不降。桂枝汤辨治不能食的作用特点是，既可温运脾气，又可温降胃气；既可针对外邪以和胃降逆，又可针对内伤温通脾胃。

7. 揆度"心下闷"

张仲景论桂枝汤辨治心下闷的病变属性，既可能是脾胃病证之心下闷，又可能是心脏病证之心下闷，更可辨治脾胃合并心脏病证之心下闷；在临床中无论是辨治脾胃病证之不能食，还是辨治心脏病证之心下闷的病变证机都是正虚不运，邪气郁滞。桂枝汤辨治心下闷的作用特点是，既可温通经气，又可滋助正气；既可针对脾胃补益中气，又可针对心脏温通血脉；既可调补脾胃，又可调补心气。

8.揆度"鼻鸣"

张仲景论桂枝汤辨治鼻鸣的病变属性,既可能是外感病之鼻鸣,又可能是内伤病之鼻鸣,更可辨治外感内伤夹杂之鼻鸣。在临床中无论是辨治外感病之鼻鸣,还是辨治内伤病之鼻鸣的病变证机都是正虚不温,邪气壅窍,经气不通。桂枝汤辨治鼻鸣的作用特点是,既可温通鼻窍,又可扶助开窍。

桂枝汤组成5味药中,既可走表又可走里,因病证表现而发挥治疗作用。方药组成虽有其各自作用的特殊性,但相互组方合用更具有聚合作用,其聚合作用以温补为主,兼以行散收敛。可见,桂枝汤组成用药只针对病变属性,而不局限于针对某病变部位;运用桂枝汤针对病变证机只要是营卫虚弱,阴阳不调,邪气侵扰,即可选用桂枝汤为基础方进行合方或加减,都能取得辨治各科疑难杂病的最佳效果。

三、运用须知

张仲景设桂枝汤用法,以水煎煮方药约20分钟,去滓,每次温服。然后根据病情决定服药方法:①若1服病除,则止后服;②若病重者,可缩短服药间隔,或加大用药剂量;③若病证表现有规律性或发作性,应在病证发作之前增加1次服药。

四、方证辨病

(1)感冒、流行性感冒等,临床表现以发热恶寒,头痛,口淡不渴,舌质淡,苔薄白为用方辨治要点。

(2)慢性胃炎、慢性胆囊炎、慢性肠炎、慢性肝炎等,临床表现以脘腹不适,汗出,口淡不渴,舌质淡,苔薄白为用方辨治要点。

(3)心律不齐、房室传导阻滞、心肌缺血、风湿性心脏病等,临床表现以心悸,心痛,口淡不渴,舌质淡,苔薄白为用方辨治要点。

(4)免疫功能低下、内分泌失调、代谢障碍等,临床表现以倦怠乏力,头晕目眩,口淡不渴,舌质淡,苔薄白为用方辨治要点。

(5)面神经炎、多发性神经炎、末梢神经炎、神经性疼痛等,临床表现以麻木，疼痛，头晕目眩，汗出，口淡不渴，舌质淡，苔薄白为用方辨治要点。

五、案例解读

运用桂枝汤方证的特点是审明病变证机而不局限于病变部位，只要辨清病变是气血虚夹寒，均可选用桂枝汤，均能取得预期治疗效果。

1. 长期低热

马某，女，29岁。有5年低热病史，近由病友介绍前来诊治。刻诊：先低热（37.4℃左右），后右半身冷汗淋漓、左半身无汗，汗出低热消退，汗止又低热，倦怠乏力，心悸，动则气喘，手足不温，口渴不欲饮水，舌质淡，苔薄白，脉沉弱。辨为营卫虚弱夹心阳虚证，治当调补营卫，温壮阳气，给予桂枝汤与四逆加人参汤合方加味，桂枝10g，白芍10g，生姜10g，干姜5g，生附子5g，红参6g，龙骨24g，牡蛎24g，炙甘草12g。6剂，以水800～1000mL，浸泡30分钟，大火烧开，小火煎煮40分钟，每次服用150mL；第2次煎煮15分钟；第3次煎煮若水少可酌情加水，煎煮15分钟，每日1剂，分3次服。

二诊：低热好转，仍汗出，以前方变龙骨、牡蛎为各30g，6剂。

三诊：出汗减轻，低热较前又有好转，以前方6剂继服。

四诊：出汗较前又有减轻，仍手足不温，以前方变干姜、生附子为各9g，6剂。

五诊：低热未再出现，手足较前温和，汗出基本停止，以前方6剂继服。

六诊：低热未再出现，诸症基本消除，以前方6剂继服。

七诊：低热未再出现，其余诸症基本消除，以前方治疗12剂，以巩固治疗效果。随访1年，一切尚好。

用方体会：根据低热、手足不温、汗出辨为营卫不固，再根据倦怠乏力、动则气喘辨为气虚，因口渴不欲饮水、舌质淡辨为阳虚不化，以此辨为营卫虚弱夹心阳虚证。方以桂枝汤温通阳气，调和营卫，固护营卫；以四逆加人参汤温壮阳气，补益心气，加龙骨、牡蛎潜阳固涩，安神止汗。

方药相互为用，以取其效。

2. 血管神经性头痛

蒋某，男，65岁。有20余年血管神经性头痛病史，近由病友介绍前来诊治。刻诊：头痛剧烈如针刺，痛则冷汗出，手足不温，倦怠乏力，心烦急躁，舌质暗淡夹瘀紫，苔白腻，脉沉弱略涩。辨为卫虚不固夹痰瘀证，治当调补营卫，化痰化瘀，给予桂枝汤、四逆加人参汤、小半夏汤与失笑散合方，桂枝10g，白芍10g，生姜24g，生附子5g，红参6g，干姜5g，生半夏24g，五灵脂10g，蒲黄10g，炙甘草12g。6剂，以水800~1000mL，浸泡30分钟，大火烧开，小火煎煮40分钟，每次服用150mL；第2次煎煮15分钟；第3次煎煮若水少可酌情加水，煎煮15分钟，每日1剂，分3次服。

二诊：头痛减轻，冷汗出减少，以前方6剂继服。

三诊：头痛较前又有减轻，冷汗又有明显减少，以前方6剂继服。

四诊：头痛较前又有减轻，仍心烦急躁，以前方加龙骨、牡蛎为各24g，6剂。

五诊：头痛基本消除，手足温和，心烦急躁减轻，以前方6剂继服。

六诊：心烦急躁基本消除，以前方6剂继服。

七诊：诸症基本消除，以前方治疗15剂，诸症消除。随访1年，一切尚好。

用方体会：根据头痛剧烈如针刺、舌质暗夹瘀紫辨为瘀，再根据痛则冷汗、舌质淡辨为卫虚，因倦怠乏力、手足不温辨为阳虚，又因苔白腻辨为寒痰，以此辨为卫虚不固夹痰瘀证。方以桂枝汤温通阳气，调补营卫，固护营卫；以四逆加人参汤温壮阳气，补益心气；以小半夏汤醒脾燥湿化痰；以失笑散活血化瘀止痛。方药相互为用，以取其效。

3. 妊娠大便难

孙某，女，31岁。自妊娠15天就出现大便难，至今有6个月，虽服用中西药但未能有效改善症状表现，近由病友介绍前来诊治。刻诊：大便如羊粪状坚硬困难，2天1次，大便之前有头痛，大便之后有汗出，手足不温，倦怠乏力，小便正常，口干不欲饮水，舌质淡，苔薄白，脉沉弱。辨为卫虚不固，营阴外泄，阴津不荣证，治当调补营卫，化生营阴，给予桂枝汤与四逆加人参汤合方加味，桂枝10g，白芍10g，生姜10g，生附子5g，干姜5g，红参6g，砂仁10g，炙甘草12g。6剂，以水800～1000mL，浸泡30分钟，大火烧开，小火煎煮40分钟，每次服用150mL；第2次煎煮15分钟；第3次煎煮若水少可酌情加水，煎煮15分钟，每日1剂，分3次服。

二诊：大便坚硬困难较前好转，仍2天1次，头痛、汗出较前减轻，以前方6剂继服。

三诊：大便坚硬困难较前好转，每天1次，头痛、汗出较前减轻，仍倦怠乏力，以前方变红参为10g，6剂。

四诊：大便坚硬困难较前又有好转，头痛、汗出未再发作，以前方6剂继服。

五诊：大便基本正常，头痛、汗出较前减轻，以前方6剂继服。

六诊：诸症基本消除，以前方治疗15剂，诸症悉除。随访1年，一切尚好。

用方体会：根据大便坚硬、头痛、汗出辨为营卫不和，再根据大便干结、口干不欲饮水辨为营阴外泄，因倦怠乏力、手足不温辨为阳虚，以此辨为卫虚不固，营阴外泄证。方以桂枝汤温通阳气，调补、固护营卫；以四逆加人参汤温壮阳气，化生卫气，加砂仁行气和中安胎。方药相互为用，以取其效。

4. 窦性心动过缓

杨某，男，65岁。2年前出现胸闷心悸，经检查诊断为窦性心动过缓，服用中西药但未能有效控制症状表现，近由病友介绍前来诊治。刻诊：先胸闷后心悸（心率46次/分，中午心率42次/分），胸闷伴汗出，心悸伴头晕目眩，手足不温，倦怠乏力，口淡不渴，舌质淡，苔薄白，脉沉弱。辨为心气虚弱，阳虚不温证，治当调补营卫，化生营阴，温补心阳，给予桂枝汤与四逆加人参汤合方加味，桂枝10g，白芍10g，生姜10g，生附子5g，干姜5g，红参6g，薤白24g，全瓜蒌15g，炙甘草12g。6剂，以水800～1000mL，浸泡30分钟，大火烧开，小火煎煮40分钟，每次服用150mL；第2次煎煮15分钟；第3次煎煮若水少可酌情加水，煎煮15分钟，每日1剂，分3次服。

二诊：胸闷心悸好转，以前方6剂继服。

三诊：胸闷心悸较前又有好转，仍倦怠乏力、头晕目眩，以前方变红参为10g，6剂。

四诊：胸闷心悸较前又有好转（心率54次/分，中午心率51次/分），倦怠乏力、头晕目眩较前好转，以前方6剂继服。

五诊：胸闷心悸较前又有好转（心率58次/分），倦怠乏力、头晕目眩较前又有好转，以前方6剂继服。

六诊：胸闷心悸基本消除（心率61次/分），以前方治疗40余剂，以巩固治疗效果，经复查心率61次/分。随访1年，一切尚好。

用方体会：根据胸闷辨为心气郁滞，再根据心悸辨为心气虚，因倦怠乏力、头晕目眩辨为气虚，又因手足不温辨为阳虚，以此辨为心气虚弱，阳虚不温证。方以桂枝汤温通心气，调补气血；以四逆加人参汤温壮阳气，益心安神，加薤白、全瓜蒌行气，通阳宽胸。方药相互为用，以取其效。

5. 面神经炎

牛某，女，36岁。有2年面神经炎病史，服用中西药但未能控制症状表现，近由病友介绍前来诊治。刻诊：面肌抽搐，甚于中午，汗出，怕冷，倦怠乏力，口淡不渴，舌质淡，苔白腻，脉弱。辨为太阳中风，痰湿夹虚证，给予桂枝汤、小半夏汤、藜芦甘草汤与芍药甘草附子汤合方加味，桂枝10g，白芍12g，生姜24g，大枣12枚，红参10g，藜芦1.5g，制附子5g，生半夏24g，炙甘草12g。6剂，以水800~1000mL，浸泡30分钟，大火烧开，小火煎煮40分钟，每次服用150mL；第2次煎煮15分钟；第3次煎煮若水少可酌情加水，煎煮15分钟，每日1剂，分3次服。

二诊：面肌抽搐减轻，仍怕冷，以前方加干姜10g，6剂。

三诊：面肌抽搐较前又有减轻，仍汗出，以前方变白芍为24g，6剂。

四诊：面肌抽搐明显缓解，以前方6剂继服。

五诊：面肌抽搐基本消除，又以前方治疗20余剂，诸症悉除。随访1年，一切尚好。

用方体会：根据面肌抽搐甚于中午辨为太阳，又根据汗出辨为卫虚不固，因口淡不渴辨为寒，又因倦怠乏力辨为气虚，更因苔腻辨为痰，以此辨为太阳中风，痰湿夹虚证。以桂枝汤调补营卫，固护肌表；以小半夏汤醒脾燥湿化痰；以芍药甘草附子汤温阳益气，补血缓急；以藜芦甘草汤息风止痉。方药相互为用，以奏其效。

麻黄汤

麻黄汤是《伤寒杂病论》中重要治病基础用方之一。张仲景用麻黄汤辨治病证包括发热，恶风，身疼痛，腰痛，骨节疼痛，无汗，发烦，目瞑，头痛，喘而胸满，衄血，脉浮，或脉浮紧，或脉浮而数。但在临床中怎样运用麻黄汤辨治外感病，又怎样运用麻黄汤辨治内伤病及疑难病？学好麻黄汤辨治各科病证的基本思路是什么，用活麻黄汤辨治各科病证的基本准则是什么，怎样才能更好地运用麻黄汤辨治外感病、内伤病及疑难病而取得预期治疗效果？结合多年临床应用麻黄汤辨治体会，可从以下几个方面重点研究与深入探讨，对提高临床运用麻黄汤能力及辨治水平可有一定帮助和借鉴。

一、方药思考

麻黄汤由麻黄去节、三两（9g），桂枝二两（6g），杏仁去皮尖、七十个（12g），甘草炙、一两（3g）所组成，对此研究及应用麻黄汤只有从多方位、多角度、多层次研究其作用及病位、配伍及用量，才能学好用活麻黄汤辨治诸多疑难杂病。

1. 方药作用及病位

麻黄基本作用是宣发：麻黄于麻黄汤中可辨治营卫病证，于小青龙汤中可辨治肺病证，于半夏麻黄丸中可辨治心病证，于麻黄连轺赤小豆汤中可辨治肝胆病证，于桂枝去芍药加麻黄附子细辛汤中可辨治脾胃病证，于越婢汤中可辨治肺肾病证，于乌头汤中可辨治骨节筋脉病证，于麻黄升麻汤中可辨治肝脾大肠病证等。可见，运用麻黄辨治病证的基本点是宣散，温通，化饮，并不局限于营卫病变，更可辨治诸多脏腑杂病。

杏仁基本作用是润降：杏仁于麻黄汤中既可辨治营卫病变又可辨治肺寒病证，于麻杏石甘汤中可辨治肺热病证，于厚朴麻黄汤中可辨治肺寒热夹杂病证，于麻子仁丸中可辨治脾约病证，于茯苓杏仁甘草汤中可辨治心胸病证，于麻黄连轺赤小豆汤中可辨治肝胆病证，于麻杏薏甘汤中可辨治肌肉筋脉骨节病证，于大黄䗪虫丸中可辨治瘀血病证，于大陷胸丸中可辨治水结病证等。可见，运用杏仁辨治病证的基本点是降泄滑润，通利止逆，并不局限于营卫病变，更可辨治诸多脏腑杂病。

桂枝基本作用是温通：详见桂枝汤方证中。

炙甘草基本作用益气生津：详见桂枝汤方证中。

2.方药配伍及用量

诠释用药要点：方中麻黄辛温宣肺散寒；桂枝辛温通阳发汗；杏仁肃降肺气；甘草益气和中。又，方中麻黄既能发汗又能宣肺；桂枝既能解表又能调理脾胃，麻黄与桂枝既能治表，又能治里，乃表里双解之药；杏仁肃降肺气，以治里为主，甘草益气，以治里为主。根据麻黄汤方药组成，既可辨治表证，又可辨治里证。方药相互作用，以发汗解表，宣肺平喘为主。

剖析方药配伍：麻黄与桂枝，属于相须配伍，辛温发汗，温肺散寒；麻黄与杏仁，属于相使配伍，麻黄治咳喘偏于宣散，杏仁治咳喘偏于肃降；麻黄与甘草，属于相反相使配伍，相反者，麻黄宣发，甘草补益，相使者，甘草助麻黄宣肺益肺，麻黄助甘草化痰祛痰；杏仁与甘草，属于相使配伍，益肺降逆；桂枝与甘草，属于相使配伍，辛甘益气温通。

权衡用量比例：麻黄与桂枝用量比例是3：2，提示药效宣发与温通之间的用量调配关系，以治风寒；麻黄与杏仁用量比例是3：4，提示药效宣发与肃降之间的用量调配关系，以治咳喘；麻黄与甘草用量比例是3：1，提示药效宣发与益气之间的用量调配关系；桂枝与甘草用量比例是2：1，提示药效温通与益气之间的用量调配关系。又，方中用药有4味，解表药2味如麻黄、桂枝，用量总和是15g；降肺药1味如杏仁，用量是12g；益气药1味如甘草，用量是3g；麻黄、桂枝、杏仁、甘草之间用量比例是3：2：4：1，从用量分析麻黄汤，既是辨治太阳伤寒证的基本代表方，又是辨治风寒犯肺证的重要基础方，更可辨治风寒性质诸多疑难杂病。运用麻黄汤辨治病证不是太阳伤寒证，而是辨治其他病证，可酌情调整麻黄汤用量比例。

二、方证探索

1.思辨"发热"

张仲景论麻黄汤辨治发热的病变属性,既可能是外感病之发热,又可能是内伤病之发热,更可辨治外感内伤夹杂之发热。在临床中无论是辨治外感病发热,还是辨治内伤病发热的病变证机都是正气与邪气相斗争,病变证机的主要矛盾方面是正气不虚,邪气侵扰。麻黄汤辨治发热的作用特点是,既可走营卫发散外邪,又可走里调理经气脉络。

2.思辨"恶寒"

张仲景论麻黄汤辨治恶寒的病变属性,既可能是外感病之恶寒,又可能是内伤病之恶寒,更可辨治外感内伤夹杂之恶寒。在临床中无论是辨治外感病恶寒,还是辨治内伤病恶寒的病变证机都是正气被遏而不能及时抗邪。麻黄汤辨治恶寒的作用特点是,既可直接作用卫气以祛邪,又可激活正气以祛邪。

3.思辨"头痛"

张仲景论麻黄汤辨治头痛的病变属性,既可能是外感病之头痛,又可能是内伤病之头痛,更可辨治外感内伤夹杂之头痛;在临床中无论是辨治外感病头痛,还是辨治内伤病头痛的病变证机都是经气脉络不通。麻黄汤辨治头痛的作用特点是,既能针对外邪宣散温通,又能针对内伤杂病温通宣畅。

4.思辨"腰痛"

张仲景论麻黄汤辨治腰痛的病变属性,既可能是外感病之腰痛,又可能是内伤病之腰痛,更可辨治外感内伤夹杂之腰痛。在临床中无论是辨治外感病腰痛,还是辨治内伤病腰痛的病变证机都是经气脉络郁滞不通。麻黄汤辨治腰痛的作用特点是既可针对外邪温经通络止痛,又可温通宣散缓急。

5.思辨"骨节疼痛"

张仲景论麻黄汤辨治骨节疼痛的病变属性,既可能是外感病之骨节疼痛,又可能是内伤病之骨节疼痛,更可辨治外感内伤夹杂之骨节疼痛。在临床中无论是辨治外感病骨节疼痛,还是辨治内伤病骨节疼痛的病变证机都是筋脉骨节经气不通。麻黄汤辨治骨节疼痛的作用特点是,既可针对外邪以温通降泄,又可针对内伤以温通滑利。

6. 思辨"喘而胸满"

张仲景论麻黄汤辨治喘而胸满的病变属性,既可能是外感病之喘而胸满,又可能是内伤病之喘而胸满,更可辨治外感内伤夹杂之喘而胸满。在临床中无论是辨治外感病喘而胸满,还是辨治内伤病喘而胸满的病变证机都是肺气不降,浊气壅滞。麻黄汤辨治喘而胸满的作用特点是,既可针对外邪宣散降肺,又可针对内伤宣肺降肺。

7. 思辨"目瞑"

张仲景论麻黄汤辨治目瞑即畏光流泪的病变属性,既可能是外感病之目瞑,又可能是内伤病之目瞑,更可辨治外感内伤夹杂之目瞑。在临床中无论是辨治外感病目瞑,还是辨治内伤病目瞑的病变证机都是寒邪阻滞清窍。麻黄汤辨治目瞑的作用特点是,既可针对外感宣散透达缓急,又可针对内伤病温通宣达缓急。

麻黄汤组成 4 味药中,既可走表又可走里,因病证表现而发挥治疗作用。方药虽有其各自作用的特殊性,但组方合用更具有聚合作用,其聚合作用以温通为主,兼以降泄缓急。可见,麻黄汤所有用药只针对病变属性,而不局限于针对病变部位,运用麻黄汤针对病变证机只要是营卫郁滞,寒凝筋骨,浊气郁滞,都可选用麻黄汤为基础方进行变化应用,都能取得辨治诸多疑难杂病的最佳效果。

三、运用须知

1. 煎煮服用

张仲景设麻黄汤用法,先以水煎煮麻黄约 10 分钟,去麻黄沫,再纳入其余药煎煮 25 分钟,根据病情决定服药方法。若药后病除,止后服;若病证仍在,当继续服药。

2. 注意事项

服用麻黄汤，应适当加衣取暖，以助药力发汗；若病重者，可酌情加大药量，或针药并用，但不需饮热稀粥。

3. 临床应用

麻黄汤既是主治太阳伤寒证的基本代表方，又是主治肺寒证的重要基础方，还能主治关节寒湿疼痛证，不能将麻黄汤主治局限于太阳伤寒证。

四、方证辨病

（1）感冒、流行性感冒等，辨证要点为发热恶寒，头痛，舌质淡，苔薄白。

（2）慢性支气管炎、阻塞性肺疾病、支气管哮喘等，辨证要点为咳嗽，气喘，痰多色白，舌质淡，苔薄白。

（3）神经性皮炎、过敏性皮炎、日光性皮炎、药物性皮炎等，辨证要点为皮肤瘙痒，手足不温，舌质淡，苔薄白。

（4）风湿性关节炎、类风湿关节炎、骨质增生等，辨证要点为关节疼痛，因寒加重，舌质淡，苔薄白。

（5）神经性头痛、血管神经性头痛、面神经炎、末梢神经炎等，辨证要点为头痛，麻木，恶寒，舌质淡，苔薄白。

五、案例解读

运用麻黄汤方证的特点是审明病变证机，而不局限于病变部位，只要辨清病变是营卫郁滞，寒凝筋骨，浊气上逆，均可选用麻黄汤以取得良好治疗效果。

1. 风湿低热

许某，男，37岁。有多年低热病史，近由病友介绍前来诊治。刻诊：低热（37.2℃左右），骨节疼痛，身体疼痛，无汗，肌肤干燥，倦怠乏力，手足冰凉，大便溏泄，口淡不渴，舌质淡，苔白厚腻，脉沉弱。辨为营卫郁闭，阳虚夹痰证，治当宣发营卫，温阳化痰，给予麻黄汤、小半夏汤、四逆汤与桂枝人参汤合方，麻黄10g，桂枝12g，杏仁15g，红参10g，干姜

10g，白术10g，生半夏24g，生姜24g，生附子5g，炙甘草12g。6剂，以水800～1000mL，浸泡30分钟，大火烧开，小火煎煮40分钟，每次服用150mL；第2次煎煮15分钟；第3次煎煮若水少可酌情加水，煎煮15分钟，每日1剂，分3次服。

二诊：低热减轻，身体疼痛略有好转，以前方6剂继服。

三诊：低热较前又有减轻，肌肤干燥较前略有湿润，仍手足冰凉，以前方变生附子为6g，6剂。

四诊：低热、身体疼痛、骨节疼痛较前又有减轻，大便正常，手足较前温和，以前方6剂继服。

五诊：低热、身体疼痛、骨节疼痛较前又有减轻，肌肤干燥基本消除，以前方6剂继服。

六诊：低热未再出现，身体疼痛、骨节疼痛较前又有减轻，以前方6剂继服。

七诊：低热未再出现，病情稳定，未有明显不适，又以前方治疗40余剂，以巩固治疗效果。随访1年，一切尚好。

用方体会：根据低热、无汗、肌肤干燥辨为营卫郁闭，再根据身体疼痛、骨节疼痛辨为筋骨不通，因倦怠乏力、手足冰凉辨为阳虚不温，又因苔白厚腻辨为痰湿，以此辨为营卫郁闭，阳虚夹痰证。方以麻黄汤宣透营卫，温通缓急；以四逆汤温壮阳气；以小半夏汤燥湿化痰；以桂枝人参汤温补脾胃，化生阳气。方药相互为用，以取其效。

2.血管神经性头痛

庙某，女，50岁。有多年血管神经性头痛病史，近由病友介绍前来诊治。刻诊：头痛剧烈如针刺，无汗，手足不温，倦怠乏力，情绪低落，急躁易怒，口苦，舌质暗红夹瘀紫，苔薄黄，脉沉弱略涩。辨为营卫郁闭，阳虚郁瘀，寒郁化热证，治当温通宣发，行气化瘀，兼清郁热，给予麻黄汤、四逆加人参汤、四逆散与失笑散合方，麻黄10g，桂枝6g，杏仁15g，干姜5g，生附子5g，红参6g，柴胡12g，白芍12g，枳实10g，五灵脂10g，蒲黄10g，炙甘草12g。6剂，以水800～1000mL，浸泡30分钟，大火烧开，小火煎煮40分钟，每次服用150mL；第2次煎煮15分钟；第3次煎煮若水少可酌情加水，煎煮 15 分钟，每日 1 剂，分 3 次服。

二诊：头痛减轻，略有汗出，以前方 6 剂继服。

三诊：头痛较前又有减轻，急躁易怒好转，仍手足不温，以前方变生附子、干姜为各 6g，6 剂。

四诊：头痛较前又有减轻，手足较前略温和，以前方变生附子、干姜为各 9g，6 剂。

五诊：头痛较前又有减轻，手足不温较前又有好转，情绪好转，以前方 6 剂继服。

六诊：头痛较前又有减轻，手足温和，以前方 6 剂继服。

七诊：头痛较前明显减轻，其余诸症基本消除，以前方治疗 40 余剂，诸症悉除。随访 1 年，一切尚好。

用方体会：根据头痛剧烈如针刺、舌质暗夹瘀紫辨为瘀，再根据头痛、无汗辨为营卫郁闭，因倦怠乏力、手足不温辨为阳虚，又因情绪低落、急躁易怒辨为气郁，以此辨为营卫郁闭，阳虚郁瘀证。方以麻黄汤温通营卫，通调阳气；以四逆加人参汤温壮阳气，补益心气；以四逆散疏肝理气，调理气机；以失笑散活血化瘀止痛。方药相互为用，以取其效。

3. 妊娠目涩畏光症

夏某，女，32 岁。妊娠已 4 个月，自妊娠初即两目干涩，当时未引起重视，渐渐两目干涩加重并畏光，经检查未发现明显器质性病变，服用中西药未能有效改善症状表现，近由病友介绍前来诊治。刻诊：两目干涩，畏光，中午加重，无汗，倦怠乏力，怕冷，口渴欲饮热水，舌质淡红，苔黄白夹杂，脉沉弱。辨为营卫郁闭，气虚夹热证，治当宣发营卫，益气兼清，给予麻黄汤与桂枝人参汤合方加味，麻黄 10g，桂枝 12g，杏仁 15g，白术 10g，干姜 10g，红参 10g，黄芩 12g，砂仁 10g，炙甘草 12g。6 剂，以水 800～1000mL，浸泡 30 分钟，大火烧开，小火煎煮 40 分钟，每次服用 150mL；第 2 次煎煮 15 分钟；第 3 次煎煮若水少可酌情加水，煎煮 15 分钟，每日 1 剂，分 3 次服。

二诊：两目干涩略有减轻，以前方 6 剂继服。

三诊：两目干涩较前又有减轻，畏光略有好转，以前方加菊花 12g，

6 剂。

四诊：两目干涩基本消除，畏光较前又有减轻，以前方 6 剂继服。

五诊：畏光基本消除，以前方 6 剂继服。

六诊：两目干涩未再出现，畏光基本消除，又以前方治疗 12 剂。随访 1 年，目涩畏光未再发作。

用方体会：根据两目干涩、畏光中午加重辨为营卫郁闭，再根据倦怠乏力、怕冷辨为阳虚，因口渴欲饮热水辨为气虚夹热，以此辨为营卫郁闭、气虚夹热证。方以麻黄汤宣发营卫，开窍通闭；以桂枝人参汤温阳化气，健脾益气，加黄芩清泻郁热安胎，砂仁行气醒脾安胎。方药相互为用，以取其效。

4. 窦性心动过缓

谢某，女，50 岁。有多年胸闷气喘病史，经检查诊断为窦性心动过缓，近由病友介绍前来诊治。刻诊：心胸满闷，心悸（心率 44 次/分，中午心率 47 次/分）中午减轻，无汗，头沉头痛，手足不温，不怕冷，倦怠乏力，口淡不渴，舌质淡，苔白厚腻，脉沉弱。辨为营卫郁闭，心阳郁滞，气虚夹痰证，治当宣通营卫，温通化痰，给予麻黄汤、小半夏加茯苓汤与四逆加人参汤合方，麻黄 10g，桂枝 6g，杏仁 15g，生附子 5g，干姜 5g，红参 6g，生半夏 24g，生姜 24g，茯苓 10g，炙甘草 12g。6 剂，以水 800 ~ 1000mL，浸泡 30 分钟，大火烧开，小火煎煮 40 分钟，每次服用 150mL；第 2 次煎煮 15 分钟；第 3 次煎煮若水少可酌情加水，煎煮 15 分钟，每日 1 剂，分 3 次服。

二诊：心胸满闷、心悸较前略有好转，以前方 6 剂继服。

三诊：心胸满闷、心悸较前又有好转（心率 48 次/分，中午心率 51 次/分），头痛减轻，以前方 6 剂继服。

四诊：心胸满闷、心悸较前又有好转（心率 50 次/分，中午心率 52 次/分），头痛未再发作，头沉较前减轻，以前方 6 剂继服。

五诊：心胸满闷、心悸较前又有好转（心率 54 次/分），头痛头沉未再发作，以前方 6 剂继服。

六诊：心胸满闷、心悸较前又有明显好转（心率 58 次/分），以前方治疗30余剂,心率58次/分。随访1年,一切尚好。

用方体会:根据心胸满闷、心悸中午减轻辨为营卫郁闭,再根据头沉、苔腻辨为痰,因手足不温、不怕冷辨为阳郁,又因舌质淡,口淡不渴辨为寒,更因倦怠乏力、脉沉弱辨为阳虚,以此辨为营卫郁闭,心阳郁滞,阳虚夹痰证。方以麻黄汤宣通营卫;以小半夏加茯苓汤燥湿化痰,益气利湿;以四逆加人参温壮心阳,化生阳气。方药相互为用,以取其效。

5.末梢神经炎

宋某,女,62岁。有多年末梢神经炎病史,近由病友前来诊治。刻诊:脚趾脚心麻木重着冰凉,行走似脚踩棉花感,遇凉加重,口苦口腻,舌质淡红,苔腻黄白夹杂,脉沉弱。辨为筋脉寒湿夹热证,治当温经散寒,益气补血,兼清郁热,给予麻黄汤、小半夏加茯苓汤、四逆汤与栀子柏皮汤合方加味,麻黄10g,桂枝6g,杏仁12g,生附子5g,干姜5g,栀子15g,黄柏6g,生半夏24g,生姜24g,茯苓12g,炙甘草6g。6剂,以水800~1000mL,浸泡30分钟,大火烧开,小火煎煮40分钟,每次服用150mL;第2次煎煮15分钟;第3次煎煮若水少可酌情加水,煎煮15分钟,每日1剂,分3次服。

二诊:脚趾脚心冰凉好转,仍麻木重着,以前方变茯苓为24g,6剂。

三诊:脚趾脚心麻木重着冰凉又有好转,以前方6剂继服。

四诊:脚趾脚心麻木重着冰凉又有好转,口苦口腻基本消除,以前方去栀子、黄柏,6剂。

五诊:脚趾脚心麻木重着冰凉基本消除,行走似脚踩棉花感减轻,以前方6剂继服。

六诊:诸症基本消除,以前方治疗80余剂,诸症消除,行走如常人。随访1年,一切尚好。

用方体会:根据脚趾脚心麻木重着冰凉辨为寒湿,再根据口苦口腻辨为湿热,因舌质淡红,苔腻黄白夹杂辨为寒热夹杂,以此辨为筋脉寒湿夹热证。方以麻黄汤辛温散寒通阳;以四逆汤益气壮阳散寒;以栀子柏皮汤清热燥湿除痹。方药相互为用,以奏其效。

6.慢性鼻窦炎、慢性鼻炎

夏某,女,19岁。5年前因感冒引起鼻窦炎、鼻炎,虽经中西药治疗可鼻塞头痛反复不愈，近由病友介绍前来诊治。刻诊：鼻塞不通，流黄稠鼻涕有异味，受凉或劳累加重，头痛，头晕目眩，口渴不欲饮水，舌质红，苔薄黄，脉沉弱。辨为风寒夹虚，郁热内扰证，治当解表散寒，清泻内热，健脾益气，给予麻黄汤、理中丸与白虎汤合方加味，麻黄10g，桂枝6g，杏仁15g，石膏45g，知母18g，粳米15g，红参10g，白术12g，干姜10g，薄荷12g，炙甘草10g。6剂，以水800～1000mL，浸泡30分钟，大火烧开，小火煎煮40分钟，每次服用150mL；第2次煎煮15分钟；第3次煎煮若水少可酌情加水，煎煮15分钟，每日1剂，分3次服。

二诊：鼻塞减轻，头痛好转，以前方6剂继服。

三诊：头晕目眩明显减轻，头痛基本消除，以前方6剂继服。

四诊：头痛未再发作，鼻塞基本消除，以前方6剂继服。

五诊：诸症基本消除，又以前方治疗20余剂，诸症悉除；之后，为了巩固疗效，又以前方治疗12剂。随访1年，一切尚好。

用方体会：根据鼻塞、头痛受凉加重辨为寒，再根据流黄鼻涕，舌质红辨为热，因头痛、劳累加重、脉沉弱辨为气虚，以此辨为风寒夹虚，郁热内扰证。方以麻黄汤宣发鼻窍；以理中丸健脾益气，固护鼻窍；以白虎汤清泻郁热，加薄荷清透鼻窍。方药相互为用，以取得治疗效果。

7. 小儿支气管炎、小儿消化不良

蒋某，男，6岁。出生6个月即出现原因不明咳嗽，半年后又出现消化不良，多次服用中西药但未能有效控制症状表现，近由病友介绍前来诊治。刻诊：咳嗽，痰少色白，咯之不爽，受凉加重，大便溏泄，腹胀，手足不温，口淡不渴，舌质淡，苔薄白，脉沉弱。辨为风寒犯肺，脾胃虚寒证，治当温肺散寒，温中健脾，给予麻黄汤、苓甘五味姜辛汤与理中丸合方，麻黄10g，桂枝6g，杏仁15g，茯苓10g，五味子12g，干姜10g，细辛10g，红参10g，白术10g，生山楂24g，炙甘草6g。6剂，以水800～1000mL，浸泡30分钟，大火烧开，小火煎煮40分钟，每次服用150mL；第2次煎煮15分钟；第3次煎煮若水少可酌情加水，煎煮15分钟，每日1剂，分3次服。

二诊：咳嗽略有好转，以前方6剂继服。

三诊：咳嗽较前又有好转，饮食较前增加，以前方6剂继服。

四诊：咳嗽基本消除，饮食较前又有好转，以前方 6 剂继服。

五诊：诸症基本消除，以前方治疗 12 剂，诸症悉除。随访 2 年，一切尚好。

用方体会：根据咳嗽受凉加重辨为寒，再根据大便溏泄、腹胀、脉沉弱辨为脾虚，以此辨为风寒犯肺，脾胃虚寒证。方以麻黄汤宣肺散寒，止咳平喘；以苓甘五味姜辛汤温肺散寒，化饮降逆；以理中丸温阳散寒，健脾益气，加生山楂消食和胃。方药相互为用，以取得治疗效果。

8. 湿疹

李某，男，35 岁。有 3 年湿疹病史，近由病友介绍前来诊治。刻诊：全身多处湿疹，大的呈片状，小的呈针点，疹呈红色，遇风瘙痒加重，抓挠流黄水，无汗，大便溏泄，倦怠乏力，手足不温，口苦，不思饮食，舌质红，苔黄略腻，脉浮弱。辨为风寒气虚夹湿热证，治当发汗散寒，清热燥湿，健脾益气，给予麻黄汤与半夏泻心汤合方，麻黄 10g，桂枝 6g，杏仁 15g，生半夏 12g，黄连 3g，黄芩 10g，生姜 10g，大枣 12 枚，干姜 10g，花椒 3g，生地黄 24g，炙甘草 6g。6 剂，以水 800～1000mL，浸泡 30 分钟，大火烧开，小火煎煮 40 分钟，每次服用 150mL；第 2 次煎煮 15 分钟；第 3 次煎煮若水少可酌情加水，煎煮 15 分钟，每日 1 剂，分 3 次服。

二诊：湿疹减轻，仍瘙痒，以前方变花椒为 6g，6 剂。

三诊：湿疹较前又有减轻，瘙痒好转，仍大便溏泄，以前方加茯苓 12g，6 剂。

四诊：诸症基本消除，又以前方治疗 30 余剂，诸症悉除。随访 1 年，一切尚好。

用方体会：根据湿疹遇风瘙痒加重辨为风寒，再根据湿疹呈红色，抓挠流黄水辨为湿热，因倦怠乏力、脉浮弱辨为气虚，以此辨为风寒气虚夹湿热证。方以麻黄汤宣散风寒，透发营卫；以半夏泻心汤清热燥湿，益气散寒，加花椒温化燥湿止痒，生地黄清热凉血。方药相互为用，以奏其效。

大承气汤

大承气汤是《伤寒杂病论》中重要治病基础用方之一。张仲景运用大承气汤频率最多达 30 次,辨治病证主要有直视,目中不了了,睛不和,口燥,咽干,口噤,必龂齿,心中懊而烦,烦不解,食则谵语,独语如见鬼状,发则不识人,循衣摸床,惕而不安,胸满,喘冒不能卧,微喘,不欲食,按之心下坚,心下必痛,腹满,腹满痛,腹胀,少腹坚硬,手足漐然汗出,小便不利,或小便少,不大便五六日,上至十余日,或大便乍难乍易,或下利,自利清水,色纯青,恶露不尽,身必重,短气,时有微热,身有微热,发热,发潮热,日晡所发潮热,不恶寒,汗多,日晡时烦躁,烦热,汗出则解,又如疟状,卧不着席,脚挛急,脉迟,或脉实,或脉微实,或脉弦,或寸口脉浮而大,按之反涩,尺中亦微而涩,或三部脉皆平,或脉滑,或脉迟而滑,或脉数而滑。但在临床中怎样运用大承气汤辨治阳明病,又怎样运用大承气汤辨治非阳明病及疑难病?学好大承气汤辨治病证的基本思路是什么,用活大承气汤辨治病证的基本准则是什么,怎样才能更好地运用大承气汤辨治阳明病、非阳明病及疑难病而取得预期治疗效果?结合多年临床应用大承气汤辨治体会,可从以下几个方面重点研究与深入探讨,对提高临床运用大承气汤能力及辨治技能有一定帮助和借鉴。

一、方药思考

大承气汤由大黄酒洗、四两（12g）,厚朴炙、去皮、半斤（24g）,枳实炙、五枚（5g）,芒硝三合（9g）所组成,对此研究及应用大承气汤只有从多方位、多角度、多层次研究其作用及病位、配伍及用量,才能学好用活大承气汤辨治诸多疑难杂病。

1. 方药作用及病位

大黄基本作用是通泻涤实:大黄于大承气汤中可辨治郁热内结,于大黄附子汤中可辨治寒结不通，于泻心汤中可辨治心热或出血病证，于桃核承气汤或抵当汤中可辨治瘀热病证，于大黄蟅虫丸中可辨治肝病证，于栀子大黄汤或茵陈蒿汤中可辨治湿热病证，于己椒苈黄丸中可辨治水结病证，于风引汤中可辨治肝热病证，于大陷胸汤中可辨治水热结胸病证，于麻子仁丸中可辨治脾约病证，于大黄甘遂汤中可辨治水血相结病证等。可见，运用大黄辨治病证的基本点是泻热，泻湿，泻瘀，止血，并不局限于肠胃病变，更可辨治诸多脏腑杂病。

芒硝基本作用是通泻软坚：芒硝于大承气汤中可辨治郁热内结，于桃核承气汤或大黄牡丹汤中可辨治瘀热病证，于大陷胸汤中可辨治水热结胸病证，于木防己去石膏加茯苓芒硝汤中可辨治膈间饮停病证，于己椒苈黄丸中可辨治水结病证。可见，运用芒硝辨治病证的基本点是泻热，泻水，泻瘀，软坚，并不局限于肠胃病变，更可辨治诸多脏腑杂病。

枳实基本作用是行气：枳实于枳实薤白桂枝汤或橘枳姜汤中可辨治心肺病证，于枳实栀子豉汤或厚朴栀子汤或枳术汤中可辨治脾胃病证，于大承气汤或小承气汤或麻子仁丸中可辨治热结病证，于四逆散中可辨治肝郁病证。可见，运用枳实辨治病证的基本点是行气导滞，并不局限于肠胃病变，更可辨治诸多脏腑杂病。

厚朴基本作用是下气：于半夏厚朴汤中可辨治咽喉病证，于厚朴麻黄汤或桂枝加厚朴杏仁汤中可辨治上焦肺病证，于厚朴生姜半夏甘草人参汤中可辨治中焦病证，于大承气汤或小承气汤或麻子仁丸中可辨治热结气滞病证，于王不留行散或鳖甲煎丸中可辨治郁瘀病证，于枳实薤白桂枝汤中可辨治心肺病证。可见，运用厚朴辨治病证的基本点是行气下气，并不局限于肠胃病变，更可辨治诸多脏腑杂病。

2. 方药配伍及用量

诠释用药要点：方中大黄苦寒硬攻，泻热通便；芒硝咸寒软坚，泻热通便；枳实辛寒行气降浊；厚朴苦温行气下气。又，方中用大黄、芒硝，泻热通下，大黄偏于硬攻，芒硝偏于软坚；枳实、厚朴理气，枳实苦寒偏于清热，厚朴苦温偏于温通。方药相互作用，以峻下热结，兼以行气通滞。

剖析方药配伍：大黄与芒硝，属于相须配伍，大黄苦寒助芒硝软坚，芒硝咸寒助大黄硬攻，相互作用，增强泻下热结；枳实与厚朴，属于相反相须配伍，相反者，寒温同用，制约其偏性，相须者，增强行气除胀；枳实与大黄、芒硝，属于相使配伍，苦寒行气泻热；厚朴与大黄、芒硝，属于相反相使配伍，相反者，寒温同用，相使者，寒因温而通，气因温而行。

权衡用量比例：大黄与芒硝用量比例是4∶3，提示药效苦寒与咸寒之间的用量调配关系，以治热结；大黄与厚朴用量比例是1∶2，提示药效苦寒泻下与苦温行气之间的用量调配关系；厚朴与枳实用量比例是5∶1，提示药效苦寒行气与苦温行气之间的用量调配关系，以治气滞。又，方中用药4味，泻热通下药2味如大黄、芒硝，用量总和是20g；理气药2味如枳实、厚朴，用量总和是29g；寒性药（大黄、芒硝、枳实）用量总和是25g，苦温药（厚朴）用量是24g，用量比例是近1∶1；厚朴虽用量较大，但其作用较平稳，大黄配芒硝为峻下药，从用量分析方药主治，病是阳明热结证，或阳明热结旁流证，或热厥证，或热极痉证等。

二、方证探索

1.思辨直视、目中不了了、睛不和

张仲景论大承气汤辨治直视、目中不了了、睛不和的病变属性，既可能是阳明热结之直视、目中不了了、睛不和，又可能是热结肝肾之直视、目中不了了、睛不和，更可辨治外感内伤夹杂之直视、目中不了了、睛不和。在临床中无论是辨治阳明热结之直视、目中不了了、睛不和，还是辨治热结肝肾之直视、目中不了了、睛不和的病变证机都是热结伤津，病变证机的主要矛盾方面是热结上逆于头。大承气汤辨治直视、目中不了了、睛不和的作用特点是，既可走肠胃泻热涤实，又可走肝肾泻热泻瘀。

2.思辨口燥咽干、口噤、必齘齿

张仲景论大承气汤辨治口燥咽干、口噤、必齘齿的病变属性，既可能是阳明热结上攻口燥咽干、口噤、必齘齿，又可能是热结肝脾之口燥咽干、口噤、必齘齿，更可辨治外感内伤夹杂之口燥咽干、口噤、必齘齿。在临床中无论是辨治阳明热结上攻，还是辨治热结肝脾的病变证机都是热结伤津，津不滋荣。大承气汤辨治口燥咽干、口噤、必齘齿的作用特点是，既可泻热保津，又可行气运津。

3.思辨心中懊而烦、独语如见鬼状、发则不识人、循衣摸床、惕而不安

张仲景论大承气汤辨治心中懊而烦、独语如见鬼状、发则不识人、循衣摸床、惕而不安的病变属性，既可能是阳明热结之心中懊而烦、独语如见鬼状、发则不识人、循衣摸床、惕而不安，又可能是热结心肝之心中懊而烦、独语如见鬼状、发则不识人、循衣摸床、惕而不安，更可辨治外感内伤夹杂心中懊而烦、独语如见鬼状、发则不识人、循衣摸床、惕而不安。在临床中无论是辨治阳明热结之心中懊而烦、独语如见鬼状、发则不识人、循衣摸床、惕而不安，还是辨治心肝之心中懊而烦、独语如见鬼状、发则不识人、循衣摸床、惕而不安的病变证机都是郁热内结，侵扰心神。大承气汤辨治心中懊而烦、独语如见鬼状、发则不识人、循衣摸床、惕而不安的作用特点是，既能针对热结而通泻之，又能针对热结而行散之。

4.思辨胸满、喘冒不能卧

张仲景论大承气汤辨治胸满、喘冒不能卧的病变属性，既可能是阳明病之胸满、喘冒不能卧，又可能是心肺病变之胸满、喘冒不能卧，更可辨治外感内伤夹杂之胸满、喘冒不能卧。在临床中无论是辨治阳明病之胸满、喘冒不能卧，还是辨治心肺病变之胸满、喘冒不能卧的病变证机都是郁热内结，遏制心肺。大承气汤辨治胸满、喘冒不能卧的作用特点是，既可针对阳明清泻热结，又可针对心肺清泻郁热。

5.思辨潮热、日晡时烦躁、烦热

张仲景论大承气汤辨治潮热、日晡时烦躁、烦热的病变属性，既可能是阳明病之潮热、日晡时烦躁、烦热，又可能是诸脏腑之潮热、日晡时烦躁、烦热，更可辨治外感内伤夹杂之潮热、日晡时烦躁、烦热。在临床中无论是辨治阳明病之潮热、日晡时烦躁、烦热，还是辨治诸脏腑之潮热、日晡时烦躁、烦热的病变证机都是郁热内结而熏蒸。大承气汤辨治潮热、日晡时烦躁、烦热的作用特点是，既可针对阳明清泻郁热，又可针对诸多脏腑郁热行散清泻。

6.思辨卧不着席、脚挛急

张仲景论大承气汤辨治卧不着席、脚挛急的病变属性，既可能是阳明

病之卧不着席、脚挛急，又可能是筋脉骨节之卧不着席、脚挛急，更可辨治外感内伤夹杂之卧不着席、脚挛急。在临床中无论是辨治阳明病之卧不着席、脚挛急，还是辨治诸多脏腑郁热卧不着席、脚挛急的病变证机都是郁热内结，损伤筋脉骨节。大承气汤辨治卧不着席、脚挛急的作用特点是，既可针对阳明清泻热结，又可针对筋脉骨节清热柔筋利骨。

7.思辨腹满，腹满痛，腹胀，少腹坚硬

张仲景论大承气汤辨治腹满，腹满痛，腹胀，少腹坚硬的病变属性，既可能是阳明病之腹满，腹满痛，腹胀，少腹坚硬，又可能是妇科男科之腹满，腹满痛，腹胀，少腹坚硬，更可辨治外感内伤夹杂之腹满，腹满痛，腹胀，少腹坚硬。在临床中无论是辨治阳明病之腹满，腹满痛，腹胀，少腹坚硬，还是辨治妇科男科之腹满，腹满痛，腹胀，少腹坚硬的病变证机都是热结壅滞经气脉络不通。大承气汤辨治腹满，腹满痛，腹胀，少腹坚硬的作用特点是，既可针对阳明病清泻热结，又可针对妇科男科泻热行气散结。

8.思辨手足濈然汗出，多汗

张仲景论大承气汤辨治手足濈然汗出，多汗的病变属性，既可能是阳明病之手足濈然汗出，多汗，又可能是热结心肝脾肺肾之手足濈然汗出，多汗，更可辨治外感内伤夹杂之手足濈然汗出，多汗。在临床中无论是辨治阳明病之手足濈然汗出，多汗，还是辨治热结心肝脾肺肾之手足濈然汗出，多汗的病变证机都是热结迫津外泄。大承气汤辨治手足濈然汗出，多汗的作用特点是，既可针对阳明病泻热存津，又可针对心肝脾肺肾泻热行津。

大承气汤组成4味药中，既可泻热又可行气，因病证表现而发挥治疗作用，如用大黄、芒硝泻热，泻瘀，软坚；枳实清热行气；厚朴温中行气。方药虽有其各自作用的特殊性，但组方合用更具有聚合作用，其聚合作用以泻热为主，兼以行气。可见，大承气汤所有用药只针对病变属性，而不局限于针对病变部位，运用大承气汤针对病变证机只要是热结不通，气郁不行，即可选用大承气汤为基础方进行变化，都能取得辨治诸多疑难杂病的最佳效果。

三、运用须知

张仲景设大承气汤用法，应先煎枳实、厚朴约 25 分钟，再纳入大黄约 15 分钟，去滓，然后再纳入芒硝溶化 2～3 秒，每日分二服。

运用大承气汤，若主治脘腹满痛而无大便不通，大黄与方药同煎煮约 30 分钟；若主治湿热发黄证而非热结证，用大黄也不后下。

再则，根据张仲景设"若一服利，则止后服"。指出方药治病，若大便得通，邪热得下，则止后服；若药后大便得下而热结病证仍在，则当调整方药用量以及煎煮服用方法，直至病证得除，才停后服。

四、方证辨病

（1）肠梗阻、肠扭转、肠蠕动迟缓症等，临床表现以大便干结，或腹痛，或腹胀，舌质红，苔黄为用方辨治要点。

（2）青春痘、痈疡、疔毒、病毒性疱疹等，临床表现以局部红热，疼痛，舌质红，苔黄为用方辨治要点。

（3）大叶性肺炎、腺病毒性肺炎、成人呼吸窘迫综合征、急性肺水肿等，临床表现以咳嗽，气喘，大便干结，舌质红，苔黄为用方辨治要点。

（4）精神分裂症、抑郁症、癔症等，临床表现以烦躁不安，大便干结，舌质红，苔黄为用方辨治要点。

（5）肌肉损伤综合征、筋脉损伤综合征、肌腱炎、腱鞘炎等，临床表现以疼痛，麻木，关节僵硬，活动受限，舌质红，苔黄为用方辨治要点。

五、案例解读

运用大承气汤方证的特点是审明病变证机，而不局限于病变部位，只要辨清病变是热结气滞，即可选用大承气汤，均能取得良好治疗效果。

1. 产后大便难

郑某，女，51 岁。有 20 多年产后大便难病史，近由病友介绍前来诊治。刻诊：大便困难，5～6 天 1 次，先干结后溏泄，腹中夹水声，手足心汗出，身无汗，口干咽燥，肌肤干燥；午后心胸烦热，口渴，舌质红，苔薄黄,脉沉细。辨为阳明热结津伤夹水气证,治当清泻热结,益阴生津,给予大承气汤、十枣汤与百合地黄汤合方加味,大黄 12g,芒硝(冲服)10g,炒枳实 5g,厚朴 24g,百合 15g,生地黄 50g,大戟 1.5g,甘遂 1.5g,芫花 1.5g,大枣 10 枚,炙甘草 10g。6 剂,以水 800～1000mL,浸泡 30 分钟,大火烧开,小火煎煮 40 分钟,每次服用 150mL;第 2 次煎煮 15 分钟;第 3 次煎煮若水少可酌情加水,煎煮 15 分钟,每日 1 剂,分 3 次服。

二诊:用药第 3 天大便 1 次,困难较前减轻,以前方 6 剂继服。

三诊:大便 3 天 1 次,困难较前又有减轻,以前方 6 剂继服。

四诊:大便每天 1 次,困难较前明显减轻,以前方 6 剂继服。

五诊:大便基本正常,又以前方治疗 6 剂;之后,又以前方变汤剂为散剂,每次 6g,每日分、早、中晚服,治疗 2 个月。随访 1 年,一切尚好。

用方体会:根据大便困难、先干后溏辨为热结旁流夹水气,再根据手足汗出,身无汗辨为热结伤津,因口干咽燥、肌肤干燥辨为阴津损伤,以此辨为阳明热津伤夹水气证。方以大承气汤攻下热结,行气散结;以十枣汤攻逐水气;以百合地黄汤清热益阴生津,加炙甘草益气和中缓急。方药相互为用,以取其效。

2. 高血压、脑梗

梁某,男,67 岁。有多年高血压病史,3 年前又继发脑梗,近由病友介绍前来诊治。刻诊:头痛(血压 155/104mmHg),言语迟涩,头沉,头面发热,大便灼热干结困难,3 天 1 次,手足不温,倦怠乏力,情绪低落,不欲言语,口渴喜热饮,舌质淡红夹瘀紫,苔黄腻,脉沉略涩。辨为瘀热闭窍,阳虚夹郁证,治当泻热祛瘀,行气益气,给予大承气汤、四逆加人参汤、四逆散与失笑散合方,大黄 12g,芒硝(冲服)10g,炒枳实 5g,厚朴 24g,干姜 5g,生附子 5g,红参 6g,柴胡 12g,白芍 12g,枳实 10g,五灵脂 10g,蒲黄 10g,藜芦 1.5g,炙甘草 12g。6 剂,以水 800～1000mL,浸泡 30 分钟,大火烧开,小火煎煮 40 分钟,每次服用 150mL;第 2 次煎煮 15 分钟;第 3 次煎煮若水少可酌情加水,煎煮 15 分钟,每日 1 剂,分 3 次服。

二诊:头痛减轻,大便较前通畅,以前方 6 剂继服。

三诊:头痛(血压 150/100mmHg)较前又有减轻,大便正常,以前方

6 剂继服。

四诊：头痛较前又有减轻，手足较前温和，大便溏泄每天 2 次，情绪好转，以前方变芒硝为 6g，6 剂。

五诊：头痛（血压 135/92mmHg）较前又有减轻，手足温和，情绪较前有好转，以前方 6 剂继服。

六诊：头痛（血压 124/87mmHg）基本消除，手足温和，情绪平稳，以前方 6 剂继服。

七诊：头痛未再发作，其余诸症基本消除，又以前方治疗 100 余剂，诸症消除；为了巩固疗效，以前方变汤剂为散剂，每次 6g，每日分早、中、晚服。随访 1 年，一切尚好。

用方体会：根据头痛、大便干结、肛门灼热辨为阳明热结，再根据情绪低落、不欲言语辨为肝郁，因倦怠乏力、手足不温辨为阳虚，又因舌质淡红夹瘀紫辨为瘀，更因头沉、苔腻辨为痰，以此辨为瘀热闭窍，阳虚夹郁证。方以大承气汤清泻热结；以四逆加人参汤温壮阳气，补益心气；以四逆散疏肝理气，调理气机；以失笑散活血化瘀止痛，加藜芦化痰开窍。方药相互为用，以取其效。

3. 糖尿病、冠心病

邱某，男，54 岁。有 20 余年糖尿病病史，5 年前又诊断为冠心病，近由病友介绍前来诊治。刻诊：口渴欲饮水（空腹血糖 18.3mmol/L），腹中烦热，食则腹胀，大便干结，心胸闷痛怕冷，肩背痛，倦怠乏力，动则气喘，急躁易怒，手足不温，舌质淡红，苔腻黄白夹杂，脉沉弱。辨为热结气郁，阳虚痰湿证，治当清泻热结，温阳益气，疏肝理气，给予大承气汤、四逆散与四逆加人参汤合方加味，大黄 12g，芒硝（烊化）10g，枳实 12g，厚朴 24g，柴胡 12g，白芍 12g，生附子 5g，干姜 5g，红参 6g，黄连 12g，生半夏 12g，炙甘草 12g。6 剂，以水 800～1000mL，浸泡 30 分钟，大火烧开，小火煎煮 40 分钟，每次服用 150mL；第 2 次煎煮 15 分钟；第 3 次煎煮若水少可酌情加水，煎煮 15 分钟，每日 1 剂，分 3 次服。

二诊：大便较前通畅，仍心胸怕冷，以前方变生附子、干姜为各 6g，6 剂。

三诊：空腹血糖 13.6mmol/L，大便较前又有改善，怕冷减轻，心胸闷痛明显好转，以前方 6 剂继服。

四诊：大便正常，仍食则腹胀，以前方加莱菔子 24g，6 剂。

五诊：空腹血糖 8.5mmol/L，大便溏泄，肩背痛未再发作，以前方变芒硝为 6g，6 剂。

六诊：大便正常，心胸闷痛怕冷明显好转，以前方 6 剂继服。

七诊：空腹血糖 6.9mmol/L，诸症基本消除，又以前方治疗 60 余剂，血糖正常，诸症悉除；为了巩固疗效，又以前方变汤剂为散剂，每次 6g，每日分早、中、晚服。随访 1 年，一切正常。

用方体会：根据口渴、腹中烦热、大便干结辨为热结，再根据心胸闷痛怕冷辨为阳虚，因急躁易怒辨为气郁，又因苔腻辨为痰湿，以此辨为热结气郁，阳虚痰湿证。方以大承气汤清泻热结；四逆散疏肝理气；以四逆加人参汤温壮心阳，加黄连清热燥湿，生半夏醒脾燥湿。方药相互为用，以取其效。

4. 迷方向

许某，男，47 岁。2 年前出现坐卧行走迷失方向，经多地检查未发现明显器质性病变，可服用中西药未有治疗效果，近由病友介绍前来诊治。刻诊：每日多次迷失方向，不知东南西北，持续时间 2～3 分钟，然后头昏不清 10 分钟左右，自觉腹胀如鼓，大便正常，心烦，耳鸣，口苦，口腻，舌质红，苔黄腻，脉沉。辨为阳明热结，心肾不交，热扰心窍证，治当清泻热结，交通心肾，给予大承气汤与桂枝加龙骨牡蛎汤合方加味，大黄 12g，芒硝（烊化）10g，枳实 12g，厚朴 24g，桂枝 10g，芍药 10g，龙骨 12g，牡蛎 12g，石菖蒲 15g，炙甘草 6g。6 剂，以水 800～1000mL，浸泡 30 分钟，大火烧开，小火煎煮 40 分钟，每次服用 150mL；第 2 次煎煮 15 分钟；第 3 次煎煮若水少可酌情加水，煎煮 15 分钟，每日 1 剂，分 3 次服。

二诊：自觉腹胀如鼓减轻，以前方 6 剂继服。

三诊：腹胀基本消除，在工作期间迷失方向基本消除，在路上、在家仍迷失方向，以前方变龙骨、牡蛎为各 24g，6 剂。

四诊：腹胀消除，在工作期间迷失方向消除，在路上迷失方向较前好转，在家仍迷失方向，以前方 6 剂继服。

五诊：在路上迷失方向较前又有减轻，在家仍迷失方向，大便溏泄，以前方变芒硝为 6g，6 剂。

六诊：在工作期间在路上迷失方向消除，在家仍有迷失方向，以前方 6 剂继服。

七诊：在家迷失方向有改善，又以前方治疗 20 余剂，病症悉除。随访 1 年，一切尚好。

用方体会：根据自觉腹胀如鼓、舌质红辨为热结不通，再根据心烦、耳鸣辨为心肾不交，因迷失方向辨为热扰心神，又因口腻，苔腻辨为痰，以此辨为阳明热结，心肾不交，热扰心神证。方以大承气汤攻下热结；以桂枝加龙骨牡蛎汤交通心肾，加石菖蒲开窍化痰醒神。方药相互为用，以取其效。

辨阳明热结证不能局限于大便干结不通，腹胀如鼓伴有舌质红，也是热结不通，以此辨识大承气汤方证，才能更好运用大承气汤辨治诸多疑难杂病。

大黄附子汤

大黄附子汤是《伤寒杂病论》中重要治病基础用方之一。可张仲景于《伤寒杂病论》中论述大黄附子汤辨治病证比较简略，即"胁下偏痛，发热，其脉紧弦，此寒也，以温药下之，宜大黄附子汤"。但在临床中怎样理解大黄附子汤辨治病变的基本适应证，又怎样扩大运用大黄附子汤辨治许多疑难病？学好大黄附子汤辨治病证的基本思路是什么，用活大黄附子汤辨治病证的基本准则是什么，怎样才能更好地运用大黄附子汤辨治基本适应证、扩大辨治范围及辨治疑难病而取得预期治疗效果？结合多年临床应用大黄附子汤辨治体会，可从以下几个方面重点研究与深入探讨，对提高临床运用大黄附子汤能力及辨治技能有一定帮助和借鉴。

一、方药思考

大黄附子汤由大黄三两（9g），附子炮、三枚（15g），细辛二两（6g）所组成，对此研究及应用大黄附子汤只有从多方位、多角度、多层次研究其作用及病位、配伍及用量，才能学好用活大黄附子汤辨治诸多疑难杂病。

1. 方药作用及病位

大黄基本作用是通泻涤实：大黄于不同方中既可辨治热证又可辨治寒证或寒热夹杂证，既可辨治实证又可辨治虚证或虚实夹杂证，既可辨治气病变又可辨治血病变或气血夹杂病变等。可见，运用大黄辨治病证的基本点是泻实，并不局限于某一病变，更可辨治诸多脏腑寒热虚实夹杂病变等。

附子基本作用是温通散寒：附子于头风摩散中可辨治头部病变，于小青龙汤加味中可辨治寒饮郁肺病变，于薏苡附子散中可辨治心胸病变，于理中丸加味或附子粳米汤中可辨治脾胃病证，于四逆散加味中可辨治肝胆病证，于肾气丸中可辨治肾病变，于桂枝附子汤中可辨治肌肉关节病变，于附子汤中可辨治妇科病变等。可见，运用附子辨治病证的基本点是温阳，温通，并不局限于某一病变，更可辨治诸多脏腑病变。

细辛基本作用是温通：细辛于大黄附子汤中可辨治寒结病证，于小青龙汤中可辨治肺饮病证，于乌梅丸中可辨治蛔虫病证，于四逆散中可辨治肝郁病证，于侯氏黑散中可辨治风痰病变，于麻黄附子细辛汤中可辨治心肾病变，于当归四逆汤中可辨治血寒病变等。可见，运用细辛辨治病证的基本点是温化，并不局限于某一病变，更可辨治诸多脏腑杂病。

2. 方药配伍及用量

诠释用药要点：方中附子温壮阳气，驱逐阴寒；大黄泻下通便；细辛温阳散寒止痛。又，方中用附子、细辛散寒，附子偏于温阳，细辛偏于止痛；大黄通下泻结。方药相互作用，以温阳散寒，通便止痛为主。

剖析方药配伍：附子与细辛，属于相使配伍，附子助细辛通阳止痛，细辛助附子壮阳止痛；附子、细辛与大黄，属于相反配伍，寒热同用，大黄性寒制约附子、细辛温热化燥，附子、细辛辛热制约大黄苦寒凝滞。

权衡用量比例：附子与大黄用量比例是 5 : 3，提示药效温阳与寒下之间的用量调配关系，重用附子温壮阳气，以治寒结；附子与细辛用量比例是 5 : 2，提示药效温阳与止痛之间的用量调配关系，用细辛兼以止痛，以治寒凝；附子、细辛与大黄用量比例是 5 : 2 : 3，提示药效温阳止痛与寒下之间的用量调配关系。又，方中用药 3 味，温热药 2 味如附子、细辛，用量总和是 21g；泻下药 1 味如大黄，用量是 9g，其用量比例是近 2 : 1，从用量分析方药主治，病是寒结证，或寒结夹郁热证。

二、方证探索

1. 思辨胁下偏痛

张仲景论大黄附子汤辨治胁下偏痛的病变属性，既可能是阳明寒结之胁下偏痛，又可能是心肝胆脾肾寒结之胁下偏痛，更可辨治外感内伤夹杂胁下偏痛。在临床中无论是辨治阳明寒结之胁下偏痛，还是辨治心肝胆脾肾之胁下偏痛的病变证机都是寒结不通，大黄附子汤辨治胁下偏痛的作用特点是，既可走阳明泻实，又可走心肝胆脾肾泻结。

2. 思辨发热

张仲景论大黄附子汤辨治发热的病变属性，既可能是发热症状表现，又可能是正邪斗争的演变过程，更可辨治寒结夹热之发热。在临床中无论是辨治发热症状，还是辨治正邪斗争的病变证机都是寒郁阻结不通。大黄附子汤辨治发热的作用特点是，既可温通散热，又可兼清郁热。

3. 思辨脉紧弦

张仲景论大黄附子汤辨治脉紧弦的病变属性，既可能是阳明寒结之脉紧弦，又可能是心肝胆脾肾寒结之脉紧弦，更可辨治外感内伤夹杂心肝胆脾肾之脉紧弦。在临床中无论是辨治阳明寒结之脉紧弦，还是辨治心肝胆脾肾之脉紧弦的病变证机都是寒结壅滞脉络。大黄附子汤辨治脉紧弦的作用特点是，既能针对寒结而通泻之，又能针对血脉寒凝而行散之。

4. 思辨"此寒也，以温药下之"

张仲景论大黄附子汤的基本治疗原则是"此寒也，以温药下之"，理解"此寒也"的基本含义有二，一是寒结的病变证机，二是寒夹热的病变证机；运用"温药下之"的基本含义有二，一是以温热药为主泻下寒结病变，二是以温热药为主泻下寒热夹杂病变，即大黄因病变证机而发挥治疗作用。

大黄附子汤中 3 味药，既可通泻又可止痛，因病证表现而发挥治疗作用。方药虽有其各自作用的特殊性，但组方合用更具有聚合作用，其聚合作用以通泻为主，兼以止痛。可见，大黄附子汤所有用药只针对病变属性，而不局限于针对病变部位，运用大黄附子汤针对病变证机只要是寒结或夹热，即可选用大黄附子汤为基础方进行变化，都能取得辨治诸多疑难杂病的最佳效果。

三、运用须知

张仲景设大黄附子汤用法，以水煎煮方药约 15 分钟，去滓，每日分 3 次温服。再则，运用大黄附子汤，附子不久煎，大黄不后下，诸药同煎约 15 分钟，以攻下寒结。

张仲景设大黄附子汤用法而论"服后如人行四五里，进一服"。根据张仲景所论而推测第 1 次与第 2 次服药间隔大约 25 分钟，只有如此服用，才能更好地使方药发挥治疗作用。

四、方证辨病

（1）肠梗阻、肠扭转、肠蠕动迟缓症等，临床表现以大便干结，或腹痛，或腹胀，舌质淡，苔白为用方辨治要点。

（2）青春痘、痈疡、疔毒、病毒性疱疹等，临床表现以肿胀，疼痛，舌质淡，苔白为用方辨治要点。

（3）大叶性肺炎、腺病毒性肺炎、成人呼吸窘迫综合征、急性肺水肿等，临床表现以咳嗽，气喘，大便干结，舌质淡，苔白为用方辨治要点。

（4）精神分裂症、抑郁症、癔症等，临床表现以烦躁不安，大便干结，舌质淡，苔白为用方辨治要点。

（5）肌肉损伤综合征、筋脉损伤综合征、肌腱炎、腱鞘炎等，临床表现以疼痛，麻木，关节僵硬，活动受限，舌质淡，苔白为用方辨治要点。

五、案例解读

运用大黄附子汤方证的特点是审明病变证机，而不局限于病变部位，只要辨清病变是寒结，即可选用大黄附子汤，均能取得良好治疗效果。

1. 产后大便难

刘某，女，35岁。有6年产后大便难病史，近由病友介绍前来诊治。刻诊：大便困难，4~5天1次，手足不温，心胸烦热，倦怠乏力，口干不欲饮水，舌质淡，苔薄白，脉沉细弱。辨为阳明寒结夹阳虚证，治当通泻寒结，温阳益气，给予大黄附子汤与桂枝人参汤合方加味，大黄10g，附子15g，细辛6g，桂枝12g，白术10g，干姜10g，红参10g，炒枳实10g，炙甘草12g。6剂，以水800~1000mL，浸泡30分钟，大火烧开，小火煎煮40分钟，每次服用150mL；第2次煎煮15分钟；第3次煎煮若水少可酌情加水，煎煮15分钟，每日1剂，分3次服。

二诊：用药第2天大便1次较前通畅，以前方6剂继服。

三诊：大便2天1次，困难基本消除，以前方6剂继服。

四诊：大便基本正常，心胸烦热消除，又以前方治疗12剂；之后，又以前方变汤剂为散剂，每次6g，每日分早、中、晚服，治疗2个月。随访1

年，一切尚好。

用方体会：根据大便困难、手足不温辨为寒结，再根据倦怠乏力，脉弱辨为阳虚，因心胸烦热、口干不欲饮水辨为寒热夹杂，以此辨为阳明寒结阳虚证。方以大黄附子汤通泻寒结，温阳止痛；以桂枝人参汤温中散寒，健脾益气，加炒枳实行气降浊。方药相互为用，以取其效。

2.高血压、脑梗、冠心病

孙某，男，63岁。有多年高血压、冠心病病史，4年前又继发脑梗，近由病友介绍前来诊治。刻诊：头痛（血压165/110mmHg），言语不利，头沉，头部怕冷，大便干结困难，4天1次，手足沉重麻木无力，右侧肢体活动行走不利，情绪低落，急躁易怒，口淡不渴，舌质暗淡夹瘀紫，苔白腻，脉沉弱涩。辨为寒瘀闭窍，阳虚痰郁证，治当温阳开窍，化痰解郁，给予大黄附子汤、四逆加人参汤、四逆散、赤丸与失笑散合方，大黄10g，细辛6g，干姜5g，制附子15g，红参6g，柴胡12g，白芍12g，枳实10g，五灵脂10g，蒲黄10g，生半夏12g，茯苓12g，炙甘草12g。6剂，以水800～1000mL，浸泡30分钟，大火烧开，小火煎煮40分钟，每次服用150mL；第2次煎煮15分钟；第3次煎煮若水少可酌情加水，煎煮15分钟，每日1剂，分3次服。

二诊：头痛减轻，大便仍干结，以前方变大黄为12g，6剂。

三诊：头痛（血压156/103mmHg）较前又有减轻，大便基本正常，以前方6剂继服。

四诊：头痛较前又有减轻，手足较前温和，大便正常，情绪好转，以前方6剂继服。

五诊：头痛（血压145/93mmHg）较前又有减轻，手足温和，情绪较前又有好转，以前方6剂继服。

六诊：头痛（血压131/93mmHg）基本消除，手足温和，情绪基本平稳，以前方6剂继服。

七诊：头痛消除，其余诸症明显好转，又以前方治疗80余剂，诸症消除；为了巩固疗效，以前方变汤剂为散剂，每次6g，每日分早、中、晚服。随访1年，一切尚好。

用方体会：根据头痛、大便干结、口淡不渴辨为阳明寒结，再根据情绪低落、急躁易怒辨为肝郁，因手足无力、脉沉弱辨为阳虚，又因舌质暗淡夹瘀紫辨为瘀，更因手足沉重、苔腻辨为痰，以此辨为寒瘀闭窍，阳虚夹郁证。方以大黄附子汤温通泻结；以四逆加人参汤温壮阳气，补益心气；以四逆散疏肝理气，调理气机；以失笑散活血化瘀止痛，以赤丸温化寒痰。方药相互为用，以取其效。

3. 冠心病、慢性支气管炎

郑某，女，59岁。有多年冠心病、慢性支气管炎病史，近由病友介绍前来诊治。刻诊：心胸疼痛怕冷，肩背痛，倦怠乏力，咳嗽，动则喘促，精神抑郁，大便干结，手足不温，舌质淡红，苔白腻，脉沉弱。辨为寒结气郁，阳虚夹痰证，治当温阳泻结，益气化痰，疏肝理气，给予大黄附子汤、四逆散与小青龙汤合方，大黄10g，附子15g，细辛10g，柴胡12g，白芍12g，枳实12g，干姜10g，桂枝10g，麻黄10g，生半夏12g，五味子12g，炙甘草12g。6剂，以水800~1000mL，浸泡30分钟，大火烧开，小火煎煮40分钟，每次服用150mL；第2次煎煮15分钟；第3次煎煮若水少可酌情加水，煎煮15分钟，每日1剂，分3次服。

二诊：大便较前略有通畅，仍精神抑郁，以前方加木香6g，6剂。

三诊：大便较前又有改善，心胸疼痛怕冷好转，以前方6剂继服。

四诊：大便正常，仍有倦怠乏力，以前方加红参10g，6剂。

五诊：心痛较前明显减轻，大便溏泄，以前方6剂继服。

六诊：大便正常，肩背疼痛减轻，以前方6剂继服。

七诊：诸症较前均有明显好转，又以前方治疗80余剂，诸症悉除；为了巩固疗效，又以前方变汤剂为散剂，每次6g，每日分早、中、晚服。随访1年，一切正常。

用方体会：根据手足不温、大便干结辨为寒结，再根据心胸怕冷闷痛辨为阳虚，因精神抑郁辨为气郁，又因苔腻辨为痰湿，以此辨为寒结气郁，阳虚夹痰证。方以大黄附子汤通泻实结；以四逆散疏肝理气；以小青龙汤宣肺散寒，降肺止逆。方药相互为用，以取其效。

4. 低血压

马某，女，63岁。有20余年低血压病史，3年来症状明显加重，可服用中西药未能有效控制症状表现，近由病友介绍前来诊治。刻诊：血压72/52mmHg，头晕目眩，头沉不欲举，手足不温，两手肿胀，大便干结，3天1次，倦怠乏力，口腻，舌质淡，苔白腻，脉沉弱。辨为阳明寒结，气虚夹痰证，治当温阳通泻，益气化痰，给予大黄附子汤、理中丸与赤丸合方，大黄10g，附子15g，细辛6g，红参10g，白术10g，干姜10g，制川乌6g，茯苓12g，生半夏12g，炙甘草10g。6剂，以水800～1000mL，浸泡30分钟，大火烧开，小火煎煮40分钟，每次服用150mL；第2次煎煮15分钟；第3次煎煮若水少可酌情加水，煎煮15分钟，每日1剂，分3次服。

二诊：大便2天1次，较前通畅，头晕目眩好转，以前方6剂继服。

三诊：血压75/54mmHg，大便基本正常，头沉好转，以前方6剂继服。

四诊：血压78/54mmHg，头晕目眩较前又有好转，仍两手肿胀，以前方变茯苓为24g，白术为15g，6剂。

五诊：血压85/60mmHg，两手肿胀减轻，大便略溏，以前方变大黄为6g，6剂。

六诊：血压85/60mmHg，大便正常，头晕目眩基本消除，以前方6剂继服。

七诊：血压88/62mmHg，诸症基本消除，以前方6剂继服。

八诊：血压92/62mmHg，诸症消除，又以前方治疗30余剂，以巩固治疗效果。随访1年，一切尚好。

用方体会：根据大便干结、手足不温辨为寒结，再根据头晕目眩、倦怠乏力辨为阳虚，因头沉、苔腻辨为痰湿，以此辨为阳明寒结，阳虚夹痰证。方以大黄附子汤温阳通泻；以理中丸温阳散寒，健脾益气；以赤丸温阳燥湿化痰。方药相互为用，以取其效。

四逆散

四逆散是《伤寒杂病论》中重要治病基础用方之一。而张仲景于《伤寒杂病论》中论述四逆散辨治病证既论在肺"或咳"又论在心"或悸"，既论在脾"或腹中痛"又论在肾膀胱"或小便不利"，既论在手足"四逆"又论在大肠"或泄利下重"。但在临床中怎样理解四逆散辨治病变的基本适应证，又怎样扩大运用四逆散辨治许多疑难病？学好四逆散辨治病证的基本思路是什么，用活四逆散辨治病证的基本准则是什么，怎样才能更好地运用四逆散辨治基本适应证、扩大辨治范围及辨治疑难病而取得预期治疗效果？结合多年临床应用四逆散辨治体会，可从以下几个方面重点研究与深入探讨，对提高临床运用四逆散能力及辨治技能有一定帮助和借鉴。

一、方药思考

四逆散由柴胡、枳实（破、水渍、炙干）、芍药、甘草（炙）所组成，对此研究及应用四逆散只有从多方位、多角度、多层次研究其作用及病位，配伍及用量，才能学好用活四逆散辨治诸多疑难杂病。

1. 方药作用及病位

柴胡基本作用是疏散：柴胡于四逆散中可辨治肝郁病证，于小柴胡汤中可辨治少阳病变，于鳖甲煎丸中可辨治瘀郁病变，于薯蓣丸中可辨治虚劳病变等。可见，运用柴胡辨治病证的基本点是疏肝，并不局限于肝郁，更可辨治诸多脏腑气机郁滞等。

芍药基本作用详见桂枝汤方证中。

枳实基本作用详见大承气汤方证中。

炙甘草基本作用详见桂枝汤方证中。

2. 方药配伍及用量

诠释用药要点：方中柴胡疏肝解郁；枳实降泄浊气；芍药补血柔肝缓

急；甘草益气和中缓急。又，方中用柴胡疏肝解郁；芍药益血敛肝；枳实降泄浊气；甘草益气缓急。方药相互为用，以疏肝理气，调理气机为主。

剖析方药配伍：柴胡与枳实，属于相须配伍，柴胡理气偏于升举，枳实理气偏于降泄；柴胡与芍药，属于相反配伍，柴胡疏肝解郁，芍药收敛肝气，芍药制约柴胡疏泄伤正，柴胡制约芍药收敛留邪；芍药与甘草，属于相使配伍，益气补血，柔肝缓急；柴胡与甘草，属于相反配伍，甘草益气制约柴胡疏肝伤气。

权衡用量比例：柴胡与枳实用量比例是1：1，提示药效疏散与降泄之间的用量调配关系，以治肝郁；柴胡与芍药用量比例是1：1，提示药效疏散与收敛之间的用量调配关系，以治肝急；芍药与甘草用量比例是1：1，提示药效收敛与益气之间的用量调配关系；柴胡与甘草用量比例是1：1，提示药效疏散与益气之间的用量调配关系。又，方中用药4味，疏肝药1味如柴胡，用量是12g；敛肝药1味如芍药，用量是12g；降气药1味如枳实，用量是12g；益气药1味如甘草，用量是12g；其用量比例为相等。从用量分析方药主治，病是肝气郁滞证，或肝脾气郁证。

二、方证探索

1. 思辨"四逆"

张仲景论四逆散辨治四逆的病变属性，既可能是肝郁之手足不温，又可能是心肾阳郁之手足不温，更可辨治心肝肾郁结之手足不温。在临床中无论是辨治肝郁之手足不温，还是辨治心肾阳郁之手足不温的病变证机都是气郁遏制阳气不能外达，四逆散辨治手足不温的作用特点是气郁阻遏阳气不能外达或阳郁经脉不通。

2. 思辨"或悸"

张仲景论四逆散辨治心悸的病变属性，既可能是肝郁不能疏达心气之心悸，又可能是心气郁滞之心悸，更可辨治心肝郁结之心悸。在临床中无论是辨治肝郁之心悸，还是辨治心郁之心悸或心肝郁结之心悸的病变证机都是气郁不畅而遏制心气运行。四逆散辨治心悸的作用特点是，既可疏泄肝气，又可疏泄心气。

3. 思辨"或咳"

张仲景论四逆散辨治咳嗽的病变属性，既可能是肝郁之咳嗽，又可能是肝肺气逆之咳嗽，更可辨治外感内伤夹杂气郁之咳嗽。在临床中无论是辨治肝郁之咳嗽，还是辨治肝肺气郁之咳嗽的病变证机都是肝气郁滞，肺气不降。四逆散辨治咳嗽的作用特点是，既能针对气郁而疏泄之，又能针对气郁而敛降之。

4. 思辨"腹中痛"

张仲景论四逆散辨治腹中痛的病变属性，既可能是肝郁之腹中痛，又可能是肝脾气郁之腹中痛，更可辨治外感内伤夹杂肝脾阳郁之腹中痛。在临床中无论是辨治肝郁之腹中痛，还是辨治肝脾气郁之腹中痛的病变证机都是肝气郁滞，脾气不畅。四逆散辨治腹中痛的作用特点是，既能针对气郁而疏泄之，又能针对气郁而缓急之。

5. 思辨"小便不利"

张仲景论四逆散辨治小便不利的病变属性，既可能是肝郁之小便不利，又可能是肝肾膀胱气郁之小便不利，更可辨治外感内伤夹杂肝肾膀胱郁之小便不利。在临床中无论是辨治肝郁之小便不利，还是辨治肝肾膀胱气郁之小便不利的病变证机都是肝气郁滞，肾膀胱气化不利。四逆散辨治小便不利的作用特点是，既能针对气郁而疏泄之，又能针对气郁而气化之。

6. 思辨"泄利下重"

张仲景论四逆散辨治泄利下重的病变属性，既可能是肝郁之泄利下重，又可能是肝脾大肠气郁之泄利下重，更可辨治外感内伤夹杂肝脾大肠郁之泄利下重。在临床中无论是辨治肝郁之泄利下重，还是辨治肝脾大肠气郁之泄利下重的病变证机都是肝气郁滞，脾大肠气机壅滞。四逆散辨治泄利下重的作用特点是，既能针对气郁而疏泄之，又能针对气郁而降泄之。

四逆散组成4味药中，既可疏泄又可敛降，因病证表现而发挥治疗作用。方药虽有其各自作用的特殊性，但组方合用更具有聚合作用，其聚合作用以疏泄为主，兼以敛降。可见，四逆散所有用药只针对病变属性，而不局限于针对病变部位，运用四逆散针对病变证机只要是气郁或阳郁，即可选用四逆散为基础方进行变化，都能取得辨治诸多疑难杂病的最佳效果。

三、运用须知

张仲景设四逆散用法，将方药研为细散状，以米汤送服方药，每次 6 ~ 9g，每日分 3 次服。

张仲景设四逆散，既论方药组成，又论方药加减变化，突出运用四逆散主治病证，既有针对性，又有局限性，所以用方治病必须随症加减变化用药。再则，认识与理解张仲景所设加减变化用药仅仅是举例而言，结合临床应用并不局限于此，还要根据具体病证表现而加减变化用药。

四、方证辨病

（1）抑郁症、强迫症、癔症、精神分裂症等，临床表现以急躁易怒，舌质红，苔薄黄为用方辨治要点。

（2）月经不调、闭经、痛经、乳腺增生等，临床表现以情绪异常，舌质红，苔薄黄为用方辨治要点。

（3）慢性胃炎、慢性肝炎、肝纤维化、慢性胆囊炎等，临床表现以胀痛，情绪异常，舌质红，苔薄黄为用方辨治要点。

（4）冠心病、风湿性心脏病、高血压等，临床表现以心悸，头晕目眩，情绪异常，舌质红，苔薄黄为用方辨治要点。

五、案例解读

运用四逆散方证的特点是审明病变证机，而不局限于病变部位，只要辨清病变是郁结，即可选用四逆散，均能取得良好治疗效果。

1. 抑郁症、慢性肠炎

蒋某，男，44 岁。有多年抑郁症、慢性肠炎病史，近由病友介绍前来诊治。刻诊：情绪低落，淡漠人生，不欲言语，大便溏泄每天 5 ~ 6 次，肛门坠胀，手足不温，肌肉颤抖，手指麻木，舌质淡红，苔白腻，脉沉细弱。辨为肝气郁滞，阳虚风痰证，治当疏肝理气，温阳益气，化痰息风，给予四逆散、桂枝人参汤与藜芦甘草汤合方加味，柴胡 12g，枳实 12g，白芍 12g，桂枝 12g，炒白术 10g，干姜 10g，红参 10g，藜芦 3g，薤白 30g，炙甘草 12g。6 剂，以水 800～1000mL，浸泡 30 分钟，大火烧开，小火煎煮 40 分钟，每次服用 150mL；第 2 次煎煮 15 分钟；第 3 次煎煮若水少可酌情加水，煎煮 15 分钟，每日 1 剂，分 3 次服。

二诊：肛门坠胀略有好转，大便溏泄每天 4 次，以前方 6 剂继服。

三诊：情绪低落略有好转，大便溏泄每天 3 次，手指颤抖较前减轻，以前方 6 剂继服。

四诊：手足较前温和，淡漠人生好转，大便溏泄每天 3 次，以前方变白术为 24g，6 剂。

五诊：情绪较前又有好转，大便基本正常，以前方 6 剂继服。

六诊：诸症较前均有明显好转，又以前方治疗 60 余剂；之后，又以前方变汤剂为散剂，每次 6g，每日分早、中、晚服，治疗 5 个月。随访 1 年，一切尚好。

用方体会：根据情绪低落、淡漠人生辨为肝郁，再根据大便溏泄、手足不温辨为阳虚，因手指颤抖辨为风，又因苔腻辨为痰，以此辨为肝气郁滞，阳虚风痰证。方以四逆散疏肝理气，调理气机；以桂枝人参汤温阳散寒，健脾益气；以藜芦甘草汤化痰息风，加薤白行气降浊。方药相互为用，以取其效。

2. 抑郁症、慢性肠胃炎

许某，女，36 岁。有多年抑郁症、慢性肠炎病史，近由病友介绍前来诊治。刻诊：情绪低落，淡漠人生，不欲言语，不思饮食，食则腹胀，大便溏泄每天 6～7 次，手足不温，倦怠乏力，肌肉颤抖，口苦，舌质红，苔黄腻，脉沉弱。辨为肝气郁滞，寒热风痰证，治当疏肝理气，温阳清热，化痰息风，给予四逆散、半夏泻心汤与藜芦甘草汤合方加味，柴胡 12g，枳实 12g，白芍 12g，生半夏 12g，黄连 3g，干姜 10g，红参 10g，黄芩 10g，大枣 12 枚，藜芦 3g，薤白 30g，砂仁 6g，炙甘草 12g。6 剂，以水 800～1000mL，浸泡 30 分钟，大火烧开，小火煎煮 40 分钟，每次服用 150mL；第 2 次煎煮 15 分钟；第 3 次煎煮若水少可酌情加水，煎煮 15 分钟，每日 1 剂，分 3 次服。

二诊：食则腹胀减轻，仍大便溏泄，以前方加炒白术 12g，6 剂。

三诊：情绪低落较前好转，大便溏泄减少，仍手足不温，以前方加生附子 5g，6 剂。

四诊：情绪低落较前又有好转，大便基本正常，手足较前温和，以前方 6 剂继服。

五诊：肌肉颤抖减轻，饮食较前好转，仍口苦，以前方变黄连为 10g，6 剂。

六诊：情绪低落较前又有好转，饮食基本正常，以前方 6 剂继服。

七诊：情绪低落较前又有好转，其余诸症基本好转，又以前方治疗 80 余剂。随访 1 年，一切尚好。

用方体会：根据情绪低落、淡漠人生辨为肝郁，再根据大便溏泄、手足不温辨为寒，因手指颤抖辨为风，又因苔腻辨为痰，更因口苦、苔黄腻辨为湿热，以此辨为肝气郁滞，寒热风痰证。方以四逆散疏肝理气，调理气机；以半夏泻心汤温中益气，清热燥湿；以藜芦甘草汤化痰息风，加薤白行气降浊，砂仁行气和胃。方药相互为用，以取其效。

3.冠心病、慢性胰腺炎

李某，女，62 岁。有多年冠心病、慢性胰腺炎病史，近由病友介绍前来诊治。刻诊：心胸闷痛，因情绪异常加重，脘腹胁肋痞满胀痛，不思饮食，大便干结，手足不温，倦怠乏力，口苦，舌质红，苔黄腻，脉沉弱。辨为心肝气郁，寒热夹虚证，治当疏肝理气，温阳清热，健脾益气，给予四逆散、枳实薤白桂枝汤与半夏泻心汤合方，柴胡 12g，枳实 12g，白芍 12g，薤白 24g，全瓜蒌 15g，桂枝 3g，厚朴 12g，生半夏 12g，黄连 3g，干姜 10g，红参 10g，黄芩 10g，大枣 12 枚，炙甘草 12g。6 剂，以水 800～1000mL，浸泡 30 分钟，大火烧开，小火煎煮 40 分钟，每次服用 150mL；第 2 次煎煮 15 分钟；第 3 次煎煮若水少可酌情加水，煎煮 15 分钟，每日 1 剂，分 3 次服。

二诊：心胸闷痛、脘腹痞满胀痛减轻，仍大便干结，以前方变全瓜蒌为 30g，6 剂。

三诊：心胸闷痛、脘腹痞满胀痛较前又有减轻，大便基本正常，仍手足不温，以前方加生附子 5g，6 剂。

四诊：心胸闷痛、脘腹痞满胀痛较前又有减轻，手足较前温和，以前方6剂继服。

五诊：心胸闷痛、脘腹痞满胀痛较前明显减轻，饮食好转，以前方6剂继服。

六诊：心胸脘腹诸症较前又有好转，仍有口苦，以前方变黄连为10g，6剂。

七诊：诸症较前又有好转，又以前方治疗50余剂，诸症悉除；之后，为了巩固疗效，以前方变汤剂为散剂，每次6g，每日分早、中、晚服。随访1年，一切尚好。

用方体会：根据心胸痞满、因情绪异常加重辨为心肝气郁，再根据倦怠乏力、手足不温辨为阳虚，因舌质红、苔黄腻辨为湿热，又因苔腻辨为痰，更因不思饮食、大便干结辨为脾胃痞结，以此辨为心肝气郁，寒热夹虚证。方以四逆散疏肝理气，调理气机；以枳实薤白桂枝汤行气通阳，宽胸化痰；以半夏泻心汤温中益气，清热燥湿，加生附子温通阳气。方药相互为用，以取其效。

4. 精神分裂症

罗某，男，19岁。有4年精神分裂症病史，近由病友介绍前来诊治。刻诊：心胸烦热，躁动不安，坐卧不宁，急躁易怒，大便干结，5~6天1次，舌质红，苔黄燥，脉沉。辨为肝气郁滞，阳明热结证，治当疏肝理气，清泻热结，给予四逆散与大承气汤合方加味，柴胡12g，枳实12g，白芍12g，大黄12g，芒硝（烊化）10g，厚朴24g，枳实5g，龙骨30g，牡蛎30g，酸枣仁45g，炙甘草12g。6剂，以水800~1000mL，浸泡30分钟，大火烧开，小火煎煮40分钟，每次服用150mL；第2次煎煮15分钟；第3次煎煮若水少可酌情加水，煎煮15分钟，每日1剂，分3次服。

二诊：躁动不安略有减轻，仍大便干结，以前方变大黄为24g，6剂。

三诊：躁动不安较前减轻，大便较前通畅，以前方6剂继服。

四诊：心胸烦热较前减轻，大便基本正常，以前方6剂继服。

五诊：诸症较前明显减轻，以前方6剂继服。

六诊：诸症基本得到有效控制，又以前方治疗40余剂，病情基本稳定；

为了巩固疗效，以前方因病情变化酌情调整方药治疗半年，诸症悉除；之后，以前方变汤剂为散剂，每次 10g，每日分早、中、晚服。随访 1 年，一切尚好。

用方体会：根据躁动不安、急躁易怒辨为气郁，再根据大便干结、舌质红辨为热结，以此辨为肝气郁滞，阳明热结证。方以四逆散疏肝理气，调理气机；以大承气汤清泻热结，加龙骨、牡蛎潜阳安神，酸枣仁养心安神。方药相互为用，以取其效。

理中丸

理中丸是《伤寒杂病论》中重要治病基础用方之一。张仲景于《伤寒杂病论》中辨治病证表现主要有头痛，喜唾，心中痞，胸痛，胸满，胁下逆抢心，心下痞硬，利不止，自利不渴，发热，身疼痛，舌质淡，苔薄白，脉弱等。既重点论述理中丸可辨治中焦脾胃病证，又重点论述理中丸可辨治心胸病证，更可辨治中焦下焦病证即霍乱。但在临床中怎样理解理中丸辨治病变的基本适应证，又怎样扩大运用理中丸辨治许多疑难病？学好理中丸辨治病证的基本思路是什么，用活理中丸辨治病证的基本准则是什么，怎样才能更好地运用理中丸辨治基本适应证、扩大辨治范围及辨治疑难病而取得预期治疗效果？结合多年临床应用理中丸辨治体会，可从以下几个方面重点研究与深入探讨，对提高临床运用理中丸能力及辨治技能有一定帮助和借鉴。

一、方药思考

理中丸由人参、干姜、炙甘草、白术各三两（9g）所组成，对此研究及应用理中丸只有从多方位、多角度、多层次研究其作用及病位、配伍及用量，才能学好用活理中丸辨治诸多疑难杂病。

1. 方药作用及病位

人参基本作用是补益：人参于泽漆汤中可辨治肺病证，于小柴胡汤中可辨治少阳病变，于人参汤中可辨治心肺病证，于薯蓣丸中可辨治虚劳病变，于木防己汤中可辨治心胸膈间病证，于半夏泻心汤中可辨治脾胃病证，于温经汤中可辨治妇科病证，于鳖甲煎丸中可辨治瘀血病证，于柴胡加龙骨牡蛎汤中可辨治心胆病证，于侯氏黑散中可辨治心脾病证等。可见，运用人参辨治病证的基本点是补益，并不局限于气虚，更可辨治诸多脏腑病变等。

白术基本作用是健脾：白术于猪苓汤中可辨治水气病证，于麻黄升麻汤中可辨治肝肺病变，于人参汤中可辨治心肺病证，于薯蓣丸中可辨治虚劳病变，于黄土汤中可辨治出血病证，于附子汤中可辨治少阴寒湿病证，于白术散中可辨治妇科脾胃病证，于侯氏黑散中可辨治心脾病证，于茵陈五苓散中可辨治黄疸病证，于麻黄加术汤中可辨治关节病证，于防己黄芪汤中可辨治风水或风湿病证，于天雄散中可辨治肾病证等。可见，运用白术辨治病证的基本点是健脾，并不局限于气虚，更可辨治诸多脏腑病变等。

干姜基本作用是温中：干姜于王不留行散中可辨治瘀血病证，于薯蓣丸中可辨治虚劳病变，于理中丸中可辨治脾胃病证，于四逆汤中可辨治心肾病证，于乌头赤石脂丸中可辨治心胸病证，于乌梅丸中可辨治寒热夹杂或蛔厥病证，于小青龙汤中可辨治肺病证，于风引汤中可辨治肝热病证，于胶姜汤中可辨治出血病证，于三物备急丸中可辨治寒结病证等。可见，运用干姜辨治病证的基本点是温中，并不局限于阳虚，更可辨治诸多脏腑病变等。

炙甘草基本作用详见桂枝汤方证中。

2. 方药配伍及用量

诠释用药要点：方中人参补益中气；干姜温中散寒；白术健脾益气；甘草益气和中。又，方中用人参、白术、甘草益气，人参、甘草偏于生津，白术偏于燥湿；干姜温热散寒。方药相互为用，以温中祛寒，益气健脾为主。

剖析方药配伍：人参与干姜，属于相使配伍，补益中气，温阳散寒；人参与白术，属于相须配伍，健脾补气，人参偏于补气，白术偏于健脾；干姜与甘草，属于相使配伍，辛甘化阳补阳；人参与甘草，属于相须配伍，增强补益中气。

权衡用量比例：人参与干姜用量比例是1∶1，提示药效补气与温中之间的用量调配关系，以治虚寒；人参与白术用量比例是1∶1，提示药效大补元气与健脾之间的用量调配关系，以治气虚；干姜与甘草用量比例是1∶1，提示药效温中与益气之间的用量调配关系，以治阳虚。又，方中用药4味，益气健脾药3味如人参、白术、甘草，用量总和是27g；温热药1味如干姜，用量是 9g；健脾益气、温热药用量比例是 3：1，从用量分析方药主治，病是脾胃虚寒证，或阳虚喜唾证，或虚寒胸痹证，或虚寒霍乱证，或阳虚出血及小儿慢惊等。

二、方证探索

1. 思辨头痛

张仲景论理中丸辨治头痛的病变属性，既可能是以寒为主之头痛，又可能是以虚为主之头痛，更可辨治外感内伤夹杂之头痛。在临床中无论是辨治寒证之头痛，还是辨治虚证之头痛的病变证机都是正邪斗争的演变过程，理中丸辨治头痛的作用特点是温中益气通阳。

2. 思辨心中痞

张仲景论理中丸辨治心中痞的病变属性，既可能是寒凝不通之心中痞，又可能是气虚不荣之心中痞，更可辨治虚实夹杂之心中痞。在临床中无论是辨治寒凝之心中痞，还是辨治气虚之心中痞的病变证机都是心气失荣。理中丸辨治心中痞的作用特点是，既可温中又可补气。

3. 思辨喜唾

张仲景论理中丸辨治涎多的病变属性，既可能是心肺阳虚之涎多，又可能是脾胃阳虚之涎多，更可辨治心肺脾胃阳虚之涎多。在临床中无论是辨治心肺阳虚之涎多，还是辨治脾胃阳虚之涎多的病变证机都是阳虚不化。理中丸辨治涎多的作用特点是，既能针对心肺而固摄，又能针对脾胃而温化。

4. 思辨发热

张仲景论理中丸辨治发热的病变属性，既可能是自觉症状之发热，又可能是体温异常之发热，更可辨治外感内伤夹杂之发热。在临床中无论是辨治自觉症状之发热，还是辨治体温异常之发热的病变证机都是正气虽虚但仍能积极抗邪的表现。理中丸辨治发热的作用特点是扶助正气积极抗邪。

5. 思辨胸痛

张仲景论理中丸辨治胸痛的病变属性，既可能是寒郁胸肺之胸痛，又可能是寒郁心胸之胸痛，更可辨治外感内伤夹杂之胸痛。在临床中无论是辨治寒郁胸肺之胸痛，还是辨治寒郁心胸之胸痛的病变证机都是寒凝不通，气虚不荣。理中丸辨治胸痛的作用特点是温通益气。

6. 思辨身疼痛

张仲景论理中丸辨治身疼痛的病变属性，既可能是外寒之身疼痛，又可能是内寒之身疼痛，更可辨治外感内伤夹杂之身疼痛。在临床中无论是辨治外寒之身疼痛，还是辨治内寒之身疼痛的病变证机都是寒凝经脉，经脉不通。理中丸辨治身疼痛的作用特点是温通散寒。

7. 思辨胁下逆抢心

张仲景论理中丸辨治胁下逆抢心的病变属性，既可能是心胸病变之胁下逆抢心，又可能是脾胃病变之胁下逆抢心，更可辨治外感内伤夹杂之胁下逆抢心。在临床中无论是辨治心胸病变之胁下逆抢心，还是辨治脾胃病变之浊气上逆于心的病变证机都是寒气逆行。理中丸辨治胁下逆抢心的作用特点是温通降逆。

理中丸组成4味药中，既可温阳又可益气，因病证表现而发挥治疗作用，如用人参具有补益作用；白术具有健脾作用；干姜具有温中作用；炙甘草具有益气和中作用。方药虽有其各自作用的特殊性，但组方合用更具有聚合作用，其聚合作用以疏泄为主，兼以敛降。可见，理中丸所有用药只针对病变属性，而不局限于针对病变部位，运用理中丸针对病变证机只要是阳虚寒凝，即可选用理中丸为基础方进行变化，都能取得辨治诸多疑难杂病的最佳效果。

三、运用须知

张仲景设理中丸用法，将方药研为细粉状，以蜜调制为丸剂，每日分5次服，白天分3次服，夜间分2次服。又，张仲景设理中丸，既可作为丸剂，又可作为汤剂。若病变证机与病证表现都比较轻，可用理中丸治疗；若病变证机与病证表现都比较重，可用理中汤治疗。汤剂，以水煎煮方药约25分钟，去滓，每日分3次服。服用理中丸最好能在服药后约20分钟，再饮热稀粥以助药力，以使病人感到温暖，但不能因温暖而减衣揭被。

四、方证辨病

（1）慢性胃炎、慢性肠胃炎、慢性胆囊炎、慢性胰腺炎、胃及十二指肠溃疡等，临床表现以脘腹疼痛，喜温喜按，舌质淡，苔白为用方辨治要点。

（2）冠心病、风湿性心脏病、病毒性心肌炎等，临床表现以心痛，手足不温，舌质淡，苔白为用方辨治要点。

（3）过敏性血小板减少、原发性血小板减少、再生障碍性贫血等，临床表现以出血，紫斑，畏寒怕冷，舌质淡，苔白为用方辨治要点。

（4）慢性支气管炎、间质性肺疾病、阻塞性肺疾病、支气管哮喘等，临床表现以咳嗽，哮喘，痰多色白，舌质淡，苔白为用方辨治要点。

五、案例解读

运用理中丸方证的特点是审明病变证机，而不局限于病变部位，只要辨清病变是阳虚，即可选用理中丸，均能取得良好治疗效果。

1. 慢性胃炎、慢性支气管炎

华某，男，57岁。有多年慢性胃炎、慢性支气管炎病史，近由病友介绍前来诊治。刻诊：胃痛，遇冷或劳累加重，咳嗽，痰多清稀色白，倦怠乏力，手足不温，舌质暗淡夹瘀紫，苔白腻，脉沉弱。辨为肺胃虚寒，瘀血夹痰证，治当温阳散寒，活血化痰，给予理中丸、麻黄汤、小半夏加茯苓汤与失笑散合方，红参10g，白术10g，干姜10g，桂枝6g，麻黄10g，杏仁15g，生姜24g，生半夏24g，茯苓10g，五灵脂10g，蒲黄10g，炙甘草10g。6剂，以水800～1000mL，浸泡30分钟，大火烧开，小火煎煮40分钟，每次服用150mL；第2次煎煮15分钟；第3次煎煮若水少可酌情加水，煎煮15分钟，每日1剂，分3次服。

二诊：咳嗽减轻，胃痛好转，以前方6剂继服。

三诊：咳嗽较前又有减轻，胃痛较前又有好转，仍手足不温，以前方加生附子5g，6剂。

四诊：咳嗽基本消除，胃痛明显好转，手足较前温和，以前方6剂继服。

五诊：诸症基本消除，以前方6剂继服。

六诊：诸症消除，又以前方治疗30余剂，以巩固治疗效果。随访1年，一切尚好。

用方体会：根据咳嗽、痰多色白辨为肺寒，再根据胃痛、遇冷加重辨为胃寒，因舌质暗淡夹瘀紫辨为寒瘀，又因苔白腻辨为痰，以此辨为肺胃虚寒，瘀血夹痰证。方以理中丸温中散寒，健脾益气；以麻黄汤宣肺散寒，平喘止咳；以小半夏汤醒脾燥湿化痰；以失笑散活血化瘀止痛。方药相互为用，以取其效。

2.慢性胃炎、慢性支气管炎

徐某，男，66岁。有多年慢性胃炎、慢性支气管炎病史，近由病友介绍前来诊治。刻诊：胃痛，遇冷或劳累加重，咳嗽，痰少色黄，咯痰不利，倦怠乏力，手足不温，舌质暗红夹瘀紫，苔腻黄白夹杂，脉沉弱。辨为胃寒肺热，瘀血夹痰证，治当温胃清肺，活血化痰，给予理中丸、麻杏石甘汤、白虎汤、小半夏加茯苓汤与失笑散合方，红参10g，白术10g，干姜10g，麻黄12g，杏仁10g，石膏45g，知母20g，粳米15g，生姜24g，生半夏24g，茯苓10g，五灵脂10g，蒲黄10g，炙甘草10g。6剂，以水800~1000mL，浸泡30分钟，大火烧开，小火煎煮40分钟，每次服用150mL；第2次煎煮15分钟；第3次煎煮若水少可酌情加水，煎煮15分钟，每日1剂，分3次服。

二诊：咳嗽减轻，胃痛好转，以前方6剂继服。

三诊：咳嗽较前又有减轻，胃痛较前又有好转，仍咯痰不利，以前方加桔梗15g，6剂。

四诊：咳嗽较前又有减轻，胃痛较前又有好转，咯痰基本消除，以前方6剂继服。

五诊：咳嗽明显减轻，胃痛明显好转，未再咯痰，以前方6剂继服。

六诊：诸症基本消除，又以前方治疗40余剂，诸症悉除。随访1年，一切尚好。

用方体会：根据胃痛、遇冷加重辨为胃寒，再根据咳嗽、痰少色黄辨为肺热，因舌质暗红夹瘀紫辨为瘀热，又因苔腻黄白夹杂辨为寒热夹杂，以此辨为肺热胃寒，瘀血夹痰证。方以理中丸温中散寒，健脾益气；以麻杏石甘汤清宣肺热，平喘止咳；以白虎汤清泻郁热；以小半夏加茯苓汤醒脾燥湿化痰；以失笑散活血化瘀止痛。方药相互为用，以取其效。

3. 慢性胃炎、冠心病

夏某，男，57 岁。有多年慢性胃炎、冠心病病史，近由病友介绍前来诊治。刻诊：胃脘痞满，不思饮食，心胸肩背疼痛，遇冷或劳累加重，倦怠乏力，手足冰凉，舌质暗淡夹瘀紫，苔白腻，脉沉弱。辨为心胃虚寒，瘀血夹痰证，治当温补心胃，活血化痰，给予理中丸、乌头赤石脂丸、小半夏汤与失笑散合方，红参 10g，白术 10g，干姜 10g，花椒 6g，制川乌 2g，制附子 3g，赤石脂 6g，生姜 24g，生半夏 24g，五灵脂 10g，蒲黄 10g，炙甘草 10g。6 剂，以水 800～1000mL，浸泡 30 分钟，大火烧开，小火煎煮 40 分钟，每次服用 150mL；第 2 次煎煮 15 分钟；第 3 次煎煮若水少可酌情加水，煎煮 15 分钟，每日 1 剂，分 3 次服。

二诊：胃脘痞满好转，心胸肩背疼痛减轻，以前方 6 剂继服。

三诊：胃脘痞满好转，心胸肩背疼痛较前又有减轻，仍手足冰凉，以前方变附子为 6g，6 剂。

四诊：胃脘痞满好转，心胸肩背疼痛较前又有减轻，手足冰凉好转，以前方 6 剂继服。

五诊：胃脘痞满好转，心胸肩背疼痛较前又有减轻，仍有倦怠乏力，以前方变红参为 12g，6 剂。

六诊：胃脘痞满好转，心胸肩背疼痛较前又有减轻，以前方 6 剂继服。

七诊：诸症基本消除，又以前方治疗 50 余剂，诸症悉除；为了巩固疗效，又以前方变汤剂为散剂，每次 3g，每日分早、中、晚服。随访 1 年，一切尚好。

用方体会：根据胃脘痞满、遇冷加重辨为胃寒，再根据心胸肩背疼痛、遇冷加重辨为寒郁心胸，因倦怠乏力、脉沉弱辨为气虚，又因苔白腻辨为痰，更因舌质暗淡夹瘀紫辨为瘀，以此辨为心胃虚寒，瘀血夹痰证。方以理中丸温中散寒，健脾益气；以乌头赤石脂丸温阳散寒，通络止痛；以小半夏汤醒脾燥湿化痰；以失笑散活血化瘀止痛。方药相互为用，以取其效。

4. 慢性胃炎、冠心病

詹某，女，56 岁。有多年慢性胃炎、冠心病病史，近由病友介绍前来诊治。刻诊：胃脘痞满怕冷，不思饮食，心胸肩背闷痛，因劳累加重，倦怠乏力，手足不温，舌质暗淡夹瘀紫，苔白腻，脉沉弱。辨为心胃虚寒，郁瘀夹痰证，治当温补心胃，行气宽胸，活血化痰，给予理中丸、枳实薤白桂枝汤、小半夏汤与失笑散合方，红参 10g，白术 10g，干姜 10g，枳实 5g，薤白 24g，全瓜蒌 15g，厚朴 12g，桂枝 3g，生姜 24g，生半夏 24g，五灵脂 10g，蒲黄 10g，炙甘草 10g。6 剂，以水 800～1000mL，浸泡 30 分钟，大火烧开，小火煎煮 40 分钟，每次服用 150mL；第 2 次煎煮 15 分钟；第 3 次煎煮若水少可酌情加水，煎煮 15 分钟，每日 1 剂，分 3 次服。

二诊：胃脘痞满好转，仍怕冷，心胸肩背闷痛减轻，以前方加生附子 5g，变桂枝为 10g，6 剂。

三诊：胃脘痞满怕冷好转，心胸肩背闷痛较前又有减轻，以前方 6 剂继服。

四诊：胃脘痞满怕冷较前又有好转，心胸肩背闷痛较前又有减轻，以前方 6 剂继服。

五诊：胃脘痞满怕冷较前又有好转，心胸肩背闷痛较前又有减轻，以前方 6 剂继服。

六诊：诸症较前均有好转，以前方 6 剂继服。

七诊：诸症基本消除，又以前方治疗 30 余剂，诸症悉除；为了巩固疗效，又以前方变汤剂为散剂，每次 3g，每日分早、中、晚服。随访 1 年，一切尚好。

用方体会：根据胃脘痞满怕冷辨为胃寒，再根据心胸肩背闷痛辨为气郁心胸，因倦怠乏力、脉沉弱辨为气虚，又因苔白腻辨为寒痰，更因舌质暗淡夹瘀紫辨为瘀，以此辨为心胃虚寒，郁瘀夹痰证。方以理中丸温中散寒，健脾益气；以枳实薤白桂枝汤行气宽胸，通阳化痰；以小半夏汤醒脾燥湿化痰；以失笑散活血化瘀止痛。方药相互为用，以取其效。

小青龙汤

小青龙汤是《伤寒杂病论》中重要治病用方之一。张仲景于《伤寒杂病论》中辨治病证表现主要有咳而微喘，咳逆倚息不得卧，溢饮，吐涎沫，咽噎，干呕，少腹满，小便不利，或下利，或发热，不渴或渴等。既重点论述小青龙汤可辨治肺寒病证，又重点论述小青龙汤可辨治溢饮病证，又可辨治肺胃病证，更可辨治心肺病证。但在临床中怎样理解小青龙汤辨治病变的基本适应证，又怎样扩大运用小青龙汤辨治许多疑难病？学好小青龙汤辨治病证的基本思路是什么，用活小青龙汤辨治病证的基本准则是什么，怎样才能更好地运用小青龙汤辨治基本适应证、扩大辨治范围及辨治疑难病而取得预期治疗效果？结合多年临床应用小青龙汤辨治体会，可从以下几个方面重点研究与深入探讨，对提高临床运用小青龙汤能力及辨治技能有一定帮助和借鉴。

一、方药思考

小青龙汤由麻黄去节、三两（9g），芍药三两（9g），细辛三两（9g），干姜三两（9g），甘草炙、三两（9g），桂枝去皮、三两（9g），五味子半升（12g），半夏洗、半升（12g）所组成，对此研究及应用小青龙汤只有从多方位、多角度、多层次研究其作用及病位、配伍及用量，才能学好用活小青龙汤辨治诸多疑难杂病。

1. 方药作用及病位

半夏基本作用是温降：半夏于栝楼薤白半夏汤中可辨治心胸病证，于射干麻黄汤或泽漆汤中可辨治胸肺病变，于半夏泻心汤中可辨治脾胃病证，于小柴胡汤中可辨治肝胆病证，于温经汤中可辨治妇科病证，于甘遂半夏汤中可辨治肠胃病证，于鳖甲煎丸中可辨治痰瘀病证，于半夏麻黄丸中可辨治心胃病证，于麦门冬汤中可辨治肺胃病证，于苦酒汤中可辨治咽喉病证，于奔豚汤中可辨治肝气逆病证等。可见，运用半夏辨治病证的基本点是温降，并不局限于寒证，更可辨治诸多脏腑病变等。

五味子基本作用是敛益：五味子于小青龙汤中可辨治胸肺病证，于小柴胡汤加味中可辨治胆肺病证，于四逆散加味中可辨治肝肺病证等。可见，运用五味子辨治病证的基本点是敛益，并不局限于不固，更可辨治诸多脏腑病变等。

麻黄基本作用详见麻黄汤方证中。

桂枝基本作用详见桂枝汤方证中。

干姜基本作用详见理中丸方证中。

芍药基本作用详见桂枝汤方证中。

细辛基本作用详见大黄附子汤方证中。

炙甘草基本作用详见桂枝汤方证中。

2. 方药配伍及用量

诠释用药要点：方中麻黄解表散寒，宣肺平喘；桂枝解表化饮，温肺化饮；半夏降肺温肺，化饮止咳，燥湿醒脾；干姜温肺散寒，温阳化饮。细辛温阳化饮；五味子收敛肺气；芍药补血敛阴；甘草补益中气。又，方中用麻黄、桂枝、细辛、干姜辛温，麻黄偏于宣散，桂枝偏于温通，细辛偏于温化，干姜偏于温中；半夏苦温降肺止逆；芍药、五味子敛阴，芍药偏于酸寒补血，五味子偏于酸甘益气；炙甘草益气和中。又，细辛与麻黄、桂枝配伍，旨在辛温解表发汗，与干姜配伍，旨在温肺化饮；麻黄、桂枝、细辛发挥治疗作用，有表解表，无表尽在治里。方药相互为用，以解表散寒，温肺化饮为主。

剖析方药配伍：麻黄与桂枝、细辛，属于相须配伍，增强治表散寒，治里温肺；麻黄与干姜，属于相使配伍，温肺宣肺化饮；干姜与细辛，属于相使配伍，温肺化饮；五味子与干姜、细辛，属于相反配伍，五味子敛阴，干姜、细辛化饮，五味子制约干姜、细辛温化伤阴；麻黄与半夏，属于相使配伍，麻黄治肺偏于宣发，半夏治肺偏于降泄；麻黄与五味子，属于相反配伍，五味子制约麻黄宣发耗散，麻黄制约五味子敛肺留邪；麻黄与芍药，属于相反配伍，麻黄宣发，芍药益血，芍药制约麻黄宣发伤血；

麻黄与甘草，属于相反配伍，麻黄宣发，甘草补益，甘草制约麻黄宣肺伤气；五味子与芍药，属于相使配伍，敛阴益血；五味子与甘草，属于相使配伍，酸甘化阴，益气缓急。

权衡用量比例：麻黄与桂枝、细辛用量比例是1:1:1，提示宣肺与化饮之间的用量调配关系，以治风寒或寒饮；麻黄与干姜用量比例是1:1，提示药效宣肺与温肺之间的用量调配关系，以治寒咳；干姜与细辛用量比例是1:1，提示药效温肺与化饮之间的用量调配关系，以治寒饮；五味子与干姜、细辛用量比例是4:3:3，提示药效益阴敛肺与温肺化饮之间的用量调配关系，以治咳喘；麻黄与半夏用量比例是3:4，提示药效宣肺与降逆之间的用量调配关系，以治气逆；麻黄与五味子用量比例是3:4，提示药效宣肺与敛肺之间的用量调配关系；麻黄与芍药用量比例是1:1，提示药效宣发与补血之间的用量调配关系；麻黄与甘草用量比例是1:1，提示药效宣肺与益气之间的用量调配关系；五味子与芍药用量比例是4:3，提示药效敛肺与补血之间的用量调配关系；五味子与甘草用量比例是4:3，提示药效敛肺与益气之间的用量调配关系，以治肺伤。又，方中用药8味，辛温药4味如麻黄、桂枝、细辛、干姜，用量总和是36g；降肺药1味如半夏，用量是12g；敛阴药2味如芍药、五味子，用量是21g；益气药1味如甘草，用量是9g，其用量比例是12:4:7:3；从其用量分析方药主治，病是太阳伤寒证与寒饮郁肺证相兼，或寒饮郁肺证，或溢饮寒证。

二、方证探索

1. 思辨咳嗽、气喘

张仲景论小青龙汤辨治咳嗽，气喘的病变属性，既可能是以肺寒为主之咳嗽、气喘，又可能是以心肺寒为主之咳嗽、气喘，更可辨治外感内伤夹杂之咳嗽、气喘。在临床中无论是辨治肺寒证之咳嗽、气喘，还是辨治心肺寒证之咳嗽、气喘的病变证机都是寒扰气逆，小青龙汤辨治咳嗽、气喘的作用特点是温宣降逆。

2. 思辨咳逆倚息不得卧

张仲景论小青龙汤辨治咳逆倚息不得卧的病变属性，既可能是胸肺之逆倚息不得卧，又可能是心胸之逆倚息不得卧，更可辨治肺胃逆倚息不得卧，还可辨治胸膈之逆倚息不得卧。在临床中无论是辨治胸肺之逆倚息不得卧，还是辨治心胸之逆倚息不得卧的病变证机都是肺寒气逆，浊饮上冲。小青龙汤辨治逆倚息不得卧的作用特点是，既可温肺又可化饮。

3. 思辨溢饮

张仲景论小青龙汤辨治溢饮即肌肤水肿的病变属性，既可能是胸肺之溢饮，又可能是心肺之溢饮，更可辨治外感内伤夹杂之溢饮。在临床中无论是辨治胸肺之溢饮，还是辨治心肺之溢饮的病变证机都是寒郁饮逆。小青龙汤辨治溢饮的作用特点是，既能针对寒饮而温化，又能针对醒脾而运化。

4. 思辨发热

张仲景论小青龙汤辨治发热的病变属性，既可能是自觉症状之发热，又可能是体温异常之发热，更可辨治外感内伤夹杂之发热。在临床中无论是辨治自觉症状之发热，还是辨治体温异常之发热的病变证机都是正受邪但仍能抗邪。小青龙汤辨治发热的作用特点是既祛邪又扶助正气抗邪。

5. 思辨少腹满，小便不利

张仲景论小青龙汤辨治少腹满，小便不利的病变属性，既可能是肺寒不能通调水道之少腹满，小便不利，又可能是肾膀胱不得气化之少腹满，小便不利，更可辨治肺肾膀胱夹杂之少腹满，小便不利。在临床中无论是辨治肺寒不能通调水道之少腹满，小便不利，还是辨治肾膀胱不得气化之少腹满，小便不利的病变证机都是水饮不化。小青龙汤辨治少腹满，小便不利的作用特点是温化寒饮。

6. 思辨咽喉阻塞即噎

张仲景论小青龙汤辨治咽喉阻塞的属性，既可能是肺病变之咽喉阻塞，又可能是咽喉病变之咽喉阻塞，更可辨治外感内伤夹杂之咽喉阻塞。在临床中无论是辨治肺寒之咽喉阻塞，还是辨治咽喉寒证之咽喉阻塞的病变证机都是寒饮相结。小青龙汤辨治咽喉阻塞的作用特点是温化寒饮，降逆气机。

小青龙汤中8味药，既可温肺又可化饮，既可宣降又可温化，因病证表现而发挥治疗作用。方药虽有其各自作用的特殊性，但组方合用更具有聚合作用，其聚合作用以温化宣降为主，兼以敛补。可见，小青龙汤所有用药只针对病变属性，而不局限于针对病变部位，运用小青龙汤针对病变证机只要是寒饮，即可选用小青龙汤为基础方进行变化，都能取得辨治诸多疑难杂病的最佳效果。

三、运用须知

张仲景设小青龙汤用法，先煎麻黄约 10 分钟，再纳入其余药煎煮约 25 分钟，去滓，每日分 3 次服。张仲景设小青龙汤，既论方药组成，又论加减变化用药。而运用小青龙汤加减变化用药仅仅是张仲景举例而言，临证加减用药并非仅限于此。即"若渴，去半夏，加瓜蒌根三两；若微利，去麻黄，加荛花，如一鸡子，熬令赤色；若噎者，去麻黄，加附子一枚，炮；若小便不利，少腹满者，去麻黄，加茯苓四两；若喘，去麻黄，加杏仁半升，去皮尖"。

四、方证辨病

（1）慢性支气管炎、支气管哮喘、支气管扩张等，临床表现以咳喘，痰多清稀色白，无汗，舌质淡，苔白腻为用方辨治要点。

（2）肾病综合征水肿、急性肾小球肾炎、输尿管炎等，临床表现以肢体水肿，手足不温，无汗，舌质淡，苔白腻为用方辨治要点。

（3）风湿心脏病、肺源性心脏病、肥大性心脏病、心力衰竭等，临床表现以心悸，咳喘，肢体水肿，手足不温，无汗，舌质淡，苔白腻为用方辨治要点。

（4）过敏性鼻炎、鼻窦炎、额窦炎等，临床表现以鼻塞，头痛，无汗，舌质淡，苔白腻为用方辨治要点。

（5）过敏性皮炎、神经性皮炎、脂溢性皮炎等，临床表现以瘙痒，因寒加重，无汗，舌质淡，苔白腻为用方辨治要点。

五、案例解读

运用小青龙汤方证的特点是审明病变证机，而不局限于病变部位，只要辨清病变是寒饮，即可选用小青龙汤，均能取得良好治疗效果。

1. 慢性支气管炎、风湿性心脏病

孔某，男，67岁。有多年慢性支气管炎、风湿性心脏病病史，近由病友介绍前来诊治。刻诊：咳嗽，痰多清稀色白呈泡沫状，胸闷，心悸，不能平卧，气短不足以息，倦怠乏力，手足不温，腹胀，舌质暗淡夹瘀紫，苔白腻，脉沉弱。辨为心肺虚寒，瘀血夹饮证，治当温阳散寒，活血化痰，给予小青龙汤、理中丸与失笑散合方，麻黄10g，桂枝10g，细辛10g，红参10g，白术10g，干姜10g，生半夏12g，五味子12g，白芍10g，五灵脂10g，蒲黄10g，炙甘草10g。6剂，以水800~1000mL，浸泡30分钟，大火烧开，小火煎煮40分钟，每次服用150mL；第2次煎煮15分钟；第3次煎煮若水少可酌情加水，煎煮15分钟，每日1剂，分3次服。

二诊：咳嗽减轻，仍手足不温，以前方加生附子5g，6剂。

三诊：胸闷好转，痰量减少，手足较前温和，以前方6剂继服。

四诊：咳嗽较前又有减轻，胸闷、心悸较前又有好转，以前方6剂继服。

五诊：不能平卧、气短不足以息较前好转，痰多基本消除，以前方6剂继服。

六诊：咳嗽较前又有减轻，胸闷、心悸较前又有好转，仍有倦怠乏力，以前方变红参、白术为各12g，6剂。

七诊：诸症基本消除，又以前方治疗40余剂，诸症悉除；为了巩固疗效，又以前方变汤剂为散剂，每次6g，每日分早、中、晚服。随访1年，一切尚好。

用方体会：根据咳嗽、痰多色白呈泡沫状辨为寒饮，再根据心悸、腹胀、气短不足以息辨为心胃气虚，因舌质暗淡夹瘀紫辨为寒瘀，又因手足不温辨为阳虚，以此辨为心肺虚寒，瘀血夹饮证。方以小青龙汤温肺降肺，宣肺化饮；以理中丸温中散寒，健脾益心；以失笑散活血化瘀止痛。方药相互为用，以取其效。

2. 支气管扩张、风湿性心脏病

胡某，女，63岁。有多年慢性支气管炎、风湿性心脏病病史，近由病友介绍前来诊治。刻诊：咳嗽，痰多清稀色白呈泡沫状，咯血，胸闷，心悸，心烦，倦怠乏力，手足不温，大便干结，口干舌燥不欲饮水，舌红少苔，脉沉细弱。辨为寒饮郁肺，心阴阳虚证，治当温肺化饮，滋补阴阳，给予小青龙汤、百合地黄汤与四逆加人参汤合方，麻黄10g，桂枝10g，细辛10g，干姜10g，生半夏12g，五味子12g，白芍10g，百合15g，生地黄50g，生附子5g，红参6g，炙甘草10g。6剂，以水800~1000mL，浸泡30分钟，大火烧开，小火煎煮40分钟，每次服用150mL；第2次煎煮15分钟；第3次煎煮若水少可酌情加水，煎煮15分钟，每日1剂，分3次服。

二诊：咳嗽减轻，咯血止，仍倦怠乏力，以前方变红参为10g，6剂。

三诊：心悸减轻，倦怠乏力好转，未再出现咯血，仍胸闷、大便干结，以前方加全瓜蒌15g，6剂。

四诊：咳嗽较前又有减轻，胸闷、心悸较前又有好转，大便较前通畅，以前方6剂继服。

五诊：痰多基本消除，心悸明显好转，以前方6剂继服。

六诊：咳嗽未再发作，胸闷、心悸明显减轻，手足温和，以前方6剂继服。

七诊：病情趋于缓解，未有明显不适，又以前方治疗50余剂，诸症悉除；为了巩固疗效，又以前方变汤剂为散剂，每次6g，每日分早、中、晚服。随访1年，一切尚好。

用方体会：根据咳嗽、痰多色白呈泡沫状辨为寒饮，再根据心悸、心烦、舌红少苔辨为阴虚，因手足不温、脉沉弱辨为阳虚，又因口干舌燥不欲饮水辨为阴阳俱虚，以此辨为寒饮郁肺，心阴阳虚证。方以小青龙汤温肺降肺，宣肺化饮；以百合地黄汤滋补阴血；以四逆加人参汤温阳益气。方药相互为用，以取其效。

3. 支气管哮喘、冠心病

单某，男，49岁。有多年支气管哮喘、冠心病病史，近由病友介绍前来诊治。刻诊：咳嗽，哮喘，胸及喉中痰鸣，胸闷，胸满，心中窒塞，倦怠乏力，怕冷，手足不温，舌质淡，苔白腻，脉沉弱。辨为寒饮郁肺，心气郁滞证，治当温肺化饮，行气宽胸，给予小青龙汤与枳实薤白桂枝汤合方加味，麻黄 10g，桂枝 10g，细辛 10g，干姜 10g，生半夏 12g，五味子 12g，白芍 10g，枳实 5g，厚朴 12g，薤白 24g，全瓜蒌 15g，红参 6g，炙甘草 10g。6 剂，以水 800～1000mL，浸泡 30 分钟，大火烧开，小火煎煮 40 分钟，每次服用 150mL；第 2 次煎煮 15 分钟；第 3 次煎煮若水少可酌情加水，煎煮 15 分钟，每日 1 剂，分 3 次服。

二诊：胸及喉中痰鸣减轻，仍倦怠乏力，以前方变红参为 10g，6 剂。

三诊：胸及喉中痰鸣较前又有减轻，倦怠乏力好转，心中窒塞减轻，以前方 6 剂继服。

四诊：胸及喉中痰鸣较前又有减轻，心中窒塞基本消除，以前方 6 剂继服。

五诊：胸及喉中痰鸣较前又有减轻，仍怕冷，以前方加生附子 5g，6 剂。

六诊：胸及喉中痰鸣较前又有减轻，胸闷、胸满、心中窒塞基本消除，以前方 6 剂继服。

七诊：诸症基本消除，又以前方治疗 30 余剂，诸症悉除；为了巩固疗效，又以前方变汤剂为散剂，每次 5g，每日分早、中、晚服。随访 1 年，一切尚好。

用方体会：根据哮喘、苔白腻辨为肺寒，再根据胸闷、心中窒塞辨为心气郁，因倦怠乏力、脉沉弱辨为气虚，又因怕冷辨为阳虚，以此辨为寒饮郁肺，心气郁滞证。方以小青龙汤温肺化饮，宣肺降逆；以枳实薤白桂枝汤行气宽胸，降逆化痰，加红参补益心气。方药相互为用，以取其效。

4. 支气管哮喘、冠心病

尚某，男，71 岁。有多年支气管哮喘、冠心病病史，近由病友介绍前来诊治。刻诊：咳嗽，哮喘，胸及喉中痰鸣，心痛如针刺，肩背疼痛，倦怠乏力，怕冷，手足不温，舌质暗淡夹瘀紫，苔白腻，脉沉弱略涩。辨为寒饮郁肺，心脉瘀滞证，治当温肺化饮，温通血脉，给予小青龙汤与桂枝茯苓丸合方加味，麻黄 10g，桂枝 12g，细辛 10g，干姜 10g，生半夏 12g，五味子 12g，白芍 12g，桃仁 12g，牡丹皮 12g，茯苓 12g，水蛭 5g，红参 6g，炙甘草 10g。6 剂，以水 800～1000mL，浸泡 30 分钟，大火烧开，小火煎煮

40 分钟，每次服用 150mL；第 2 次煎煮 15 分钟；第 3 次煎煮若水少可酌情加水，煎煮 15 分钟，每日 1 剂，分 3 次服。

二诊：胸及喉中痰鸣减轻，仍倦怠乏力，以前方变红参为 10g，6 剂。

三诊：胸及喉中痰鸣较前又有减轻，倦怠乏力好转，心中窒塞减轻，以前方 6 剂继服。

四诊：胸及喉中痰鸣较前又有减轻，心中窒塞基本消除，以前方 6 剂继服。

五诊：胸及喉中痰鸣较前又有减轻，仍怕冷，以前方加生附子 5g，6 剂。

六诊：胸及喉中痰鸣较前又有减轻，胸闷、胸满、心中窒塞基本消除，以前方 6 剂继服。

七诊：诸症基本消除，又以前方治疗 60 余剂，诸症悉除；为了巩固疗效，又以前方变汤剂为散剂，每次 3g，每日分早、中、晚服。随访 1 年，一切尚好。

用方体会：根据哮喘、苔白腻辨为肺寒，再根据胸闷、心中窒塞辨为心气郁，因倦怠乏力、脉沉弱辨为气虚，又因怕冷辨为阳虚，以此辨为寒饮郁肺，心气郁滞证。方以小青龙汤温肺化饮，宣肺降逆；以桂枝茯苓丸活血化瘀止痛，加水蛭活血逐瘀，红参补益心气。方药相互为用，以取其效。

白虎汤

白虎汤是《伤寒杂病论》中重要治病用方之一。张仲景于《伤寒杂病论》中辨治病证表现主要有口不仁，面垢，谵语，厥（神志昏厥），遗尿，四肢厥冷，渴欲饮水，自汗出，脉滑，或脉浮滑等。既重点论述白虎汤可辨治口面病证，又重点论述白虎汤可辨治心神病证，又可辨治肾膀胱病证。但在临床中怎样理解白虎汤辨治病变的基本适应证，又怎样扩大运用白虎汤辨治许多疑难病？学好白虎汤辨治病证的基本思路是什么，用活白虎汤辨治病证的基本准则是什么，怎样才能更好地运用白虎汤辨治基本适应证、扩大辨治范围及辨治疑难病而取得预期治疗效果？结合多年临床应用白虎汤辨治体会，可从以下几个方面重点研究与深入探讨，对提高临床运用白虎汤能力及辨治技能有一定帮助和借鉴。

一、方药思考

白虎汤由知母六两（18g），石膏碎、一斤（48g），甘草炙、二两（6g），粳米六合（18g）所组成，对此研究及应用白虎汤只有从多方位、多角度、多层次研究其作用及病位、配伍及用量，才能学好用活白虎汤辨治诸多疑难杂病。

1. 方药作用及病位

石膏基本作用是清泻：石膏于麻杏石甘汤或厚朴麻黄汤中可辨治肺病证，于风引汤中可辨治肝病证，于木防己汤中可辨治心胸病证，于麻黄升麻汤中可辨治肝脾病证，于竹叶石膏汤中可辨治脾胃病证，于桂枝二越婢一汤中可辨治营卫病证，于文蛤汤中可辨治肺胃病证等。可见，运用石膏辨治病证的基本点是清泻，并不局限于某一病变，更可辨治诸多脏腑病变等。

知母基本作用是清滋：知母于白虎汤中可辨治阳明病证，于酸枣仁汤中可辨治心肝病变，于百合知母汤中可辨治心肺病证，于桂枝芍药知母汤中可辨治肌肉关节病变，于麻黄升麻汤中可辨治肝脾病证等。可见，运用知母辨治病证的基本点是清滋，并不局限于某一病变，更可辨治诸多脏腑病变等。

粳米基本作用是益气：粳米于白虎汤中可辨治阳明病证，于麦门冬汤中可辨治肺胃咽喉病变，于桃花汤中可辨治脾肾或大肠病证，于附子粳米汤中可辨治脾胃病变等。可见，运用粳米辨治病证的基本点是益气，并不局限于某一病变，更可辨治诸多脏腑病变等。

炙甘草基本作用详见桂枝汤方证中。

2. 方药配伍及用量

诠释用药要点：方中知母清热泻火养阴；石膏清热泻火生津；粳米补益脾胃；甘草补益中气。又，方中用知母、石膏清热生津养阴；粳米、甘草益气和中。方药相互为用，以清泻盛热，益气生津为主。

剖析方药配伍：知母与石膏，属于相须配伍，增强清热泻火，益阴生津；粳米与甘草，属于相须配伍，益气和中；知母、石膏与粳米、甘草，属于相反配伍，粳米、甘草制约知母、石膏清热伤胃；石膏、知母制约粳米、甘草益气恋邪。

权衡用量比例：知母与石膏用量比例是 3∶8，提示药效甘苦寒清热与辛甘寒清热之间的用量调配关系，以治热盛；粳米与甘草用量比例是 3∶1，提示药效补益与缓急之间的用量调配关系；知母、石膏与粳米、甘草用量比例是 3∶8∶3∶1，提示药效清热与补益之间的用量调配关系，以治虚实夹杂。又，方中用药 4 味，清热药 2 味如知母、石膏，用量总和是 66g；益气药 2 味如粳米、甘草，用量总和是 24g；其用量比例是 11∶4。从用量分析方药主治，病是阳明热盛证。

二、方证探索

1. 思辨口不仁

张仲景论白虎汤辨治口不仁的病变属性，既可能是以口腔病变为主之口不仁，又可能是以阳明热盛为主之口不仁，也可能是心肝病变之口不仁，更可辨治外感内伤夹杂之口不仁。在临床中无论是辨治阳明病变之口不仁，还是辨治口腔病变之口不仁的病变证机都是热盛热灼，白虎汤辨治口不仁的作用特点是清泻郁热。

2. 思辨面垢

张仲景论白虎汤辨治面垢的病变属性，既可能是以面部病变为主之面垢，又可能是以阳明热盛为主之面垢，更可辨治外感内伤夹杂之面垢。在临床中无论是辨治阳明病变之面垢，还是辨治面部病变之面垢的病变证机都是热盛郁结，白虎汤辨治面垢的作用特点是清泻郁结。

3. 思辨谵语

张仲景论白虎汤辨治谵语的病变属性，既可能是阳明病变之谵语，又可能是心肝病变之谵语，更可辨治心肾病变之谵语。在临床中无论是辨治阳明病变之谵语，还是辨治心肝病变之谵语的病变证机都是热扰心神。白虎汤辨治谵语的作用特点是，既可清泻又可补益。

4. 思辨遗尿

张仲景论白虎汤辨治遗尿的病变属性，既可能是阳明之遗尿，又可能是心肝或心肾之遗尿，更可辨治外感内伤夹杂之遗尿。在临床中无论是辨治阳明之遗尿，还是辨治心肝或心肾之遗尿的病变证机都是热盛扰神。白虎汤辨治遗尿的作用特点是，既能针对盛热而清泻，又能针对热伤气而补益。

5. 思辨厥（神志昏厥、手足厥冷）

张仲景论白虎汤辨治厥（神志昏厥、手足厥冷）的病变属性，既可能是阳明病变之厥（神志昏厥、手足厥冷），又可能是心肝病变之厥（神志昏厥、手足厥冷），更可辨治外感内伤夹杂之厥（神志昏厥、手足厥冷）。在临床中无论是辨治阳明病变之厥（神志昏厥、手足厥冷），还是辨治心肝病变之厥（神志昏厥、手足厥冷）的病变证机都是邪热太盛阻遏心神及阳气。白虎汤辨治厥（神志昏厥、手足厥冷）的作用特点是既清泻又益正。

6. 思辨汗自出

张仲景论白虎汤辨治汗自出的病变属性，既可能是阳明热盛之汗自出，又可能是诸脏腑郁热之汗自出，更可辨治内外夹杂之汗自出。在临床中无论是辨治阳明病变之汗自出，还是辨治诸脏腑郁热之汗自出的病变证机都是郁热内盛外蒸。白虎汤辨治汗自出的作用特点是清泻益正。

白虎汤中4味药，既可清泻又可益正，因病证表现而发挥治疗作用。方药虽有其各自作用的特殊性，但组方合用更具有聚合作用，其聚合作用以清泻为主，兼以益气。可见，白虎汤所有用药只针对病变属性，而不局限于针对病变部位，运用白虎汤针对病变证机只要是热盛，即可选用白虎汤为基础方进行变化，都能取得辨治诸多疑难杂病的最佳效果。

三、运用须知

张仲景设白虎汤用法，用水煎煮方药以米熟为汤成，去滓，每日分3次服。又，因白虎汤清泻作用比较明显，若病证得除，则止后服；若病证未解，可根据病情而决定服药方法。

四、方证辨病

（1）急性肠胃炎、食管炎、胆汁反流性胃炎，临床表现以烧心，口渴，舌质红，苔黄为用方辨治要点。

（2）流行性脑脊髓膜炎、乙型脑炎、流行性出血热、钩端螺旋体病等，临床表现以高热，头痛，舌质红，苔黄为用方辨治要点。

（3）甲状腺功能亢进症、糖尿病等，临床表现以口渴，心烦，舌质红，苔黄为用方辨治要点。

（4）口腔疱疹、青光眼、巩膜炎等，临床表现以疼痛，急躁，舌质红，苔黄为用方辨治要点。

（5）免疫性疾病、功能性疾病等，临床表现以烦热，口渴，舌质红为用方辨治要点。

五、案例解读

运用白虎汤方证的特点是审明病变证机，而不局限于病变部位，只要辨清病变是郁热内盛，即可选用白虎汤，均能取得良好治疗效果。

1. 三叉神经痛、围绝经期综合征

刘某，女，53岁。有20余年三叉神经痛病史，5年前又出现围绝经期综合征至今不愈，近由病友介绍前来诊治。刻诊：左右两侧头痛如火灼，痛则满面红赤，心烦急躁，情绪低落，不欲言语，失眠多梦，手指颤动，口苦，咽干喜饮热水，舌质红，苔黄略腻，脉沉细。辨为阳明热盛，少阳夹杂证，治当清泻阳明，清调少阳，给予白虎汤、小柴胡汤与藜芦甘草汤合方，石膏45g，知母20g，粳米15g，柴胡24g，黄芩10g，红参10g，生半夏12g，大枣12枚，生姜10g，藜芦1.5g，龙骨24g，炙甘草10g。6剂，以水800~1000mL，浸泡30分钟，大火烧开，小火煎煮40分钟，每次服用150mL；第2次煎煮15分钟；第3次煎煮若水少可酌情加水，煎煮15分钟，每日1剂，分3次服。

二诊：头痛略有减轻，心烦急躁好转，以前方6剂继服。

三诊：头痛较前又有减轻，情绪略有好转，以前方6剂继服。

四诊：头痛较前又有减轻，灼热基本消除，仍口苦，以前方加黄连10g，6剂。

五诊：头痛较前又有减轻，失眠多梦基本消除，以前方6剂继服。

六诊：诸症较前均有减轻，以前方6剂继服。

七诊：诸症基本趋于缓解，又以前方治疗60余剂，诸症悉除。随访1年，一切尚好。

用方体会：根据头痛灼热、满面红赤辨为阳明热盛上攻，再根据情绪低落、口苦辨为少阳郁热，因手指颤动辨为风痰，又因咽干喜饮热水辨为寒热夹杂，以此辨为阳明热盛，少阳夹杂证。方以白虎汤清泻阳明；以小柴胡汤清调少阳，益气温中；以藜芦甘草汤息风化痰。方药相互为用，以取其效。

2. 三叉神经痛、围绝经期综合征

许某，女，49岁。有多年三叉神经痛病史，又有2年围绝经期综合征病史，近由病友介绍前来诊治。刻诊：头痛灼热，痛则面肌抽搐，心烦急躁，坐卧不宁，情绪异常加重，大便干结，口渴，舌质红，苔黄略腻，脉沉弱。辨为阳明热盛，肝郁夹风证，治当清泻阳明，疏肝息风，给予白虎汤、四逆散、大黄甘草汤与藜芦甘草汤合方，石膏45g，知母20g，粳米15g，柴胡12g，枳实12g，大黄12g，白芍12g，藜芦1.5g，红参6g，炙甘草 12g。6 剂，以水 800～1000mL，浸泡 30 分钟，大火烧开，小火煎煮 40 分钟，每次服用 150mL；第 2 次煎煮 15 分钟；第 3 次煎煮若水少可酌情加水，煎煮 15 分钟，每日 1 剂，分 3 次服。

二诊：头痛灼热减轻，大便通畅，以前方 6 剂继服。

三诊：头痛灼热较前又有减轻，情绪较前有好转，大便溏泄，以前方变大黄为 10g，6 剂。

四诊：头痛灼热较前又有减轻，大便正常、心悸较前又有好转，以前方 6 剂继服。

五诊：面肌未再抽搐，情绪较前明显好转，以前方 6 剂继服。

六诊：头痛灼热基本消除，心烦急躁未再发作，以前方 6 剂继服。

七诊：诸症基本消除，又以前方治疗 30 余剂，诸症悉除；为了巩固疗效，又以前方变汤剂为散剂，每次 6g，每日分早、中、晚服。随访 1 年，一切尚好。

用方体会：根据头痛灼热、舌质红辨为阳明热盛，再根据心烦急躁、因情绪异常加重辨为肝郁，因痛则面肌抽搐辨为夹风，又因大便干结辨为热结，以此辨为阳明热盛，肝郁夹风证。方以白虎汤清泻盛热；以四逆散疏肝解郁；大黄甘草汤清泻热结；藜芦甘草汤息风化痰。方药相互为用，以取其效。

3. 慢性支气管炎、支气管扩张

孙某，男，45 岁。有多年慢性支气管炎、支气管扩张病史，近由病友介绍前来诊治。刻诊：咳嗽，气喘，痰黏色黄，咯痰不利，痰中带血，血色鲜红，自觉胸中热气上冲，头晕目眩，面色不荣，舌质淡红，苔薄黄，脉沉弱。辨为肺热伤络夹血虚证，治当清泻肺热，补血止血，给予白虎汤、麻杏石甘汤与胶艾汤合方，石膏 45g，知母 20g，粳米 15g，麻黄 12g，杏仁 10g，川芎 6g，阿胶珠 6g，艾叶 10g，当归 10g，白芍 12g，生地黄 20g，炙甘草 10g。6 剂，以水 800～1000mL，浸泡 30 分钟，大火烧开，小火煎煮 40 分钟，每次服用 150mL；第 2 次煎煮 15 分钟；第 3 次煎煮若水少可酌情加水，煎煮 15 分钟，每日 1 剂，分 3 次服。

二诊：咳嗽减轻，痰中带血减少，以前方 6 剂继服。

三诊：咯痰减少，仍头晕目眩，以前方加红参10g，6剂。

四诊：咳嗽较前又有减轻，未再出现咯血，以前方6剂继服。

五诊：咳嗽较前又有减轻，未再出现头晕目眩，以前方6剂继服。

六诊：诸症较前又有减轻，未再出现咯血，以前方6剂继服。

七诊：诸症基本趋于缓解，又以前方治疗50余剂，诸症悉除。随访1年，一切尚好。

用方体会：根据咳嗽、自觉胸中热气上冲辨为肺热气逆，再根据咯血、血色鲜红辨为热伤脉络，因头晕目眩、面色不荣辨为血虚，又因咯痰不利辨为痰热，以此辨为肺热伤络夹血虚证。方以白虎汤清泻肺热；麻杏石甘汤清宣肺热，化痰平喘；胶艾汤补血止血，兼清血热。方药相互为用，以取其效。

4. 支气管哮喘、冠心病心肌缺血

贾某，男，61岁。有多年支气管哮喘、冠心病心肌缺血病史，近由病友介绍前来诊治。刻诊：咳嗽，哮喘，胸及喉中痰鸣，心胸烦热，心中闷痛，肩背疼痛，倦怠乏力，身热，欲饮水不解渴，舌质红，苔黄腻，脉沉弱。辨为心肺郁热，气虚夹痰证，治当清肺宽胸，益气化痰，给予白虎汤、麻杏石甘汤与枳实薤白桂枝汤合方加味，石膏45g，知母20g，粳米15g，麻黄12g，杏仁10g，枳实5g，薤白24g，厚朴12g，桂枝3g，全瓜蒌15g，生半夏12g，红参6g，炙甘草10g。6剂，以水800～1000mL，浸泡30分钟，大火烧开，小火煎煮40分钟，每次服用150mL；第2次煎煮15分钟；第3次煎煮若水少可酌情加水，煎煮15分钟，每日1剂，分3次服。

二诊：心胸烦热、胸及喉中痰鸣减轻，仍倦怠乏力，以前方变红参为10g，6剂。

三诊：心胸烦热、胸及喉中痰鸣较前又有减轻，口渴减轻，以前方6剂继服。

四诊：心胸烦热、胸及喉中痰鸣较前明显减轻，心中闷痛减轻，以前方6剂继服。

五诊：心胸烦热、胸及喉中痰鸣基本消除，仍倦怠乏力，以前方变红参为12g，6剂。

六诊：心胸烦热、胸及喉中痰鸣消除，倦怠乏力明显好转，以前方6剂继服。

七诊：病情基本趋于稳定，又以前方治疗40余剂，诸症悉除；为了巩固疗效，又以前方变汤剂为散剂，每次5g，每日分早、中、晚服。随访1年，一切尚好。

用方体会：根据咳嗽、哮喘、欲饮水不解渴辨为肺热内盛，再根据心中闷痛、肩背疼痛辨为心气郁，因倦怠乏力、脉沉弱辨为气虚，又因胸及喉中痰鸣辨为痰，以此辨为心肺郁热，气虚夹痰证。方以白虎汤清泻肺热，麻杏石甘汤清宣肺热，化痰平喘；以枳实薤白桂枝汤行气宽胸，通阳化痰，加生半夏醒脾燥湿化痰，红参补益心肺。方药相互为用，以取其效。

麦门冬汤

麦门冬汤是《伤寒杂病论》中重要治病用方之一。张仲景于《伤寒杂病论》中既论述麦门冬汤可辨治肺病证，又论述麦门冬汤可辨治咽喉病证，又可辨治肺胃病证。但在临床中怎样理解麦门汤辨治病变的基本适应证，又怎样扩大运用麦门冬汤辨治许多疑难病？学好麦门冬汤辨治病证的基本思路是什么，用活麦门冬汤辨治病证的基本准则是什么，怎样才能更好地运用麦门冬汤辨治基本适应证、扩大辨治范围及辨治疑难病而取得预期治疗效果？结合多年临床应用麦门冬汤辨治体会，可从以下几个方面重点研究与深入探讨，对提高临床运用麦门冬汤能力及辨治技能有一定帮助和借鉴。

一、方药思考

麦门冬汤由麦门冬七升（168g），半夏一升（24g），人参三两（9g），甘草二两（6g），粳米三合（9g），大枣十二枚所组成，对此研究及应用麦门冬汤只有从多方位、多角度、多层次研究其作用及病位、配伍及用量，才能学好用活麦门冬汤辨治诸多疑难杂病。

诠释用药要点：方中麦冬滋补阴津；半夏醒脾燥湿，降逆利咽；人参补益中气；粳米、大枣、甘草，益气和中。又，方中用麦冬养阴生津清热；人参、粳米、大枣、甘草益气，人参偏于大补元气，粳米偏于养脾和胃，大枣、甘草偏于平补；半夏醒脾降逆。方药相互为用，以滋养肺胃，降逆下气为主。

剖析方药配伍：麦冬与半夏，属于相反配伍，麦冬滋阴，半夏降逆燥湿，半夏制约麦冬滋补浊腻；人参与粳米、大枣、甘草，属于相须配伍，增强补益中气；麦冬与人参、粳米、大枣、甘草，属于相使配伍，阴得气而生，气得阴而化，气阴互化；半夏与人参、粳米、大枣、甘草，属于相反配伍,半夏制约人参、粳米、大枣、甘草补益壅滞。

权衡用量比例:麦冬与半夏用量比例是 7∶1,提示药效滋阴与燥湿之间的用量调配关系,以治阴虚;人参与粳米、大枣、甘草用量比例是 3∶3∶10∶2,以治气虚;半夏与人参、粳米、大枣、甘草用量比例是 8∶3∶3∶10∶2,提示药效辛开苦降与益气之间的用量调配关系,以治气虚气逆。又,方中用药 6 味,滋阴药 1 味如麦冬,用量是 168g;益气药 4 味如人参、粳米、大枣、甘草,用量总和是 54g;降逆药 1 味如半夏,用量是 24g;其用量比例是 28∶9∶4。从用量分析方药主治,病是虚热肺痿证,或胃阴虚证。

二、方证探索

1.思辨大逆上气

张仲景论麦门冬汤辨治大逆上气的病变属性,既可能是以肺病变为主之咳嗽、气喘,又可能是以胃病变为主之恶心、呕吐,也可能是心肺胃病变之咳嗽、气喘、心悸、呕吐,更可辨治外感内伤夹杂之咳喘、呕吐。在临床中无论是辨治肺病变之咳喘,还是辨治胃病变之恶心呕吐的病变证机都是虚热内扰,麦门冬汤辨治大逆上气的作用特点是滋补降逆。

2.思辨咽喉不利

张仲景论麦门冬汤辨治咽喉不利的病变属性,既可能是以咽喉病变为主之咽喉不利,又可能是以肺胃病变为主之咽喉不利,更可辨治外感内伤夹杂之咽喉不利。在临床中无论是辨治咽喉病变之咽喉不利,还是辨治肺胃病变之咽喉不利的病变证机都是虚热内结,麦门冬汤辨治咽喉不利的作用特点是滋补利咽。

麦门冬汤中 6 味药,既可滋阴又可益气,更可降逆,因病证表现而发挥治疗作用。方药虽有其各自作用的特殊性,但组方合用更具有聚合作用,其聚合作用以滋补为主,兼以清利。可见,麦门冬汤所有用药只针对病变属性,而不局限于针对病变部位,运用麦门冬汤针对病变证机只要是气阴两虚,即可选用麦门冬汤为基础方进行变化,都能取得辨治诸多疑难杂病的最佳效果。

三、运用须知

张仲景设麦门冬汤用法，以水煎煮方药约 30 分钟，每日分 4 次，白天分 3 次服，夜间分 1 服。

四、方证辨病

（1）慢性支气管炎、慢性阻塞性肺疾病、间质性肺疾病、支气管扩张、支气管哮喘等，临床表现以咳嗽，气喘，唾涎，口渴，舌质淡红，少苔，或苔薄为用方辨治要点。

（2）慢性胃炎、慢性肝炎、慢性胰腺炎等，临床表现以脘腹不适，饥不思食，唾涎，口渴，舌质淡红，少苔，或苔薄为用方辨治要点。

（3）慢性咽炎、慢性扁桃体炎、慢性喉炎等，临床表现以咽痛，咽喉不利，口渴，舌质淡红，少苔，或苔薄为用方辨治要点。

五、案例解读

运用麦门冬汤方证的特点是审明病变证机，而不局限于病变部位，只要辨清病变是气阴两虚，即可选用麦门冬汤，均能取得良好治疗效果。

1. 慢性支气管炎

马某，女，35 岁。有多年慢性支气管炎病史，近由病友介绍前来诊治。刻诊：咳嗽，气喘，痰少色黄，倦怠乏力，五心烦热，盗汗，自汗，口渴欲饮水，舌质红，苔薄黄，脉沉细弱。辨为气阴两虚夹郁热证，治当滋补气阴，宣散郁热，降逆止咳，给予麦门冬汤与麻杏石甘汤合方，麦冬 170g，生半夏 24g，红参 10g，粳米 10g，大枣 12 枚，麻黄 12g，杏仁 10g，石膏 24g，生甘草 6g。6 剂，以水 800～1000mL，浸泡 30 分钟，大火烧开，小火煎煮 40 分钟，每次服用 150mL；第 2 次煎煮 15 分钟；第 3 次煎煮若水少可酌情加水，煎煮 15 分钟，每日 1 剂，分 3 次服。

二诊：咳嗽减轻，仍咯痰不利，以前方加桔梗 12g，6 剂。

三诊：咳嗽较前又有减轻，气喘好转，以前方 6 剂继服。

四诊：咳嗽较前又有减轻，咯痰止，仍盗汗，以前方加牡蛎 24g，6 剂。

五诊：咳嗽、气喘基本消除，五心烦热明显减轻，以前方 6 剂继服。

六诊：诸症基本消除，又以前方治疗 30 余剂，诸症悉除。随访 1 年，一切尚好。

用方体会：根据咳嗽、盗汗辨为阴虚，再根据倦怠乏力、自汗辨为气虚，因痰少色黄辨为郁热，又因口渴欲饮水辨为津亏，以此辨为气阴两虚夹郁热证。方以麦门冬汤滋补气阴，降逆止咳；以麻杏石甘汤清宣肺热，降逆平喘。方药相互为用，以取其效。

2. 慢性支气管、支气管扩张

夏某，男，61 岁。有多年慢性支气管炎、支气管扩张病史，近由病友介绍前来诊治。刻诊：咳嗽，气喘，痰少色黄，咯痰不利，痰中带血，血色鲜红，白天身热，多汗，倦怠乏力，夜间五心烦热，盗汗，口渴欲饮水，舌红少苔，脉沉细弱。辨为气阴两虚，肺热炽盛证，治当滋补气阴，清泻肺热，给予麦门冬汤、麻杏石甘汤与百合地黄汤合方，麦冬 170g，生半夏 24g，红参 10g，粳米 10g，大枣 12 枚，麻黄 12g，杏仁 10g，石膏 24g，百合 15g，生地黄 50g，生甘草 6g。6 剂，以水 800～1000mL，浸泡 30 分钟，大火烧开，小火煎煮 40 分钟，每次服用 150mL；第 2 次煎煮 15 分钟；第 3 次煎煮若水少可酌情加水，煎煮 15 分钟，每日 1 剂，分 3 次服。

二诊：咳嗽减轻，痰中带血减少，大便溏泄，以前方变麦冬为 100g，6 剂。

三诊：痰中未再带血，大便仍溏，咳嗽、气喘较前减轻，以前方变麦冬为 60g，6 剂。

四诊：咳嗽、气喘较前又有减轻，未再出现咯血，大便正常，以前方 6 剂继服。

五诊：咳嗽、气喘较前又有减轻，五心烦热、盗汗基本消除，以前方 6 剂继服。

六诊：病情基本稳定，未再出现咯血，以前方 6 剂继服。

七诊：诸症基本消除，又以前方治疗 60 余剂，诸症悉除。随访 1 年，一切尚好。

用方体会：根据咳嗽、五心烦热辨为阴虚，再根据咯血、血色鲜红辨为热伤脉络，因身热、多汗辨为郁热，又因痰少色黄辨为痰热，以此辨为气阴两虚，肺热炽盛证。方以麦门冬汤滋补气阴，降逆止咳；以麻杏石甘汤清宣肺热，化痰平喘；以百合地黄汤清热凉血止血。方药相互为用，以取其效。

3. 慢性浅表性胃炎

郑某，女，51岁。有多年慢性胃炎病史，近由病友介绍前来诊治。刻诊：胃痛如针刺，情绪异常加重，饥不思食，倦怠乏力，手足心热，大便干结，口渴，舌质暗红夹瘀紫，少苔，脉沉细弱。辨为气阴两虚，肝郁夹瘀证，治当滋补气阴，疏肝化瘀，给予麦门冬汤、四逆散与失笑散合方，麦冬170g，生半夏24g，红参10g，粳米10g，大枣12枚，柴胡12g，枳实12g，白芍10g，五灵脂10g，蒲黄10g，炙甘草10g。6剂，以水800～1000mL，浸泡30分钟，大火烧开，小火煎煮40分钟，每次服用150mL；第2次煎煮15分钟；第3次煎煮若水少可酌情加水，煎煮15分钟，每日1剂，分3次服。

二诊：胃痛如针刺减轻，大便通畅，以前方6剂继服。

三诊：胃痛较前又有减轻，情绪较前有好转，仍饥不思食，以前方加生山楂24g，6剂。

四诊：胃痛较前又有减轻，饮食好转，以前方6剂继服。

五诊：诸症基本消除，又以前方治疗50余剂，诸症悉除。随访1年，一切尚好。

用方体会：根据胃痛、手足心热辨为阴虚，再根据胃痛、因情绪异常加重辨为肝郁，因胃痛、倦怠乏力辨为气虚，又因胃痛如针刺、舌质暗红夹瘀紫辨为瘀，以此辨为气阴两虚，肝郁夹瘀证。方以麦门冬汤滋补气阴；以四逆散疏肝解郁；以失笑散活血化瘀止痛。方药相互为用，以取其效。

4. 慢性咽炎，慢性鼻炎

许某，男，21岁。有5年慢性咽炎、慢性鼻炎病史，近由病友介绍前来诊治。刻诊：咽喉不利，咯痰不爽，鼻塞不通，鼻腔干燥，身热，手足心热，倦怠乏力，口渴，舌红少苔，脉沉弱。辨为鼻咽郁热，气阴两虚证，治当清滋咽喉，宣利鼻窍，给予麦门冬汤、麻杏石甘汤与桔梗汤合方加味，麦冬170g，生半夏24g，红参10g，粳米10g，大枣12枚，麻黄12g，杏仁

10g，石膏24g，桔梗10g，薄荷12g，生甘草20g。6剂，以水800~1000mL，浸泡30分钟，大火烧开，小火煎煮40分钟，每次服用150mL；第2次煎煮15分钟；第3次煎煮若水少可酌情加水，煎煮15分钟，每日1剂，分3次服。

二诊：咽喉不利好转，仍鼻塞不通，以前方变麻黄为15g，6剂。

三诊：咽喉不利较前又有减轻，鼻塞好转，以前方6剂继服。

四诊：咽喉不利较前明显减轻，鼻腔干燥基本消除，以前方6剂继服。

五诊：诸症较前均有减轻，又以前方治疗30余剂，诸症悉除；为了巩固疗效，又以前方变汤剂为散剂，每次6g，每日分早、中、晚服。随访1年，一切尚好。

用方体会：根据咽喉不利、手足心热辨为阴虚，再根据身热，鼻腔干燥辨为郁热内扰，因倦怠乏力、脉沉弱辨为气虚，又因咯痰不爽辨为痰，以此辨为鼻咽郁热，气阴两虚证。方以麦门冬汤滋补气阴，降逆利咽；以麻杏石甘汤清宣鼻窍；以桔梗汤宣利咽喉，加薄荷清热利咽开窍。方药相互为用，以取其效。

当归四逆汤

当归四逆汤是《伤寒杂病论》中重要治病用方之一。张仲景于《伤寒杂病论》中辨治病证是"手足厥寒，脉细欲绝"，可从当归四逆汤用药用量角度研究之得知辨治病证表现并不局限于"手足厥寒，脉细欲绝"，但在临床中怎样理解当归四逆汤辨治病变的基本适应证，又怎样扩大运用当归四逆汤辨治许多疑难病？学好当归四逆汤辨治病证的基本思路是什么，用活当归四逆汤辨治病证的基本准则是什么，怎样才能更好地运用当归四逆汤辨治基本适应证、扩大辨治范围及辨治疑难病而取得预期治疗效果？结合多年临床应用当归四逆汤辨治体会，可从以下几个方面重点研究与深入探讨，对提高临床运用当归四逆汤能力及辨治技能有一定帮助和借鉴。

一、方药思考

当归四逆汤由当归三两（9g），桂枝去皮、三两（9g），芍药三两（9g），细辛三两（9g），甘草炙、二两（6g），通草二两（6g），大枣擘、二十五枚所组成，对此研究及应用当归四逆汤只有从多方位、多角度、多层次研究其作用及病位、配伍及用量，才能学好用活当归四逆汤辨治诸多疑难杂病。

1. 方药作用及病位

当归基本作用是补血活血：当归于当归四逆汤中可辨治血脉病证，于薯蓣丸中可辨治虚劳病变，于侯氏黑散中可辨治心脾风痰病证，于麻黄升麻汤中可辨治肝脾病证，于升麻鳖甲汤中可辨治阳毒瘀血病证，于当归赤小豆汤中可辨治出血病证，于乌梅丸中可辨治蛔厥或久利病变，于奔豚汤中可辨治肝气逆病变，于胶艾汤中可辨治血虚出血病变，于当归贝母苦参丸中可辨治妊娠病变等。可见，运用当归辨治病证的基本点是补血活血，并不局限于某一病变，更可辨治诸多脏腑病变等。

通草基本作用是通利：通草既可通利血脉，又可通利水道，还可通利乳汁，更可降泄浊逆等。可见，运用通草辨治病证的基本点是通利，并不局限于某一病变，更可辨治诸多脏腑病变等。

芍药基本作用详见桂枝汤中。

大枣基本作用详见桂枝汤中。

细辛基本作用详见大黄附子汤中。

桂枝基本作用详见桂枝汤中。

炙甘草基本作用详见桂枝汤方证中。

2. 方药配伍及用量

诠释用药要点：方中当归补血活血；芍药补血敛阴；桂枝温阳通经；细辛散寒止痛；通草通利血脉，大枣益气生血；甘草益气和中。又，方中用当归、芍药补血，当归偏于活血，芍药偏于收敛；桂枝、细辛辛温，桂枝偏于通经，细辛偏于止痛；通草通利血脉；大枣、甘草益气，大枣偏于补血，甘草偏于生津。方药相互为用，以温经散寒，养血通脉为主。

剖析方药配伍：当归与芍药，属于相须配伍，增强补血养血；桂枝与细辛，属于相须配伍，增强温阳散寒通经；通草与当归，属于相使配伍，通草助当归活血，当归助通草通脉；通草与芍药，属于相反配伍，通敛同用，芍药制约通草通泄伤血，通草制约芍药敛阴壅滞；甘草与大枣，属于相须配伍，增强益气化血，益气帅血。

权衡用量比例：当归与芍药用量比例是近1∶1，提示药效补血活血与补血敛阴之间的用量调配关系，以治血虚；桂枝与细辛用量比例是1∶1，提示药效温阳通经与散寒止痛之间的用量调配关系，以治寒滞；甘草与大枣用量比例是1∶10，益气化血缓急，以治气虚。又，方中用药7味，补血药2味如当归、芍药，用量总和是18g；辛温药2味如桂枝、细辛，用量总和是18g；益气药2味如大枣、甘草，用量总和是62.5g；通利药1味如通草，用量是6g；其用量比例是近3∶3∶10∶1。从用量分析方药主治，病是肝寒血虚证。

二、方证探索

1. 思辨"手足厥寒"

张仲景论当归四逆汤辨治手足厥寒的病变属性，既可能是以血脉病变为主之手足厥寒，又可能是以脏脏病变为主之手足厥寒，也可能是骨节病变为主之手足厥寒，更可辨治外感内伤夹杂之手足厥寒。在临床中无论是辨治血脉病变之手足厥寒，还是辨治脏腑病变之手足厥寒的病变证机都是血虚夹寒，当归四逆汤辨治手足厥寒的作用特点是温通补益。

再则辨识"手足厥寒"的基本症状表现主要包括手足厥寒伴有手足疼痛，或手足厥寒伴有手足麻木，或手足厥寒伴有手足肿胀，或手足厥寒伴有手足僵硬，或手足厥寒伴有手指/足趾变形，或手足厥寒伴有手足色泽暗红，或手足厥寒伴有手足色泽苍白等，只要病变证机是血虚夹寒，或是寒凝血脉，或瘀血夹寒，或气血虚夹寒，均可选用当归四逆汤，以法用之常常能取得预期治疗效果。

2. 思辨"脉细欲绝"

张仲景论当归四逆汤辨治脉细欲绝的病变属性，既可能是以血脉病变为主之脉细欲绝，又可能是以脏腑病变为主之脉细欲绝，也可能是骨节病变为主之脉细欲绝，更可辨治外感内伤夹杂之脉细欲绝。在临床中无论是辨治血脉病变之脉细欲绝，还是辨治脏腑病变之脉细欲绝的病变证机都是血虚夹寒，当归四逆汤辨治脉细欲绝的作用特点是温通补益。

当归四逆汤组成7味药中，既可温阳又可益气，既可补血又可活血，因病证表现而发挥治疗作用。方药虽有其各自作用的特殊性，但组方合用更具有聚合作用，其聚合作用以温补为主，兼以活血。可见，当归四逆汤所有用药只针对病变属性，而不局限于针对病变部位，运用当归四逆汤针对病变证机只要是虚寒瘀，即可选用当归四逆汤为基础方进行变化，都能取得辨治诸多疑难杂病的最佳效果。

三、运用须知

张仲景设当归四逆汤用法，用水煎煮方药约25分钟，去滓，每日分3

次服。

四、方证辨病

（1）末梢神经炎、多发性神经炎、末梢循环障碍等，临床表现以疼痛，麻木，舌质淡，苔薄白为用方辨治要点。

（2）女子痛经、闭经、慢性盆腔炎、慢性附件炎、子宫内膜炎等，临床表现以腹痛，手足不温，舌质淡，苔白为用方辨治要点。

（3）风湿性关节炎、类风湿关节炎、骨质增生、强直性脊柱炎等，临床表现以疼痛，手足不温，因寒加重，舌质淡，苔薄白为用方辨治要点。

五、案例解读

运用当归四逆汤方证的特点是审明病变证机，而不局限于病变部位，只要辨清病变是虚寒瘀，即可选用当归四逆汤，均能取得良好治疗效果。

1. 坐骨神经痛、膝关节积液

钱某，男，37岁。有多年坐骨神经痛、膝关节积液病史，近由病友介绍前来诊治。刻诊：右侧腰胯僵硬疼痛如针刺，膝关节肿胀疼痛，右腿行走受限，遇冷加重，时有右侧下肢肌肉抽搐，怕冷，口腻不渴，舌质暗淡夹瘀紫，苔白腻，脉沉弱涩。辨为寒凝瘀阻夹风痰证，治当温阳散寒，活血化瘀，化痰息风，给予当归四逆汤、乌头汤、小半夏汤与藜芦甘草汤合方，当归10g，白芍10g，桂枝10g，细辛10g，通草6g，制川乌10g，黄芪10g，麻黄10g，生半夏24g，生姜24g，大枣25枚，藜芦1.5g，炙甘草10g。6剂，以水800~1000mL，浸泡30分钟，大火烧开，小火煎煮40分钟，每次服用150mL；第2次煎煮15分钟；第3次煎煮若水少可酌情加水，煎煮15分钟，每日1剂，分3次服。

二诊：右侧腰胯膝疼痛有减轻，仍怕冷，以前方加生附子5g，6剂。

三诊：怕冷好转，右侧腰胯膝疼痛较前又有减轻，以前方6剂继服。

四诊：右侧腰胯膝僵硬疼痛较前又有减轻，苔腻基本消除，以前方变生半夏为12g，6剂。

五诊：僵硬基本消除，腰胯膝疼痛较前又有减轻，以前方6剂继服。

六诊：诸症基本趋于缓解，以前方6剂继服。

七诊：诸症基本消除，又以前方治疗50余剂，诸症悉除。随访1年，一切尚好。

用方体会：根据疼痛如针刺辨为瘀，再根据僵硬疼痛因寒加重辨为寒凝，因右侧下肢抽搐辨为风，又因口腻、苔白腻辨为痰，以此辨为寒凝瘀阻夹风痰证。方以当归四逆汤温阳散寒，活血通脉；以乌头汤温阳逐寒止痛；以小半夏汤醒脾燥湿化痰，以藜芦甘草汤息风化痰。方药相互为用，以取其效。

2. 三叉神经痛、围绝经期综合征

许某，女，51岁。有多年三叉神经痛病史，又有3年围绝经期综合征病史，近由病友介绍前来诊治。刻诊：头痛如冰，因寒加重，痛则眼肌抽搐，倦怠乏力，急躁易怒，因情绪异常加重，口淡不渴，舌质暗淡夹瘀紫，苔薄白，脉沉弱。辨为寒凝经脉，肝郁夹虚证，治当温通经脉，疏肝理气，益气化痰，给予当归四逆汤、四逆加人参汤，四逆散与藜芦甘草汤合方，当归10g，白芍10g，桂枝10g，细辛10g，通草6g，柴胡12g，枳实12g，白芍10g，藜芦1.5g，生附子5g，干姜10g，红参6g，大枣25枚，炙甘草10g。6剂，以水800～1000mL，浸泡30分钟，大火烧开，小火煎煮40分钟，每次服用150mL；第2次煎煮15分钟；第3次煎煮若水少可酌情加水，煎煮15分钟，每日1剂，分3次服。

二诊：头痛减轻，仍怕冷如冰，以前方变生附子、干姜为各9g，6剂。

三诊：头痛如冰较前又有减轻，急躁易怒较前有好转，以前方6剂继服。

四诊：头痛如冰较前又有减轻，急躁易怒较前又有好转，以前方6剂继服。

五诊：头痛如冰基本消除，情绪较前明显好转，以前方6剂继服。

六诊：头痛如冰未再发作，眼肌抽搐基本消除，以前方6剂继服。

七诊：诸症基本消除，又以前方治疗40余剂，诸症悉除；为了巩固疗效，又以前方变汤剂为散剂，每次6g，每日分早、中、晚服。随访1年，一切尚好。

用方体会：根据头痛如冰、因寒加重辨为寒，再根据心烦急躁、因情绪异常加重辨为肝郁，因痛则眼肌抽搐辨为夹风，又因舌质暗淡夹瘀紫辨为瘀，以此辨为寒凝经脉，肝郁夹虚证。方以当归四逆汤温补散寒，补血通脉；以四逆加人参汤温壮阳气；以四逆散疏肝解郁；以藜芦甘草汤息风化痰。方药相互为用，以取其效。

3.强直性脊柱炎、类风湿关节炎

孙某，女，49岁。有多年强直性脊柱炎、类风湿关节炎病史，近由病友介绍前来诊治。刻诊：颈胸腰胯疼痛如针刺，关节僵硬沉重活动不利，大便干结，心胸烦热，手指关节肿大变形疼痛，倦怠乏力，身冷，口渴不欲饮水，舌质淡红，苔黄白夹杂，脉沉弱。辨为寒凝瘀阻，郁热夹痰证，治当散寒化瘀，清热化痰，给予当归四逆汤、桃核承气汤与赤丸合方加味，当归10g，白芍10g，桂枝10g，细辛10g，通草6g，桃仁10g，大黄12g，芒硝（冲服）6g，制川乌6g，生半夏12g，大枣25枚，茯苓12g，炙甘草10g。6剂，以水800～1000mL，浸泡30分钟，大火烧开，小火煎煮40分钟，每次服用150mL；第2次煎煮15分钟；第3次煎煮若水少可酌情加水，煎煮15分钟，每日1剂，分3次服。

二诊：疼痛减轻，仍倦怠乏力，以前方加红参10g，6剂。

三诊：疼痛较前又有减轻，心胸烦热减轻，以前方6剂继服。

四诊：疼痛较前又有减轻，大便通畅，以前方去芒硝，6剂。

五诊：疼痛较前又有减轻，倦怠乏力基本消除，以前方变红参为6g，6剂。

六诊：疼痛诸症较前基本趋于缓解，以前方6剂继服。

七诊：疼痛诸症基本消除，又以前方治疗60余剂，诸症悉除；为了巩固疗效，又以前方变汤剂为散剂，每次5g，每日分早、中、晚服。随访1年，一切尚好。

用方体会：根据颈胸腰胯疼痛如针刺辨为瘀，再根据冷痛、身冷辨为寒凝，因倦怠乏力、脉沉弱辨为气虚，又因舌质淡红夹瘀紫辨为瘀，以此辨为寒凝瘀阻，郁热夹虚证。方以当归四逆汤温阳散寒，养血通脉；以桃核承气汤清泻郁热；以赤丸温阳燥湿化痰。方药相互为用，以取其效。

4.强直性脊柱炎、慢性胃炎

华某，男，34岁。有多年强直性脊柱炎、慢性胃炎病史，近由病友介绍前来诊治。刻诊：颈胸腰胯疼痛如针刺，肌肉麻木，关节僵硬沉重活动不利，胃痛胃胀，胃脘怕冷，倦怠乏力，两足肿胀冰凉，口腻口苦，舌质红，苔腻黄白夹杂，脉沉弱。辨为寒凝瘀阻，湿热夹痰证，治当散寒化瘀，清热化痰，给予当归四逆汤、半夏泻心汤与赤丸合方加味，当归10g，白芍10g，桂枝10g，细辛10g，通草6g，黄连3g，黄芩10g，生半夏12g，红参10g，制川乌6g，干姜10g，大枣25枚，茯苓12g，炙甘草10g。6剂，以水800~1000mL，浸泡30分钟，大火烧开，小火煎煮40分钟，每次服用150mL；第2次煎煮15分钟；第3次煎煮若水少可酌情加水，煎煮15分钟，每日1剂，分3次服。

二诊：疼痛减轻，仍口腻口苦，以前方变黄连为6g，6剂。

三诊：疼痛较前又有减轻，胃痛胃胀、胃脘怕冷明显好转，以前方6剂继服。

四诊：疼痛较前又有减轻，口腻口苦好转，以前方6剂继服。

五诊：疼痛较前又有减轻，仍有两足肿胀冰凉，以前方变制川乌为10g，6剂。

六诊：疼痛较前又有明显减轻，两足肿胀冰凉较前好转，以前方6剂继服。

七诊：诸症基本趋于缓解，又以前方治疗100余剂，诸症悉除；为了巩固疗效，又以前方变汤剂为散剂，每次3g，每日分早、中、晚服。随访1年，一切尚好。

用方体会：根据颈胸腰胯疼痛如针刺辨为瘀，再根据胃脘怕冷辨为胃寒，因倦怠乏力、脉沉弱辨为气虚，又因两足肿胀冰凉辨为寒痰，更因口苦、口腻辨为湿热，以此辨为寒凝瘀阻，湿热夹痰证。方以当归四逆汤温阳散寒，养血通脉；以半夏泻心汤清热燥湿，温中化痰，健脾益气；以赤丸温阳燥湿化痰。方药相互为用，以取其效。

乌梅丸

乌梅是《伤寒杂病论》中重要治病用方之一。张仲景于《伤寒杂病论》中运用乌梅丸辨治病证既论·"蚘上入其膈，故烦，须臾复止，得食而呕，又烦者，蚘闻食臭出，其人常自吐蚘"，又论"又主久利"。可从乌梅丸用药用量角度研究之得知辨治病证表现并不局限于蛔厥或久利，但在临床中怎样理解乌梅丸辨治病变的基本适应证，又怎样扩大运用乌梅丸辨治许多疑难病？学好乌梅丸辨治病证的基本思路是什么，用活乌梅丸辨治病证的基本准则是什么，怎样才能更好地运用乌梅丸辨治基本适应证、扩大辨治范围及辨治疑难病而取得预期治疗效果？结合多年临床应用乌梅丸辨治体会，可从以下几个方面重点研究与深入探讨，对提高临床运用乌梅丸能力及辨治技能有一定帮助和借鉴。

一、方药思考

乌梅丸由乌梅三百枚（500g），黄连十六两（48g），细辛六两（18g），干姜十两（30g），当归四两（12g），黄柏六两（18g），桂枝去皮、六两（18g），人参六两（18g），附子炮、去皮、六两（18g），蜀椒出汗、四两（12g）所组成，对此研究及应用乌梅丸只有从多方位、多角度、多层次研究其作用及病位、配伍及用量，才能学好用活乌梅丸辨治诸多疑难杂病。

1.方药作用及病位

乌梅基本作用是酸敛：乌梅既具有酸敛固涩作用又具有酸敛生津作用，既具有制蛔驱蛔作用又具有化阴止血作用，既可止咳又可止泻等。可见，运用乌梅辨治病证的基本点是固涩，并不局限于某一病变，更可辨治诸多脏腑病变等。

黄柏基本作用是清热燥湿：黄柏于栀子柏皮汤中可辨治肝胆湿热，于白头翁汤中可辨治大肠湿热，于乌梅丸中可辨治蛔厥证或夹杂热证等。可见，运用黄柏辨治病证的基本点是清热燥湿，并不局限于某一病变，更可辨治诸多脏腑病变等。

蜀椒基本作用是温通：蜀椒于乌头赤石脂中可辨治心病证，于升麻鳖甲汤中可辨治阳毒病变，于乌梅丸中可辨治蛔厥证或夹杂热证，于大建中汤中可辨治脾胃病证，于王不留行散中可辨治瘀血病变等。可见，运用蜀椒辨治病证的基本点是温通，并不局限于某一病变，更可辨治诸多脏腑病变等。

附子基本作用详见大黄附子汤中。

干姜基本作用详见四逆汤中。

细辛基本作用详见大黄附子汤中。

桂枝基本作用详见桂枝汤中。

黄连基本作用详见小陷胸汤方证中。

当归基本作用详见当归四逆汤中。

人参基本作用详见理中丸中。

2.方药配伍及用量

诠释用药要点：方中乌梅、苦酒（醋）酸敛涌泄；黄连、黄柏，清热燥湿；人参补益元气；当归补血活血；附子、细辛、干姜、桂枝、蜀椒，温通阳气。又，乌梅、苦酒，酸以安蛔；黄连、黄柏，苦能下蛔；蜀椒、细辛、附子、干姜、桂枝，辛能伏蛔；人参、当归之甘，甘则能动；蜜益气和中。又，方中用乌梅酸敛益阴生津或安蛔；黄连、黄柏清热燥湿解毒；人参、当归补益，人参偏于补气；当归偏于补血活血；附子、干姜、蜀椒、桂枝、细辛温中，附子偏于壮阳，干姜偏于温中，桂枝偏于通经，蜀椒偏于缓急；又蛔得酸则静，得苦则下，得辛则伏，得甘则动。方药相互为用，以安蛔驱蛔止痛，或清热于上、散寒于下为主。

剖析方药配伍：乌梅与苦酒，属于相须配伍，增强酸甘益阴泻热，兼以收敛；乌梅、苦酒与黄连、黄柏，属于相使配伍，酸苦合用，益阴泻热；乌梅、苦酒与附子、干姜、蜀椒、桂枝、细辛，属于相反配伍，酸制约温热药伤阴，温热药制约酸收药恋邪；乌梅与人参、当归，属于相使配伍，酸甘化阴，益气补血；黄连、黄柏与蜂蜜，属于相反配伍，蜂蜜制约黄连、黄柏苦燥伤阴；蜂蜜与附子、干姜、桂枝、细辛、蜀椒，属于相反配伍，蜂蜜制约辛热药伤气；乌梅与黄连、黄柏用量比例是50∶4.8∶1.8，提示药效酸敛与苦寒之间的用量调配关系，以治蛔厥或郁热；乌梅与附子、干姜、桂枝、细辛、蜀椒用量比例是50∶1.8∶3∶1.8∶1.8∶1.2，提示药效酸敛与温阳之间的用量调配关系，以治蛔厥或夹寒；乌梅与人参、当归用量比例是50∶1.8∶1.2，提示药效酸敛与益气补血之间的用量调配关系，以治气血虚。又，方中用药10味，酸敛药1味如乌梅，用量是500g；清热药2味如黄连、黄柏，用量总和是66g；补益药2味如人参、当归，用量总和是30g；温中药5味如附子、干姜、蜀椒、桂枝、细辛，用量总和是104g；其用量比例是50∶6.6∶3∶10.4。从用量分析方药主治，病是蛔厥证，或上热下寒证，或寒热夹杂证。

二、方证探索

1. 思辨烦躁

张仲景论乌梅丸辨治烦躁的病变属性，既可能是以蛔虫病变为主之烦躁，又可能是以脏腑病变为主之烦躁，也可能是内外夹杂病变为主之烦躁。在临床中无论是辨治蛔虫病变之烦躁，还是辨治脏腑病变之烦躁的病变证机都是寒热夹虚，心神不安，乌梅丸辨治烦躁的作用特点是寒热夹补。

2. 思辨得食而呕

张仲景论乌梅丸辨治得食而呕的病变属性，既可能是以虚寒病变为主之得食而呕，又可能是以虚热病变为主之得食而呕，也可辨治外感内伤寒热夹杂之得食而呕。在临床中无论是辨治虚寒病变为主之得食而呕，还是辨治虚热病变为主之得食而呕的病变证机都是寒热夹虚，胃气上逆，乌梅丸辨治得食而呕的作用特点是散寒清热兼以降泄。

3. 思辨久利

张仲景论乌梅丸辨治久利的病变属性，既可能是以虚寒为主之久利，又可能是以虚热病变为主之久利，也可辨治外感内伤寒热夹杂之久利。在临床中无论是辨治虚寒病变为主之久利，还是辨治虚热病变为主之久利的病变证机都是寒热夹虚，清气下注，乌梅丸辨治久利的作用特点是散寒清热兼以固涩。

乌梅丸中 10 味药，既能温阳又能清热，既能益气又可补血，更能酸敛固涩，因病证表现而发挥治疗作用。方药虽有其各自作用的特殊性，但组方合用更具有聚合作用，其聚合作用以酸敛温清为主，兼以补益。可见，乌梅丸所有用药只针对病变属性，而不局限于针对病变部位，运用乌梅丸针对病变证机只要是寒热夹虚，即可选用乌梅丸为基础方进行变化应用，都能取得辨治诸多疑难杂病的最佳效果。

三、运用须知

张仲景设乌梅丸用法，先以醋浸渍乌梅一宿，去乌梅核，蒸煮乌梅约 30 分钟，取出乌梅捣制为泥状，再将其余药研为粉状与乌梅调制，以蜜调和为丸剂。在饭前服，每次 10g，每日分 3 次服，或根据病情而决定服药方法，或加大服药用量。运用乌梅丸，除了辨证、用方准确外，还要重视饮食调理，即"禁生冷、滑物、食臭等"。若逆而食之，势必影响治疗效果。

四、方证辨病

（1）胆道蛔虫症等，临床表现以疼痛剧烈，手足不温，舌质淡红，苔薄为用方辨治要点。

（2）慢性胃炎、慢性肠胃炎、慢性胰腺炎、慢性胆囊炎等，临床表现以疼痛剧烈，手足不温，舌质淡红，苔薄为用方辨治要点。

（3）风湿性关节炎、类风湿关节炎等，临床表现以关节疼痛，手足不温，舌质红，苔薄黄为用方辨治要点。

（4）盆腔炎、附件炎、子宫内膜炎、输卵管粘连不通等，临床表现以腹痛，手足不温，舌质红，苔薄黄为用方辨治要点。

（5）复发性口腔溃疡、慢性角膜炎、慢性咽炎等，临床表现以疼痛，手足不温，舌质红，苔薄黄为用方辨治要点。

五、案例解读

运用乌梅丸方证的特点是审明病变证机，而不局限于病变部位，只要辨清病变是寒热夹虚，即可选用乌梅丸，均能取得良好治疗效果。

1. 坐骨神经痛、肠胃性关节炎

杨某，男，58 岁。有多年坐骨神经痛、肠胃性关节炎病史，近由病友介绍前来诊治。刻诊：两侧腰胯膝及全身关节疼痛，活动受限，遇冷加重，怕冷，倦怠乏力，腹痛，大便溏泄，口腻口苦，舌质红，苔腻黄白夹杂，脉沉弱。辨为寒热夹虚，筋骨凝滞证，治当温通筋骨，清热燥湿，给予乌梅丸与小半夏汤合方加味，乌梅 25g，黄连 10g，细辛 4g，干姜 6g，当归3g，黄柏 4g，桂枝 4g，红参 4g，附子 4g，花椒 3g，生半夏 24g，生姜 24g，生甘草 10g。6 剂，以水 800～1000mL，浸泡 30 分钟，大火烧开，小火煎煮40 分钟，每次服用 150mL；第 2 次煎煮 15 分钟；第 3 次煎煮若水少可酌情加水，煎煮 15 分钟，每日 1 剂，分 3 次服。

二诊：两侧腰胯膝及全身关节疼痛有减轻，仍怕冷，以前方变附子为生附子为 6g，桂枝为 10g，6 剂。

三诊：怕冷较前好转，两侧腰胯膝及全身关节疼痛较前又有减轻，大便溏泄基本消除，仍倦怠乏力，以前方变红参为 6g，6 剂。

四诊：两侧腰胯膝及全身关节疼痛较前又有减轻，未再出现腹痛，仍口苦口腻，以前方变黄柏为 10g，6 剂。

五诊：两侧腰胯膝及全身关节疼痛较前又有减轻，口苦口腻减轻，以前方 6 剂继服。

六诊：两侧腰胯膝及全身关节疼痛较前又有减轻，大便正常，以前方 6剂继服。

七诊：诸症基本消除，又以前方治疗 50 余剂，诸症悉除；为了巩固疗效，又以前方变汤剂为散剂，每次 5g，每日分早、中、晚服。随访 1 年，一切尚好。

用方体会：根据疼痛、因遇冷加重辨为寒，再根据腹痛、大便溏泄辨为脾胃不和，因口苦口腻辨为湿热，又因脉沉弱、倦怠乏力辨为虚，以此辨为寒热夹虚，筋骨凝滞证。方以乌梅丸温阳散寒，清热燥湿，益气补血，通畅筋骨；以小半夏汤醒脾燥湿。方药相互为用，以取其效。

2. 神经性头痛、面神经抽搐、慢性溃疡性结肠炎

谢某，女，39 岁。有多年神经性头痛、面神经抽搐、慢性溃疡性结肠炎病史，近由病友介绍前来诊治。刻诊：头痛怕冷，面肌抽搐，因劳累加重，大便溏泄如胶冻黏液，肛门下坠，因受凉或食凉加重，倦怠乏力，口腔溃烂，灼热疼痛，口苦，舌质淡红，苔黄白夹杂，脉沉弱。辨为寒热夹虚证，治当温阳清热，益气通阳，给予乌梅丸、藜芦甘草汤与麻黄汤合方，乌梅25g，黄连10g，细辛4g，干姜6g，当归3g，黄柏4g，桂枝6g，红参4g，制附子4g，花椒3g，麻黄10g，杏仁15g，藜芦2g，炙甘草3g。6剂，以水800～1000mL，浸泡30分钟，大火烧开，小火煎煮40分钟，每次服用150mL；第2次煎煮15分钟；第3次煎煮若水少可酌情加水，煎煮15分钟，每日1剂，分3次服。

二诊：头痛减轻，仍怕冷，以前方变制附子为生附子5g，6剂。

三诊：头痛较前又有减轻，大便溏泄次数减少，仍口腔灼热溃烂，以前方变黄连为12g，黄柏为10g，6剂。

四诊：头痛较前又有减轻，口腔灼热溃烂基本痊愈，以前方6剂继服。

五诊：头痛基本消除，大便基本成形，仍有肛门下坠，以前方变红参为6g，6剂。

六诊：头痛未再发作，面肌抽搐基本消除，大便基本正常，以前方6剂继服。

七诊：诸症基本消除，又以前方治疗30余剂，诸症悉除；为了巩固疗效，又以前方变汤剂为散剂，每次6g，每日分早、中、晚服，治疗3个月。随访1年，一切尚好。

用方体会：根据头痛怕冷辨为寒，再根据大便溏泄、受凉加重、倦怠乏力辨为虚寒，因面肌抽搐辨为夹风，又因口腔灼热疼痛辨为热，以此辨为寒热夹虚证。方以乌梅丸温阳散寒，清热燥湿，益气补血，收敛固涩；以麻黄汤宣发通窍，散寒止痛；以藜芦甘草汤息风化痰。方药相互为用，以取其效。

3. 子宫腺肌症

夏某，女，35岁。有多年子宫腺肌症病史，近由病友介绍前来诊治。刻诊：月经来临少腹疼痛如针刺，小腹少腹冰凉，每次服用西药缓解疼痛，否则痛苦难忍，心胸烦热，面痘较多，舌质淡红夹瘀紫，苔薄黄白夹杂，脉沉弱。辨为寒凝瘀阻夹热证，治当散寒清热，益气化瘀，给予乌梅丸与失笑散合方加味，乌梅 25g，黄连 10g，细辛 4g，干姜 6g，当归 3g，黄柏 4g，桂枝 6g，红参 4g，附子 4g，花椒 3g，五灵脂 10g，蒲黄 10g，炙甘草 10g。6 剂，以水 800～1000mL，浸泡 30 分钟，大火烧开，小火煎煮 40 分钟，每次服用 150mL；第 2 次煎煮 15 分钟；第 3 次煎煮若水少可酌情加水，煎煮 15 分钟，每日 1 剂，分 3 次服。

二诊：小腹少腹怕冷减轻，面痘未消，以前方变黄连为 12g，黄柏为 10g，12 剂。

三诊：月经来临，小腹少腹疼痛较前略有减轻，未服用西药可以忍受，面痘略有好转，以前方 12 剂继服。

四诊：心胸烦热基本消除，仍有腹部怕冷，以前方变干姜、附子为各 10g，20 剂。

五诊：月经来临少腹小腹明显减轻，未再服用西药，以前方 20 剂继服。

六诊：诸症基本趋于缓解，以前方 20 剂继服。

七诊：月经来临仅有轻微疼痛，又以前方治疗 30 余剂，月经来临未再疼痛；为了巩固疗效，又以前方变汤剂为散剂，每次 6g，每日分早、中、晚服，经复查子宫腺肌症痊愈。随访 1 年，一切尚好。

用方体会：根据少腹怕冷辨为寒，再根据心胸烦热辨为热，因脉沉弱辨为气虚，又因舌质淡红夹瘀紫辨为瘀，以此辨为寒凝瘀阻夹热证。方以乌梅丸清热散寒，通阳止痛，平调寒热；以失笑散活血化瘀止痛。方药相互为用，以取其效。

4. 风湿性关节炎、慢性结肠炎

梁某，男，46 岁。有多年风湿性关节炎、慢性结肠炎病史，近由病友介绍前来诊治。刻诊：全身关节疼痛，怕冷怕热，关节僵硬沉重，大便溏泄，滑脱不禁，因劳累加重，倦怠乏力，口淡不渴，舌质红，苔薄黄，脉沉弱。辨为寒热夹虚证，治当散寒清热，益气固脱，给予乌梅丸与赤石脂禹余粮汤合方加味，乌梅 25g，黄连 10g，细辛 4g，干姜 6g，当归 3g，黄柏 4g，桂枝 6g，红参 4g，附子 4g，花椒 3g，赤石脂 50g，禹余粮 50g，炙甘草 10g。6 剂，以水 800～1000mL，浸泡 30 分钟，大火烧开，小火煎煮 40 分钟，每次服用150mL；第2次煎煮15分钟；第3次煎煮若水少可酌情加水，煎煮15分钟，每日1剂，分3次服。

二诊：大便滑脱减轻，次数减少，仍倦怠乏力，以前方变红参为10g，6剂。

三诊：全身关节疼痛减轻，大便滑脱基本缓解，倦怠乏力好转，以前方6剂继服。

四诊：全身疼痛较前又有减轻，大便基本正常，以前方6剂继服。

五诊：全身关节疼痛基本消除，大便正常，以前方6剂继服。

六诊：全身关节疼痛未再发作，关节僵硬基本消除，以前方6剂继服。

七诊：诸症基本消除，又以前方治疗60余剂，诸症悉除；为了巩固疗效，又以前方变汤剂为散剂，每次3g，每日分早、中、晚服。随访1年，一切尚好。

用方体会：根据全身关节疼痛怕冷怕热辨为寒热夹杂，再根据大便滑脱不禁辨为气虚不固，因倦怠乏力、脉沉弱辨为气虚，以此辨为寒热夹虚证。方以乌梅丸温阳固脱，益气清热，平调寒热；赤石脂禹余粮汤温涩固脱。方药相互为用，以取其效。

半夏厚朴汤

张仲景于《伤寒杂病论》中论半夏厚朴汤主治"妇人咽中如有炙脔"，根据张仲景论述的基本要点是既论病变部位在咽喉，又论症状表现特点是咽喉阻塞不利，可从半夏厚朴汤用药用量角度研究之得知辨治病证表现并不局限于咽喉病变，但在临床中怎样理解半夏厚朴汤辨治病变的基本适应证，又怎样扩大运用半夏厚朴汤辨治许多疑难病？学好半夏厚朴汤辨治病证的基本思路是什么，用活半夏厚朴汤辨治病证的基本准则是什么，怎样才能更好地运用半夏厚朴汤辨治基本适应证、扩大辨治范围及辨治疑难病而取得预期治疗效果？结合多年临床应用半夏厚朴汤辨治体会，可从以下几个方面重点研究与深入探讨，对提高临床运用半夏厚朴汤能力及辨治技能有一定帮助和借鉴。

一、方药思考

半夏厚朴汤由半夏一升（24g），厚朴三两（9g），茯苓四两（12g），生姜五两（15g），干苏叶二两（6g）所组成，对此只有从多方位、多角度、多层次研究其作用及病位、配伍及用量，才能学好用活半夏厚朴汤辨治诸多疑难杂病。

1. 方药作用及病位

苏叶基本作用是行散：行散作用既可辨治表证即太阳病，又可辨治肺气郁滞，还可辨治脾胃气滞，更可辨治心气郁滞。运用苏叶不能局限于某一方面，更可辨治诸多常见病、多发病及疑难病。

半夏基本作用详见小青龙汤方证中。

厚朴基本作用详见枳实薤白桂枝汤方证中。

生姜基本作用详见桂枝汤方证中。

茯苓基本作用详见真武汤方证中。

2.方药配伍及用量

诠释用药要点：方中半夏燥湿化痰，降逆散结；厚朴下气开郁，行气化痰；茯苓健脾和胃，渗湿利痰；生姜降逆化湿，和胃化痰；干苏叶疏利气机，开郁散结。又，方中用厚朴、苏叶理气，厚朴偏于下气，苏叶偏于行散；半夏、生姜化痰，半夏偏于降逆，生姜偏于宣散，茯苓益气渗利。方药相互为用，以行气散结，降逆化痰为主。

剖析方药配伍：半夏与生姜，属于相使配伍，半夏化痰偏于降逆，生姜化痰偏于宣散，辛开苦降，宣散降逆，调理气机；厚朴与苏叶，属于相须配伍，厚朴行气偏于下行，苏叶行气偏于升散，气顺则痰消；半夏与茯苓，属于相使配伍，半夏偏于醒脾燥湿，茯苓偏于健脾利湿，使痰湿既从内消，又从下去。半夏、生姜与厚朴、苏叶，属于相使配伍，半夏、生姜助厚朴、苏叶行气之中以降逆，厚朴、苏叶助半夏、生姜化痰降逆之中下气；茯苓与半夏、生姜，属于相使配伍，茯苓健脾利湿，助半夏、生姜醒脾燥湿，杜绝生痰之源；茯苓与厚朴、苏叶，属于相使配伍，健脾利湿，芳香化湿。

权衡用量比例：半夏与生姜用量比例是 8：5，提示药效降逆与宣散之间的用量调配关系，以治痰逆；厚朴与苏叶用量比例是 3：2，提示药效下气与行散之间的用量调配关系，以治气滞；半夏、生姜与厚朴、苏叶用量比例是 8：5：3：2，提示药效化痰与行气之间的用量调配关系，以治痰气胶结；茯苓与半夏、生姜用量比例是 4：8：5，提示药效健脾利湿与醒脾燥湿之间的用量调配关系，以治痰湿之源。又，方中用药 5 味，理气药 2 味如厚朴、苏叶，用量总和是 15g；宣降化痰药如半夏、生姜，用量是 27g；益气渗利药 1 味如茯苓，用量是 12g；其用量比例是 5：9：4。从用量分析方药主治，病是梅核气（气郁痰阻证）。

二、方证探索

1.思辨"妇人"

张仲景论半夏厚朴汤辨治妇人病变的目的并不局限于妇科，而是突出辨治用半夏厚朴汤辨治妇科咽喉病变可能要比男科多一些，只有这样理解才能更好地运用半夏厚朴汤辨治诸多复杂多变的病变。

2. 权衡"咽中如有炙脔"

张仲景论半夏厚朴汤辨治咽喉的病变属性，既可能是以咽喉病变为主之咽喉不利似有痰阻，又可能是以心肺病变为主之咽喉不利似有痰阻，也可辨治外感内伤之咽喉不利似有痰阻。在临床中无论是辨治咽喉病变为主之咽喉不利似有痰阻，还是辨治心肺病变为主之咽喉不利似有痰阻的病变证机都是气郁痰阻，半夏厚朴汤辨治咽喉不利似有痰阻的作用特点是行气降逆化痰。

半夏厚朴汤中5味药，既能行气又能降逆，既能利湿又可化痰，更能辛开苦降，因病证表现而发挥治疗作用。方药虽有其各自作用的特殊性，但组方合用更具有聚合作用，其聚合作用以行气化痰为主，兼以降泄。可见，半夏厚朴汤所有用药只针对病变属性，而不局限于针对病变部位，运用半夏厚朴汤针对病变证机只要是气郁痰阻，即可选用半夏厚朴汤为基础方进行变化，都能取得辨治诸多疑难杂病的最佳效果。

三、运用须知

张仲景设半夏厚朴汤用法：以水煎煮方药约15分钟，去滓。每日分4次，白天服3次，夜间服1次，即"日三夜一服"。

四、方证辨病

（1）慢性咽炎、慢性喉炎、咽神经紧张综合征等，临床表现以胸膈痞闷，咽中如有痰阻，或咯痰，或咯之不出，舌质淡，苔白或腻为用方辨治要点。

（2）慢性支气管炎、肺源性心脏病、慢性阻塞性肺疾病等，临床表现以咳嗽，咯痰，胸闷，舌质淡，苔白或腻为用方辨治要点。

（3）慢性胃炎、慢性肠炎、慢性胆囊炎、慢性胰腺炎等，临床表现以脘腹胀痛，恶心，呕吐，胸闷，情绪低落，舌质淡，苔白腻为用方辨治要点。

五、案例解读

运用半夏厚朴汤方证的特点是审明病变证机，而不局限于病变部位，只要辨清病变是气郁痰阻，即可以法选用治之。

1. 冠心病、心肌缺血、室性传导阻滞

孟某，男，47岁。有多年冠心病病史，3年前又检查诊断为心肌缺血、室性传导阻滞，近由病友介绍前来诊治。刻诊：心中闷痛，痞塞不通，气短不足以息，咽喉不利似有痰阻，倦怠乏力，手足不温，怕冷，舌质暗淡夹瘀紫，苔白腻，脉沉弱。辨为气郁痰阻，阳虚夹瘀证，治当行气化痰，温阳散寒，活血化瘀，给予半夏厚朴汤、四逆汤、理中丸与失笑散合方，生半夏24g，厚朴12g，茯苓12g，生姜15g，苏叶6g，生附子5g，干姜10g，红参10g，白术10g，五灵脂10g，蒲黄10g，炙甘草6g。6剂，以水800~1000mL，浸泡30分钟，大火烧开，小火煎煮40分钟，每次服用150mL；第2次煎煮15分钟；第3次煎煮若水少可酌情加水，煎煮15分钟，每日1剂，分3次服。

二诊：心胸闷痛略有减轻，仍倦怠乏力，以前方变红参为12g，6剂。

三诊：心胸闷痛较前减轻，倦怠乏力好转，以前方6剂继服。

四诊：心胸闷痛较前又有减轻，咽喉不利似有痰阻较前好转，以前方6剂继服。

五诊：心胸闷痛基本消除，仍怕冷，以前方变生附子9g，6剂。

六诊：咽喉不利似有痰阻消除，怕冷好转，以前方6剂继服。

七诊：诸症基本趋于缓解，又以前方治疗30余剂，诸症悉除；为了巩固疗效，又以前方变汤剂为散剂，每次3g，每日分早、中、晚服。随访1年，一切尚好。

用方体会：根据心胸闷痛、痞塞不通、苔白腻辨为痰气郁滞，再根据倦怠乏力、脉沉弱辨为气虚，因手足不温、怕冷辨为阳虚，又因舌质暗淡夹瘀紫辨为瘀，以此辨为气郁痰阻，阳虚夹瘀证。方以半夏厚朴汤行气化痰，降逆散结；以四逆汤温壮阳气；以理中丸温阳散寒，健脾益气；以失笑散活血化瘀止痛，加生附子温阳通阳散寒。方药相互为用，以取其效。

2. 冠心病、心肌缺血、室性传导阻滞、慢性胰腺炎

马某，男，56岁。有多年冠心病、慢性胰腺炎病史，2年前又检查诊断

为心肌缺血、室性传导阻滞，近由病友介绍前来诊治。刻诊：心中闷痛怕冷，痞塞不通，咽喉痰阻，倦怠乏力，脘腹拘急隐痛，食凉加重，大便溏泄，口苦，舌质暗红夹瘀紫，苔黄腻，脉沉弱涩。辨为气郁痰阻，寒热夹虚证，治当行气化痰，温阳散寒，清热燥湿，给予半夏厚朴汤、四逆汤、失笑散与半夏泻心汤合方，生半夏24g，厚朴12g，茯苓12g，生姜15g，苏叶6g，生附子5g，干姜10g，红参10g，大枣12枚，黄连3g，黄芩10g，五灵脂10g，蒲黄10g，炙甘草6g。6剂，以水800~1000mL，浸泡30分钟，大火烧开，小火煎煮40分钟，每次服用150mL；第2次煎煮15分钟；第3次煎煮若水少可酌情加水，煎煮15分钟，每日1剂，分3次服。

二诊：心胸闷痛减轻，咽喉痰阻好转，以前方6剂继服。

三诊：心胸闷痛较前又有减轻，仍口苦，以前方变黄连为6g，6剂。

四诊：心胸闷痛较前又有减轻，脘腹拘急隐痛未再发作，大便溏泄减轻，以前方6剂继服。

五诊：心胸闷痛较前又有减轻，大便正常，以前方6剂继服。

六诊：心胸闷痛基本消除，倦怠乏力、口苦好转，以前方6剂继服。

七诊：心胸闷痛未再发作，又以前方治疗30余剂，诸症悉除；为了巩固疗效，又以前方变汤剂为散剂，每次3g，每日分早、中、晚服。随访1年，一切尚好。

用方体会：根据心胸闷痛、痞塞不通、咽喉痰阻辨为痰气郁滞，再根据倦怠乏力、脉沉弱辨为气虚，因怕冷、食凉加重辨为阳虚，又因舌质暗红夹瘀紫辨为瘀热，更因苔黄腻为湿热，以此辨为气郁痰阻，寒热夹虚证。方以半夏厚朴汤行气化痰，降逆散结；以四逆汤温壮阳气；以半夏泻心汤温阳清热，益气散结；以失笑散活血化瘀止痛。方药相互为用，以取其效。

3. 支气管哮喘、慢性鼻炎

詹某，女，32岁。有多年支气管哮喘、慢性鼻炎病史，近由病友介绍前来诊治。刻诊：哮喘，胸及喉中痰鸣，胸中痞塞胀满，鼻塞不通，鼻涕清稀，因情绪或遇凉加重，倦怠乏力，怕冷，口渴欲饮热水，舌质红，苔黄略腻，脉沉弱。辨为气郁痰阻，寒热夹虚证，治当行气化痰，宣降肺气，兼清郁热，给予半夏厚朴汤与大青龙汤合方加味，生半夏24g，厚朴12g，茯苓 12g，生姜 15g，苏叶 6g，麻黄 20g，桂枝 6g，杏仁 7g，大枣 10 枚，石膏 45g，生附子 5g，炙甘草 6g。6 剂，以水 800～1000mL，浸泡 30 分钟，大火烧开，小火煎煮 40 分钟，每次服用 150mL；第 2 次煎煮 15 分钟；第 3 次煎煮若水少可酌情加水，煎煮 15 分钟，每日 1 剂，分 3 次服。

二诊：哮喘略有减轻，仍怕冷，以前方变生附子为 9g，6 剂。

三诊：哮喘较前又有减轻，怕冷好转，以前方 6 剂继服。

四诊：哮喘较前又有减轻，鼻塞好转，以前方 6 剂继服。

五诊：哮喘较前又有减轻，怕冷基本消除，口渴较前明显，以前方变生附子为 6g，6 剂。

六诊：哮喘较前又有明显好转，口渴好转，以前方 6 剂继服。

七诊：诸症较前又有明显减轻，又以前方治疗 50 余剂，诸症悉除；为了巩固疗效，又以前方变汤剂为散剂，每次 5g，每日分早、中、晚服。随访 1 年，一切尚好。

用方体会：根据哮喘、胸及喉中痰鸣、因情绪异常加重辨为痰气郁滞，再根据鼻塞不通、鼻涕清稀辨为寒壅鼻窍，因怕冷、倦怠乏力辨为阳虚，又因口渴欲饮热水、舌质红、苔薄黄辨为寒热夹杂，以此辨为气郁痰阻，寒热夹虚证。方以半夏厚朴汤行气化痰，散结降逆；以大青龙汤温肺宣窍，清泻郁热，加生附子温壮阳气散寒。方药相互为用，以取其效。

4. 慢性浅表性胃炎、慢性鼻炎

夏某，男，36 岁。有多年慢性浅表性胃炎、慢性鼻炎病史，近由病友介绍前来诊治。刻诊：胃脘痞满，胃中浊气上冲咽喉不得息，气憋喉咽，鼻塞不通，鼻涕色黄，遇凉加重，倦怠乏力，怕冷，口淡不渴，舌质淡，苔白厚腻，脉沉弱。辨为气逆痰阻，寒热夹虚证，治当行气化痰，温阳散寒，益气开窍，给予半夏厚朴汤、桂枝人参汤与大青龙汤合方，生半夏 24g，厚朴 12g，茯苓 12g，生姜 15g，苏叶 6g，麻黄 20g，桂枝 12g，杏仁 7g，红参 10g，干姜 10g，白术 10g，大枣 10 枚，石膏 45g，炙甘草 6g。6 剂，以水 800～1000mL，浸泡 30 分钟，大火烧开，小火煎煮 40 分钟，每次服用 150mL；第 2 次煎煮 15 分钟；第 3 次煎煮若水少可酌情加水，煎煮 15 分钟，每日 1 剂，分 3 次服。

二诊：胃脘痞满减轻，鼻塞好转，以前方6剂继服。

三诊：胃脘痞满较前又有减轻，仍怕冷，以前方加生附子5g，6剂。

四诊：胃脘痞满较前又有减轻，怕冷基本消除，以前方6剂继服。

五诊：胃脘痞满较前又有减轻，鼻塞好转，以前方6剂继服。

六诊：胃脘痞满较前又有减轻，以前方6剂继服。

七诊：胃脘痞满基本消除，又以前方治疗30余剂，诸症悉除。随访1年，一切尚好。

用方体会：根据胃脘痞满、胃中浊气上冲喉咽辨为痰气上逆，再根据鼻塞不通、鼻涕色黄辨为热壅鼻窍，因怕冷、倦怠乏力辨为阳虚，又因苔白厚腻辨为寒痰，以此辨为气逆痰阻，寒热夹虚证。方以半夏厚朴汤行气化痰，降逆散结；以桂枝人参汤温阳健脾，益气和中；以大青龙汤温肺宣窍，清泻郁热。方药相互为用，以取其效。

温经汤

张仲景于《伤寒杂病论》中论温经汤既可辨治病下利数十日不止，又可辨治少腹里急、腹满，还可辨治暮即发热、手掌烦热、唇口干燥，更可辨治带下，以及半产、不孕症等，但在临床中怎样理解温经汤辨治病变的基本适应证，又怎样扩大运用温经汤辨治许多疑难病？学好温经汤辨治病证的基本思路是什么，用活温经汤辨治病证的基本准则是什么，怎样才能更好地运用温经汤辨治基本适应证、扩大辨治范围及辨治疑难病而取得预期治疗效果？结合多年临床应用温经汤辨治体会，可从以下几个方面重点研究与深入探讨，对提高临床运用温经汤能力及辨治技能有一定帮助和借鉴。

一、方药思考

温经汤由吴茱萸三两（9g），当归二两（6g），川芎二两（6g），芍药二两（6g），人参二两（6g），桂枝二两（6g），阿胶二两（6g），生姜二两（6g），牡丹皮去心、二两（6g），甘草二两（6g），半夏半升（12g），麦门冬去心、一升（24g）所组成，对此只有从多方位、多角度、多层次研究其作用及病位、配伍及用量，才能学好用活温经汤辨治诸多疑难杂病。

1. 方药作用及病位

吴茱萸基本作用是温降：吴茱萸于温经汤中可辨治妇科杂病，于吴茱萸汤中可辨治脾胃病证，于当归四逆加吴茱萸生姜汤中可辨治诸脏腑夹寒病变等。可见，运用吴茱萸不能局限于某一方面，更可辨治诸多常见病、多发病及疑难病。

牡丹皮基本作用是凉血散瘀：牡丹皮于肾气丸中可辨治肾膀胱病变，于大黄牡丹汤可辨治肠痈病变，于温经汤中可辨治虚寒瘀病变，于鳖甲煎丸中可辨治疟母或癥瘕证等。可见，运用牡丹皮不能局限于某一方面，更

100

可辨治诸多常见病、多发病及疑难病。

麦门冬基本作用是清滋：麦冬于炙甘草汤中可辨治心病变，于麦门冬汤中可辨治肺胃咽喉病变，于温经汤中可辨治虚寒瘀病变，于薯蓣丸中可辨治虚劳病变等。可见，运用麦冬不能局限于某一方面，更可辨治诸多常见病、多发病及疑难病。

阿胶基本作用是补血止血：阿胶于炙甘草汤中可辨治心病变，于黄土汤中可辨治出血病变，于温经汤中可辨治虚寒瘀病变，于薯蓣丸中可辨治虚劳病变，于胶艾汤中可辨治血虚出血病变，于大黄甘遂汤中可辨治血水病变，于黄连阿胶汤中可辨治心肾病变，于白头翁加甘草阿胶汤中可辨治下利病变，于鳖甲煎丸中可辨治疟母或癥瘕证等。可见，运用阿胶不能局限于某一方面，更可辨治诸多常见病、多发病及疑难病。

川芎基本作用详见桂枝汤方证中。

当归基本作用详见当归四逆汤方证中。

芍药基本作用详见桂枝汤方证中。

桂枝基本作用详见桂枝汤方证中。

生姜基本作用详见桂枝汤方证中。

半夏基本作用详见半夏厚朴汤方证中。

人参基本作用详见当理中丸方证中。

甘草基本作用详见桂枝汤方证中。

2. 方药配伍及用量

诠释用药要点：方中吴茱萸温阳降逆；桂枝温经散寒化瘀；当归补血活血；川芎活血行气；阿胶补血养血；芍药养血敛阴；人参益气生血；生姜温里散寒；半夏降逆燥湿；牡丹皮活血祛瘀；麦冬养阴清热；甘草益气和中。又，方中用吴茱萸、桂枝温阳，吴茱萸偏于疏肝降泄，桂枝偏于温经通脉；川芎理血行气；当归、芍药、阿胶补血，当归偏于活血，阿胶偏于化阴，芍药偏于敛阴；半夏、生姜调理宣降，半夏偏于降泄，生姜偏于宣散；麦冬、牡丹皮寒凉，麦冬偏于滋阴，牡丹皮偏于散瘀；人参、甘草益气，人参偏于大补，甘草偏于平补。又，桂枝与吴茱萸配伍以散寒，与川芎配伍以通经活血；当归与川芎配伍以活血，与阿胶等配伍以补血。方药相互为用，以温经散寒，养血祛瘀为主。

剖析方药配伍：吴茱萸与桂枝，属于相使配伍，温阳通经；当归与川芎，属于相使配伍，补血活血，兼以行气；芍药与阿胶、当归，属于相须配伍，补血养血；半夏与生姜，属于相使配伍，辛开苦降，调理气机；麦冬与牡丹皮，属于相使配伍，清热凉血滋阴；人参与甘草，属于相须配伍，增强益气生血帅血；吴茱萸、桂枝与麦冬、牡丹皮，属于相反配伍，麦冬、牡丹皮制约吴茱萸、桂枝温热化燥，兼清郁热；当归与阿胶，属于相须配伍，增强补血养血；人参与阿胶，属于相使配伍，益气生血；人参、甘草与当归、芍药、阿胶、川芎，属于相使配伍，气能生血，血能化气，气能行血，血能载气，气血生化，气血周流。

权衡用量比例：吴茱萸与桂枝用量比例是3∶2，提示药效温阳降逆与通经之间的用量调配关系，以治寒瘀；当归与川芎用量比例是1∶1，提示药效补血与活血行气之间的用量调配关系，以治瘀滞；当归与芍药、阿胶用量比例是1∶1∶1，提示药效补血活血与补血敛阴之间的调配关系，以治血虚；当归、川芎与芍药用量比例是1∶1∶1，提示药效活血补血与补血敛阴之间的用量调配关系；半夏与生姜用量比例是2∶1，提示药效醒脾降逆与和胃宣散之间的用量调配关系；当归、芍药、阿胶与川芎用量比例是1∶1∶1∶1，提示药效补血与行气之间的用量调配关系；芍药与甘草用量比例是1∶1，提示药效补血缓急与益气缓急之间的用量调配关系，以治疼痛；麦冬与牡丹皮用量比例是4∶1，提示药效滋阴与凉血散瘀之间的用量调配关系，以治郁热；吴茱萸、桂枝与麦冬、牡丹皮、川芎用量比例是3∶2∶8∶2∶2，提示药效温通与滋凉之间的用量调配关系；人参与阿胶用量比例是1∶1，提示药效益气与补血之间的用量调配关系，以治气血虚。又，方中用药12味，温阳药2味如吴茱萸、桂枝，用量总和是15g；理血药1味如川芎，用量是6g；补血药3味如当归、芍药、阿胶，用量总和是18g；调理宣降药2味如半夏、生姜，用量总和是18g；寒凉药2味如麦冬、牡丹皮，用量总和是30g；益气药2味如人参、甘草，用量总和是12g；其用量比例是5∶2∶6∶6∶10∶4。从用量分析方药主治，病是冲任虚寒、瘀血阻滞证（寒瘀证）。

二、方证探索

1. 思辨"妇人年五十所"

张仲景论"妇人年五十所"的目的是强调妇人年五十为绝经期,因绝经期可引起脏腑功能失调,以此演变为诸多复杂多变的病证表现。辨识"妇人年五十所"的临床意义有二,一是辨治妇科疾病应重视年龄变化;二是辨治妇科疾病必须了解素体有无旧疾,以此才能避免辨治失误。

2. 思辨"病下利数十日不止"

张仲景论温经汤辨治病下利数十日不止的病变属性,既可能是以妇科病变为主之病下利数十日不止,又可能是以脾肾病变为主之病下利数十日不止,也可辨治外感内伤夹杂之病下利数十日不止。在临床中无论是辨治妇科病变为主之病下利数十日不止,还是辨治脾肾病变为主之病下利数十日不止的病变证机都是虚寒寒,气虚不固,温经汤辨治的病下利数十日不止的作用特点是散寒补血,益气化瘀。

3. 思辨"病下利数十日不止"中"下利"

张仲景论温经汤辨治病下利数十日不止中之"下利"的病证表现,既可能是以妇科病变为主之出血不止,又可能是以妇科或脾肾病变为主之病下利不止,也可辨治外感内伤夹杂之病下利不止或出血不止。在临床中无论是辨治妇科病变为主之病下利或出血不止,还是辨治脾肾病变为主之病下利数十日不止的病变证机都是虚寒,气虚不摄,温经汤辨治的病下利不止或出血的作用特点是散寒补血,益气化瘀,兼以止血。

4. 思辨"暮即发热,手掌烦热,唇口干燥"

张仲景论温经汤辨治暮即发热,手掌烦热,唇口干燥的病变属性,既可能是以瘀血病变为主之暮即发热,手掌烦热,唇口干燥,又可能是以郁热病变为主之暮即发热,手掌烦热,唇口干燥,也可辨治外感内伤妇科夹杂之暮即发热,手掌烦热,唇口干燥。在临床中无论是辨治瘀血病变为主之暮即发热,手掌烦热,唇口干燥,还是辨治郁热病变为主之暮即发热,手掌烦热,唇口干燥的病变证机都是虚寒或夹郁热,温经汤辨治暮即发热,手掌烦热,唇口干燥的作用特点是活血散瘀,或兼清郁热。

5.思辨"少腹里急，腹满"

张仲景论温经汤辨治少腹里急，腹满的病变属性，既可能是以妇科病变为主之少腹里急，腹满，又可能是以内科病变为主之少腹里急，腹满，也可辨治外感内伤妇科夹杂之少腹里急，腹满。在临床中无论是辨治妇科病变为主之少腹里急，腹满，还是辨治内科病变为主之少腹里急，腹满的病变证机都是虚寒或夹郁热，温经汤辨治少腹里急，腹满的作用特点是活血散瘀，缓急除满。

6.思辨"此病属带下"

张仲景论温经汤辨治带下的病证表现，既可能是白带，又可能是带下色黄清稀，也可是赤带。在临床中无论是辨治白带，还是辨治带下色黄清稀或带下色赤的病变证机都是经脉不通，浊阴下注，温经汤辨治带下的作用特点是温补固涩。

再则，张仲景辨带下的临床意义，一是专指带下病证；二是特指带脉以下各种妇科病证，临证只要审明病证表现与病变证机是虚瘀寒，即可选用温经汤。

7.思辨"半产或不孕症"

张仲景论温经汤辨治半产或不孕症的病变属性，既可能是以寒凝病变为主之半产或不孕症，又可能是以瘀血病变为主之半产或不孕症，也可能是外感内伤妇科夹杂之半产或不孕症，还有可能是气血虚之半产或不孕症。在临床中无论是辨治瘀血病变为主之半产或不孕症，还是辨治寒凝病变为主之半产或不孕症，或是气血虚之半产或不孕症的病变证机都是经气不通，瘀阻脉络，气血不荣，温经汤辨治半产或不孕症的作用特点是活血温通，散瘀消满，益气补血。

温经汤中12味药，既能散寒又能益气，既能化瘀又可补血，更能辛开苦降，因病证表现而发挥治疗作用。方药虽有其各自作用的特殊性，但组方合用更具有聚合作用，其聚合作用以温经固摄为主，兼以降泄。可见，温经汤所有用药只针对病变属性，而不局限于针对病变部位，运用温经汤针对病变证机只要是虚瘀寒，即可选用温经汤为基础方进行变化应用，都能取得辨治诸多疑难杂病的最佳效果。

三、运用须知

张仲景设温经汤用法：以水煎煮方药约 35 分钟，去滓。每日分 3 次服，即"上十二味，以水一斗，煮取三升，分温三服"。

四、方证辨病

（1）子宫发育不全、功能性子宫出血、产后瘀血不去、围绝经期综合征、输卵管粘连不通、附件炎、盆腔炎、痛经、中枢神经性闭经、子宫内膜异位、不孕症等，临床表现以疼痛，手足不温，舌质暗淡瘀紫，苔薄白为用方辨治要点。

（2）风湿性关节炎、类风湿关节炎、骨质增生等，临床表现以疼痛，手足不温，舌质淡，苔薄白为用方辨治要点。

（3）慢性胃炎、慢性结肠炎、慢性胆囊炎等，临床表现以疼痛，手足不温，舌质暗淡瘀紫，苔薄白为用方辨治要点。

（4）冠心病、脑动脉硬化等，临床表现以疼痛，手足不温，舌质暗淡瘀紫，苔薄白为用方辨治要点。

五、案例解读

运用温经汤方证的特点是审明病变证机，而不局限于病变部位，只要辨清病变是虚瘀寒，即可以法选用治之。

1. 冠心病、心肌缺血，室性传导阻滞

许某，女，62 岁。有多年冠心病病史，5 年前又检查诊断为心肌缺血，室性传导阻滞，近由病友介绍前来诊治。刻诊：心痛如针刺，夜间或因寒加重，肩背疼痛，头晕目眩，面色不荣，手足不温，怕冷，口干咽燥欲饮热水，舌质暗红夹瘀紫，苔略腻黄白夹杂，脉沉弱。辨为寒瘀阻脉，血虚夹热证，治当温阳化瘀，养血清热，给予温经汤与失笑散合方加味，吴茱萸 10g，当归 6g，川芎 6g，白芍 6g，红参 6g，桂枝 6g，阿胶珠 6g，生姜 6g，牡丹皮 6g，甘草 6g，生半夏 12g，麦冬 24g，五灵脂 10g，蒲黄 10g，生附子 3g，炙甘草 6g。6 剂，以水 800～1000mL，浸泡 30 分钟，大火烧开，小火煎煮 40 分钟，每次服用 150mL；第 2 次煎煮 15 分钟；第 3 次煎煮若水少可酌情加水，煎煮 15 分钟，每日 1 剂，分 3 次服。

二诊：心痛略有减轻，仍倦怠乏力，以前方变红参为 10g，6 剂。

三诊：心痛较前又有减轻，倦怠乏力好转，仍怕冷，以前方变生附子为 5g，6 剂。

四诊：心痛较前又有减轻，怕冷好转，以前方变生附子为 6g，6 剂。

五诊：心痛较前又有减轻，手足不温、怕冷基本消除，以前方 6 剂继服。

六诊：心痛较前又有减轻，头晕目眩未再发作，肩背疼痛明显好转，以前方 6 剂继服。

七诊：心痛较前又有减轻，肩背疼痛未再发作，又以前方治疗 60 余剂，诸症悉除；为了巩固疗效，又以前方变汤剂为散剂，每次 6g，每日分早、中、晚服。随访 1 年，一切尚好。

用方体会：根据心痛如针刺、夜间或因寒加重辨为寒瘀，再根据头晕目眩、面色不荣辨为血虚，因手足不温、怕冷辨为阳虚，又因口干咽燥欲饮热水、舌质暗红夹瘀紫辨为寒瘀夹热，以此辨为寒瘀阻脉，血虚夹热证。方以温经汤温阳散寒，活血化瘀，养血通脉；以失笑散活血化瘀止痛，加生附子温壮阳气散寒。方药相互为用，以取其效。

2. 风湿性关节炎、慢性浅表性胃炎

梁某，男，46 岁。有多年风湿性关节炎、慢性浅表性胃炎病史，近由病友介绍前来诊治。刻诊：全身肌肉关节僵硬疼痛，下肢麻木，遇凉加重，胃脘疼痛，痞满不通，不思饮食，食凉加重，大便溏泄，口苦，舌质暗淡夹瘀紫，苔腻黄白夹杂，脉沉弱。辨为虚瘀寒夹湿热证，治当温阳补虚，活血清热，给予温经汤与干姜黄连黄芩人参汤合方：吴茱萸 10g，当归 6g，川芎 6g，白芍 6g，红参 6g，桂枝 6g，阿胶珠 6g，生姜 6g，牡丹皮 6g，生半夏 12g，麦冬 24g，黄连 10g，黄芩 10g，干姜 10g，炙甘草 6g。6 剂，以水 800～1000mL，浸泡 30 分钟，大火烧开，小火煎煮 40 分钟，每次服用 150mL；第 2 次煎煮 15 分钟；第 3 次煎煮若水少可酌情加水，煎煮 15 分钟，每日 1 剂，分 3 次服。

二诊：全身肌肉关节僵硬疼痛减轻，仍怕冷，以前方加生附子 3g，6 剂。

三诊：全身肌肉关节僵硬疼痛较前又有减轻，口苦消除，以前方变黄连、黄芩为各 6g，6 剂。

四诊：全身肌肉关节僵硬疼痛较前又有减轻，胃脘疼痛基本消除，以前方 6 剂继服。

五诊：全身肌肉关节僵硬疼痛较前又有减轻，饮食正常，以前方 6 剂继服。

六诊：全身肌肉关节僵硬疼痛基本消除，以前方 6 剂继服。

七诊：诸症基本消除，又以前方治疗 40 余剂，诸症悉除；为了巩固疗效，又以前方变汤剂为散剂，每次 6g，每日分早、中、晚服。随访 1 年，一切尚好。

用方体会：根据全身肌肉关节僵硬疼痛、遇凉加重辨为寒湿，再根据胃脘疼痛、食凉加重辨为脾胃寒郁，因口苦辨为湿热，又因舌质暗淡夹瘀紫辨为寒瘀，更因苔腻黄白夹杂为寒热夹杂，以此辨为虚瘀寒夹湿热证。方以温经汤温阳散寒，养血化瘀，益气燥湿；以干姜黄连黄芩人参汤温阳散寒，清热益气。方药相互为用，以取其效。

3. 不孕症、多囊卵巢、慢性结肠炎

夏某，女，35 岁。有多年多囊卵巢、慢性结肠炎病史，近由病友介绍前来诊治。刻诊：结婚 6 年未孕，月经无规律，少腹拘急不利，少则 3 个月一至，多则半年以上，经量少夹血块，大便溏泄，腹部怕冷，食凉加重腹泻，手足不温，舌质暗淡夹瘀紫，苔薄白，脉沉弱。辨为虚瘀寒夹阳虚证，治当温阳补虚，活血散寒，给予温经汤与四逆汤合方，吴茱萸 10g，当归 6g，川芎 6g，白芍 6g，红参 6g，桂枝 6g，阿胶珠 6g，生姜 6g，牡丹皮 6g，甘草 6g，生半夏 12g，麦冬 24g，生附子 5g，干姜 5g，炙甘草 6g。6 剂，以水 800～1000mL，浸泡 30 分钟，大火烧开，小火煎煮 40 分钟，每次服用 150mL；第 2 次煎煮 15 分钟；第 3 次煎煮若水少可酌情加水，煎煮 15 分钟，每日 1 剂，分 3 次服。

二诊：少腹拘急好转，仍怕冷，以前方变生附子、干姜为各 6g，6 剂。

三诊：少腹拘急较前又有减轻，大便溏泄好转，以前方 6 剂继服。

四诊：月经来临，少腹拘急基本消除，经量仍少夹血块，以前方变阿胶珠为 15g，川芎为 12g，12 剂。

五诊：大便溏泄基本趋于正常，手足温和，以前方 12 剂继服。

六诊：大便正常，腹部怕冷基本消除，以前方 12 剂继服。

七诊：月经来临，经量较前增多仍有少量血块，又以前方治疗 40 余剂，月经来临，经量基本恢复正常，血块消除；为了巩固疗效，又以前方变汤剂为散剂，每次 6g，每日分早、中、晚服，又治疗半年。随访 1 年半，男婴已顺利出生。

用方体会：根据少腹拘急不利、经量少夹血块辨为瘀，再根据月经无规律、腹部怕冷辨为寒，因大便溏泄、手足不温辨为虚寒，又因舌质暗淡夹瘀紫、苔薄白辨为寒瘀，以此辨为虚瘀寒夹阳虚证。方以温经汤温阳散寒，养血化瘀，益气燥湿，健脾止泻；以四逆汤温壮阳气，益气散寒。方药相互为用，以取其效。

4.神经性头痛、慢性浅表性胃炎

曹某，男，64 岁。有多年神经性头痛、慢性浅表性胃炎病史，近由病友介绍前来诊治。刻诊：头痛如针刺，遇冷加重，胃脘痞满疼痛，食凉加重，倦怠乏力，手足不温，口淡不渴，舌质淡，苔薄白，脉沉弱略涩。辨为虚瘀寒证，治当温阳散寒，益气活血，给予温经汤与麻黄汤合方，吴茱萸 10g，当归 6g，川芎 6g，白芍 6g，红参 6g，桂枝 6g，阿胶珠 6g，生姜 6g，牡丹皮 6g，甘草 6g，生半夏 12g，麦冬 24g，麻黄 10g，杏仁 15g，炙甘草 6g。6 剂，以水 800~1000mL，浸泡 30 分钟，大火烧开，小火煎煮 40 分钟，每次服用 150mL；第 2 次煎煮 15 分钟；第 3 次煎煮若水少可酌情加水，煎煮 15 分钟，每日 1 剂，分 3 次服。

二诊：头痛及胃脘痞满疼痛减轻，以前方 6 剂继服。

三诊：头痛及胃脘痞满疼痛较前又有减轻，仍怕冷，以前方加生附子 5g，6 剂。

四诊：头痛及胃脘痞满疼痛较前又有减轻，怕冷好转，以前方 6 剂继服。

五诊：头痛基本消除，胃脘痞满疼痛较前又有减轻，以前方6剂继服。

六诊：头痛未再发作，胃脘痞满疼痛基本消除，以前方6剂继服。

七诊：诸症基本消除，又以前方治疗20余剂，诸症悉除。随访1年，一切尚好。

用方体会：根据头痛、遇冷加重辨为寒，再根据胃脘痞满疼痛、食凉加重辨为胃寒，因手足不温、倦怠乏力辨为阳虚，又因头痛如针刺、脉沉弱略涩辨为瘀，以此辨为虚寒瘀证；方以温经汤温阳散寒，活血化瘀，益气止痛；以麻黄汤散寒宣发止痛。方药相互为用，以取其效。

胶艾汤

张仲景于《伤寒杂病论》中论胶艾汤既可辨治妇人有漏下者，又可辨治半产后因续下血都不绝者，还可辨治有妊娠下血者，更可辨治妊娠胞阻等，但在临床中怎样理解胶艾汤辨治病变的基本适应证，又怎样扩大运用胶艾汤辨治许多疑难病？学好胶艾汤辨治病证的基本思路是什么，用活胶艾汤辨治病证的基本准则是什么，怎样才能更好地运用胶艾汤辨治基本适应证、扩大辨治范围及辨治疑难病而取得预期治疗效果？结合多年临床应用胶艾汤辨治体会，可从以下几个方面重点研究与深入探讨，对提高临床运用胶艾汤能力及辨治技能有一定帮助和借鉴。

一、方药思考

胶艾汤由川芎、阿胶、甘草各二两（6g），艾叶、当归各三两（9g），芍药四两（12g），干地黄六两（18g）所组成，对此只有从多方位、多角度、多层次研究其作用及病位、配伍及用量，才能学好用活胶艾汤辨治诸多疑难杂病。

1. 方药作用及病位

艾叶基本作用是温固：艾叶既可辨治出血病变，又可辨治胎动不安病变，还可辨治腹痛病变，更可辨治子宫寒凝病变等。可见，运用艾叶不能局限于某一方面，更可辨治诸多常见病、多发病及疑难病。

阿胶基本作用详见温经汤方证中。

当归基本作用详见当归四逆汤方证中。

芍药基本作用详见桂枝汤方证中。

川芎基本作用详见桂枝汤方证中。

干地黄基本作用详见肾气丸方证中。

甘草基本作用详见桂枝汤方证中。

2.方药配伍及用量

诠释用药要点：方中阿胶补血止血；艾叶温经止血；当归补血活血；芍药补血敛阴；干地黄滋补阴血；川芎活血行气；清酒行血通脉；甘草益气和中。又，方中用当归、芍药、阿胶、干地黄补血，当归偏于调经，芍药偏于收敛，阿胶偏于止血，干地黄偏于益阴；艾叶温阳固摄止血；川芎理血行气；甘草益气和中固摄。方药相互为用，以补血止血，调经理血为主。

剖析方药配伍：阿胶与艾叶，属于相使配伍，补血温经止血；阿胶与干地黄，属于相须配伍，增强滋阴补血；阿胶与当归，属于相须配伍，增强补血养血；阿胶与芍药，属于相须配伍，增强补血敛阴；阿胶与川芎，属于相反配伍，阿胶制约川芎活血伤血，川芎制约阿胶补血壅滞；阿胶与甘草，属于相使配伍，益气补血；清酒与阿胶、芍药、干地黄，属于相反配伍，清酒制约滋补药浊腻；川芎与当归，属于相使配伍，补血活血行气；当归、芍药、干地黄与川芎，属于相使配伍，补血化阴，活血调经。

权衡用量比例：阿胶与艾叶用量比例是 2∶3，提示药效补血与止血之间的用量调配关系，以治出血；艾叶与当归用量比例是 1∶1，提示药效止血与补血活血之间的用量调配关系；阿胶与芍药用量比例是 1∶2，提示药效补血止血与补血敛阴之间的用量调配关系，以治血虚出血；艾叶与干地黄用量比例是 1∶2，提示药效止血与凉血补血之间的用量调配关系；干地黄与芍药用量比例是 3∶2，提示药效凉血补血与敛阴补血之间的用量调配关系，以治血虚。又，方中用药 7 味，补血药 4 味如当归、芍药、阿胶、干地黄，用量总和是 45g；止血药如艾叶，用量是 9g；理血药如川芎，用量是 6g；益气药如甘草，用量是 6g；其用量比例是 15∶3∶2∶2。从用量分析方药主治，病是血虚出血证。

二、方证探索

1.思辨"妇人漏下或出血"

张仲景论温经汤辨治妇人漏下或出血的病变属性，既可能是以妇科病变为主之妇人漏下或出血，又可能是以心肝脾肾病变为主之妇人漏下或出血，也可辨治外感内伤夹杂之妇人漏下或出血。在临床中无论是辨治妇科病变为主之妇人漏下或出血，还是辨治心肝脾肾病变为主之妇人漏下或出血的病变证机都是血虚不荣，血虚不藏，胶艾汤辨治妇人漏下或出血的作用特点是补血止血。

2.思辨"妇人腹中痛"

张仲景论胶艾汤辨治妇人腹中痛的病变属性，既可能是以妇科病变为主之腹中痛，又可能是以内伤杂病病变为主之妇人腹中痛，也可辨治外感内伤夹杂之妇人腹中痛。在临床中无论是辨治妇科病变为主之妇人腹中痛，还是辨治内伤杂病病变为主之腹中痛的病变证机都是血虚不能滋养脉络，胶艾汤辨治腹中痛的作用特点是养血荣络。

胶艾汤中7味药，既能补血又能止血，既能活血又可凉血，更能缓急止痛，因病证表现而发挥治疗作用。方药虽有其各自作用的特殊性，但组方合用更具有聚合作用，其聚合作用以补血为主，兼以止血。可见，胶艾汤所有用药只针对病变属性，而不局限于针对病变部位，运用胶艾汤针对病变证机只要是血虚出血，即可选用胶艾汤为基础方进行变化，都能取得辨治诸多疑难杂病的最佳效果。

三、运用须知

张仲景设胶艾汤用法，以水与清酒（半成品酒）煎煮方药约25分钟，去滓，再纳入阿胶烊化，每日分3次服。若一服病症得除，则止后服；若病证仍在，则当继续服用。

四、方证辨病

（1）功能性子宫出血、习惯性流产、先兆流产、不全流产、产后子宫复旧不全、黄体功能不全、月经不调、不孕症等，临床表现以月经量多，舌质淡，苔薄为用方辨治要点。

（2）缺铁性贫血、再生障碍性贫血、过敏性血小板减少性紫癜、原发性血小板减少性紫癜等，临床表现以出血，紫斑，舌质淡，苔薄为用方辨治要点。

五、案例解读

运用胶艾汤方证的特点是审明病变证机，而不局限于病变部位，只要辨清病变是气郁痰阻，即可以法选用治之。

1. 缺铁性贫血、心律不齐

徐某，女，34岁。有多年缺铁性贫血、心律不齐病史，近由病友介绍前来诊治。刻诊：头晕目眩，面色不荣，心悸，气短，倦怠乏力，手足不温，怕冷，口干咽燥，舌红少苔，脉沉弱。辨为血虚夹寒热证，治当补血养血，滋补阴阳，给予胶艾汤与炙甘草汤合方，阿胶珠6g，艾叶10g，当归10g，白芍12g，生地黄20g，川芎6g，生姜10g，红参6g，桂枝10g，麦冬12g，麻仁12g，大枣30枚，炙甘草12g。6剂，以水800~1000mL，浸泡30分钟，大火烧开，小火煎煮40分钟，每次服用150mL；第2次煎煮15分钟；第3次煎煮若水少可酌情加水，煎煮15分钟，每日1剂，分3次服。

二诊：头晕目眩、心悸减轻，仍倦怠乏力，以前方变红参为10g，6剂。

三诊：头晕目眩、心悸较前又有减轻，倦怠乏力好转，以前方6剂继服。

四诊：头晕目眩、心悸较前又有减轻，仍怕冷，以前方加生附子5g，6剂。

五诊：头晕目眩、心悸较前又有减轻，怕冷好转，以前方6剂继服。

六诊：诸症基本消除，又以前方治疗30余剂，诸症悉除。随访1年，一切尚好。

用方体会：根据头晕目眩、面色不荣辨为血虚，再根据手足不温、怕冷辨为寒，因舌质红、苔薄黄辨为热，又因倦怠乏力、气短辨为气虚，以此辨为血虚夹寒热证。方以胶艾汤滋补阴血；以炙甘草汤滋阴清热，益气散寒。方药相互为用，以取其效。

2. 紫癜性肾炎、慢性胃炎

谢某，男，51岁。有多年紫癜性肾炎、慢性胃炎病史，近由病友介绍前来诊治。刻诊：小便不利（尿蛋白+++，隐血+++），全身多处紫斑，面色及肌肤苍白，胃脘痞满，不思饮食，食凉加重，大便溏泄，口苦，舌质红，苔黄腻，脉沉弱。辨为血虚夹寒热证，治当滋补阴血，清热温阳，给予胶艾汤与半夏泻心汤合方，阿胶珠6g，艾叶10g，当归10g，白芍12g，生地黄20g，川芎6g，生半夏12g，黄连10g，黄芩10g，干姜10g，红参10g，大枣12枚，炙甘草10g。6剂，以水800～1000mL，浸泡30分钟，大火烧开，小火煎煮40分钟，每次服用150mL；第2次煎煮15分钟；第3次煎煮若水少可酌情加水，煎煮15分钟，每日1剂，分3次服。

二诊：全身多处紫斑略有减轻，仍不思饮食，以前方加生山楂24g，6剂。

三诊：全身多处紫斑较前又有减轻，胃脘痞满好转，饮食基本正常，以前方6剂继服。

四诊：小便不利（尿蛋白++，隐血+）好转，全身多处紫斑基本消退，胃脘痞满基本消除，以前方6剂继服。

五诊：全身多处紫斑未再出现，饮食正常，以前方6剂继服。

六诊：诸症基本趋于缓解，以前方6剂继服。

七诊：诸症基本消除，又以前方治疗60余剂，经复查尿蛋白（-），隐血（-），诸症悉除；为了巩固疗效，又以前方变汤剂为散剂，每次10g，每日分早、中、晚服。随访1年，一切尚好。

用方体会：根据全身多处紫斑、面色及肌肤苍白辨为血虚，再根据胃脘痞满、食凉加重辨为脾胃虚寒，因口苦、苔黄腻辨为寒夹湿热，以此辨为血虚夹寒热证。方以胶艾汤补血止血；以半夏泻心汤清热散寒，益气消痞。方药相互为用，以取其效。

3.不孕症、多囊卵巢、慢性肠炎

马某，女，34岁。有多年多囊卵巢、慢性肠炎病史，近由病友介绍前来诊治。刻诊：结婚6年未孕，月经无规律，量少色淡夹血块，大便溏泄，每日3～4次，腹部怕冷，手足不温，倦怠乏力，舌质淡夹瘀紫，苔薄白，脉沉弱。辨为血虚夹阳虚证，治当养血和血，温中健脾，给予胶艾汤与桂枝人参汤合方，阿胶珠6g，艾叶10g，当归10g，白芍12g，生地黄20g，川芎6g，桂枝12g，红参10g，白术10g，干姜10g，炙甘草12g。6剂，以水800～1000mL，浸泡30分钟，大火烧开，小火煎煮40分钟，每次服用

150mL；第2次煎煮15分钟；第3次煎煮若水少可酌情加水，煎煮15分钟，每日1剂，分3次服。

二诊：大便溏泄减轻，仍腹部怕冷、手足不温，以前方加生附子6g，6剂。

三诊：大便溏泄较前又有减轻，腹部怕冷、手足不温好转，以前方6剂继服。

四诊：月经来临，仍量少，未夹血块，以前方变阿胶珠为15g，当归为15g，6剂。

五诊：大便溏泄基本正常，腹部怕冷、手足不温好转，以前方6剂继服。

六诊：大便正常，倦怠乏力基本消除，腹部怕冷缓解、手足温和，以前方6剂继服。

七诊：诸症基本消除，以前方治疗20剂。

八诊：月经来临，经量较前增多，又以前方治疗80余剂，已孕。随访1年，男婴已顺利出生。

用方体会：根据月经无规律、量少色淡夹块辨为血虚夹瘀，再根据大便溏泄、腹部怕冷辨为脾胃虚寒，因倦怠乏力辨为气虚，以此辨为血虚夹阳虚证。方以胶艾汤养血和血；以桂枝人参汤温阳散寒，健脾益气。方药相互为用，以取其效。

4.低血压、慢性浅表性胃炎

马某，男，39岁。有多年低血压、慢性浅表性胃炎病史，近由病友介绍前来诊治。刻诊：头晕目眩（血压76/53mmHg），心悸，气短，胃脘疼痛，不思饮食，恶心呕吐，倦怠乏力，手足冰凉，夜间小便多，口淡不渴，舌质淡，苔白厚腻，脉沉弱。辨为血虚夹脾肾寒湿证，治当养血补血，温补脾肾，燥湿化痰，给予胶艾汤、四逆加人参汤与小半夏汤合方，阿胶珠6g，艾叶10g，当归10g，白芍12g，生地黄20g，川芎6g，生附子5g，干姜6g，红参6g，生半夏24g，生姜24g，炙甘草6g。6剂，以水800～1000mL，浸泡30分钟，大火烧开，小火煎煮40分钟，每次服用150mL；第2次煎煮15分钟；第3次煎煮若水少可酌情加水，煎煮15分钟，每日1剂，分3

次服。

二诊：头晕目眩（血压 79/55mmHg）减轻，仍夜间小便多，以前方变生附子、干姜为各 9g，6 剂。

三诊：头晕目眩（血压 82/55mmHg）较前又有减轻，夜间小便 1 次，胃脘疼痛减轻，以前方 6 剂继服。

四诊：头晕目眩（血压 85/58mmHg）较前又有减轻，手足冰凉好转，胃脘疼痛及心悸基本消除，以前方 6 剂继服。

五诊：头晕目眩（血压 90/62mmHg）较前又有减轻，手足温和，胃脘疼痛未再发作，以前方 6 剂继服。

六诊：头晕目眩（血压 89/65mmHg）基本消除，心悸未再发作，以前方 6 剂继服。

七诊：诸症基本消除，又以前方治疗 40 余剂，血压 95/65mmHg，诸症悉除。随访 1 年，一切尚好。

用方体会：根据头晕目眩、心悸辨为血虚，再根据胃脘疼痛、口淡不渴辨为胃寒，因手足冰凉、倦怠乏力辨为阳虚，又因苔白厚腻辨为寒湿，以此辨为血虚夹脾肾寒湿证。方以胶艾汤养血补血；以四逆加人参汤温阳益气；以小半夏汤醒脾燥湿化痰。方药相互为用，以取其效。

赤 丸

赤丸是《伤寒杂病论》中辨治寒痰证的重要用方之一，可张仲景于《伤寒杂病论》中运用赤丸仅仅言"寒气，厥逆"，且未进一步论述赤丸辨治寒痰病证表现，但在临床中怎样理解赤丸辨治病变的基本适应证，又怎样扩大运用赤丸辨治许多疑难病？学好赤丸辨治病证的基本思路是什么，用活赤丸辨治病证的基本准则是什么，怎样才能更好地运用赤丸辨治基本适应证、扩大辨治范围及辨治疑难病而取得预期治疗效果？结合多年临床应用赤丸辨治体会，可从以下几个方面重点研究与深入探讨，对提高临床运用赤丸能力及辨治技能有一定帮助和借鉴。

一、方药思考

赤丸由茯苓四两（12g），乌头炮、二两（6g），半夏洗、四两（12g），细辛一两（3g）所组成，对此只有从多方位、多角度、多层次研究其作用及病位、配伍及用量，才能学好用活赤丸汤辨治诸多疑难杂病。

1. 方药作用及病位

乌头基本作用是温化：乌头既可辨治肌肉病变，又可辨治骨节病变，还可辨治脏腑病变，更可辨治妇科男科病变等。可见，运用乌头不能局限于某一方面，可辨治诸多常见病、多发病及疑难病。

半夏基本作用详见半夏厚朴汤方证中。

细辛基本作用详见小青龙汤方证中。

茯苓基本作用详见半夏厚朴汤方证中。

2. 方药配伍及用量

诠释用药要点：方中乌头温阳逐寒；半夏醒脾燥湿化饮；茯苓健脾益气，渗湿利饮；细辛温阳化饮，散寒止痛；朱砂宁心安神；酒温通血脉；蜂蜜甘缓益气。又，方中用乌头、半夏、细辛散寒，乌头偏于化湿，半夏

117

偏于燥湿，细辛偏于化饮；茯苓健脾益气，渗利水湿。方药相互为用，以温阳涤痰为主。

剖析方药配伍：乌头与半夏，属于相使配伍，乌头助半夏温阳化饮，半夏助乌头温阳逐寒；乌头与细辛，属于相使配伍，乌头助细辛温阳逐寒化饮，细辛助乌头温阳散寒止痛；半夏与茯苓，属于相使配伍，半夏助茯苓利湿化饮，茯苓助半夏燥湿化饮；茯苓与蜂蜜，属于相反相使配伍，相反者，蜂蜜滋补，茯苓渗利，相使者，茯苓助蜂蜜益气缓急，蜂蜜助茯苓益气宁心；蜂蜜与乌头、半夏、细辛，属于相畏配伍，蜂蜜减弱乌头、半夏、细辛之温燥毒性。

权衡用量比例：乌头与半夏用量比例是1∶2，提示药效逐寒与燥湿之间的用量调配关系，以治寒饮；乌头与细辛用量比例是2∶1，提示药效逐寒与化饮之间的用量调配关系，以治饮结；半夏与茯苓用量比例是1∶1，提示药效燥湿与利湿之间的用量调配关系。又，方中用药4味，温燥药3味如乌头、半夏、细辛，用量总和是21g；健脾渗利药如茯苓，用量是12g，其用量比例是7∶4，从用量分析方药主治，病是寒痰证。

二、方证探索

1. 思辨"寒气"

张仲景论赤丸辨治寒气的病变部位，既可能是以内科病变为主之寒气，又可能是以妇科男科病变为主之寒气，也可辨治外感内伤夹杂之寒气。在临床中无论是辨治内科病变为主之寒气，还是辨治妇科男科病变为主之寒气的病变证机都是寒凝不通，赤丸辨治寒气的作用特点是温散。

2. 思辨"厥逆"

张仲景论赤丸辨治厥逆的病变属性，既可能是以内科病变为主之手足厥逆或神志昏厥，又可能是以妇科男科病变为主之手足厥逆或神志昏厥，也可辨治外感内伤夹杂之手足厥逆或神志昏厥。在临床中无论是辨治内科病变为主之手足厥逆或神志昏厥，还是辨治妇科男科病变为主之手足厥逆或神志昏厥的病变证机都是寒凝痰阻阳气，赤丸辨治手足厥逆或神志昏厥的作用特点是温通阳气，燥湿化痰。

赤丸中4味药，既能温阳又能燥湿，既能益气又可止痛，因病证表现而发挥治疗作用。方药虽有其各自作用的特殊性，但组方合用更具有聚合作用，其聚合作用以温化为主，兼以益气。可见，赤丸所有用药只针对病变属性，而不局限于针对病变部位，运用赤丸针对病变证机只要是寒痰，即可选用赤丸为基础方进行变化，都能取得辨治诸多疑难杂病的最佳效果。

三、运用须知

张仲景设赤丸用法，将方药研为细粉状，以朱砂少许调和为色，用蜜调制为丸剂，并以酒在食前送服，每日分3次服，白天分2服，夜间一服。因赤丸作用比较峻猛，所以服用赤丸应先以小量为始，渐渐加大有量，达到治疗目的为止，以免方药峻猛而损伤正气。

四、方证辨病

（1）慢性胃炎、慢性肠炎、肠结核等，临床表现以不思饮食，脘腹疼痛，腹中雷鸣，舌质淡，苔白腻为用方辨治要点。

（2）房性心动过缓、房室传导阻滞、冠心病、病毒性心肌炎、血栓性静脉炎等，临床表现以心悸，心痛，肢痛，厥逆，舌质淡，苔白腻为用方辨治要点。

五、案例解读

运用赤丸方证的特点是审明病变证机，而不局限于病变部位，只要辨清病变是寒痰，即可以法选用治之。

1. 神经性头痛、脑动脉硬化

孙某，男，60岁。有多年神经性头痛、脑动脉硬化病史，近由病友介绍前来诊治。刻诊：头痛，头沉，头昏，受凉加重，肢体麻木沉重，手足不温，怕冷，倦怠乏力，口腻不渴，舌质淡，苔白腻，脉沉弱。辨为寒痰夹气虚证，治当温化寒痰，健脾益气，给予赤丸、麻黄汤与黄芪桂枝五物汤合方，制川乌6g，生半夏12g，茯苓12g，细辛3g，麻黄10g，桂枝10g，杏仁15g，白芍10g，生姜20g，黄芪10g，大枣12枚，炙甘草6g。6剂，以水 800～1000mL，浸泡 30 分钟，大火烧开，小火煎煮 40 分钟，每次服用 150mL；第 2 次煎煮 15 分钟；第 3 次煎煮若水少可酌情加水，煎煮 15 分钟，每日 1 剂，分 3 次服。

二诊：头痛、头沉减轻，仍倦怠乏力，以前方加红参 6g，6 剂。

三诊：头痛、头沉较前又有减轻，仍怕冷，以前方加生附子 3g，6 剂。

四诊：头痛、头沉较前又有减轻，手足不温、怕冷明显好转，以前方 6 剂继服。

五诊：头痛、头沉较前又有减轻，倦怠乏力消除，以前方 6 剂继服。

六诊：头痛、头沉较前又有明显减轻，以前方 6 剂继服。

七诊：诸症基本消除，又以前方治疗 30 余剂，诸症悉除；为了巩固疗效，以前方变汤剂为散剂，每次 6g，每日分早、中、晚服。随访 1 年，一切尚好。

用方体会：根据头痛、因寒加重辨为寒，再根据头沉、苔腻辨为痰，因倦怠乏力、脉沉辨为虚，又因手足不温、怕冷辨为阳虚，以此辨为寒痰夹气虚证。方以赤丸温阳燥湿化痰；以麻黄汤宣发清窍，散寒止痛；以黄芪桂枝五物汤益气温阳，调和营卫。方药相互为用，以取其效。

2. 风湿性关节炎、习惯性便秘

陈某，男，52 岁。有多年风湿性关节炎、习惯性便秘病史，近由病友介绍前来诊治。刻诊：全身肌肉关节沉重疼痛，因寒加重，手足不温，大便干结困难 3～4 天 1 次，腹胀，口苦，舌质暗红夹瘀紫，苔薄黄，脉沉弱略涩。辨为寒痰夹瘀热证，治当温阳化痰，清泻瘀热，给予赤丸、四逆加人参汤与桃核承气汤合方，制川乌 6g，生半夏 12g，茯苓 12g，细辛 3g，桃仁 10g，桂枝 6g，大黄 12g，芒硝（冲服）6g，红参 6g，干姜 10g，生附子 5g，炙甘草 6g。6 剂，以水 800～1000mL，浸泡 30 分钟，大火烧开，小火煎煮 40 分钟，每次服用 150mL；第 2 次煎煮 15 分钟；第 3 次煎煮若水少可酌情加水，煎煮 15 分钟，每日 1 剂，分 3 次服。

二诊：全身肌肉关节僵硬疼痛减轻，仍腹胀，以前方加木香 10g，6 剂。

三诊：全身肌肉关节僵硬疼痛较前又有减轻，腹胀明显好转，以前方 6 剂继服。

四诊：全身肌肉关节僵硬疼痛较前又有减轻，大便溏泄，以前方变大黄为 10g，芒硝为 3g，6 剂。

五诊：全身肌肉关节僵硬疼痛较前又有减轻，大便正常，以前方 6 剂继服。

六诊：全身肌肉关节僵硬疼痛较前又有减轻，腹胀未再出现，以前方 6 剂继服。

七诊：全身肌肉关节僵硬疼痛基本消除，大便正常，以前方 6 剂继服。

八诊：诸症基本消除，又以前方治疗 50 余剂，诸症悉除；为了巩固疗效，又以前方变汤剂为散剂，每次 3g，每日分早、中、晚服。随访 1 年，一切尚好。

用方体会：根据全身肌肉关节僵硬疼痛、因寒加重辨为寒痰，再根据大便干结、腹胀辨为气机不通，因口苦、苔薄黄辨为寒痰夹热，又因舌质暗红夹瘀紫辨为瘀热，以此辨为寒痰夹瘀热证。方以赤丸温阳燥湿化痰；以四逆加人参汤温阳益气散寒；以桃核承气汤泻热祛瘀。方药相互为用，以取其效。

3. 股骨头坏死、慢性胃炎

曹某，女，46 岁。有多年慢性胃炎病史，4 年前因右侧腰胯外伤手术，1 年后经检查又诊断为股骨头坏死，经中西药治疗但未能有效控制病情，近由病友介绍前来诊治。刻诊：右侧腰胯腿沉重僵硬疼痛，受凉加重，行走不便，胃脘痞满疼痛，喜热怕冷，不思饮食，大便溏泄，手足不温，倦怠乏力，口苦口腻，舌质淡红，苔黄腻，脉沉弱。辨为寒痰虚夹湿热证，治当温化寒痰，益气清热，给予赤丸与半夏泻心汤合方，制川乌 6g，生半夏 12g，茯苓 12g，细辛 3g，黄连 3g，黄芩 10g，干姜 10g，红参 10g，大枣 12 枚，炙甘草 10g。6 剂，以水 800~1000mL，浸泡 30 分钟，大火烧开，小火煎煮 40 分钟，每次服用 150mL；第 2 次煎煮 15 分钟；第 3 次煎煮若水少可酌情加水，煎煮 15 分钟，每日 1 剂，分 3 次服。

二诊：腰胯腿沉重僵硬疼痛减轻，仍口苦口腻，以前方变黄连为 6g，12 剂。

三诊：腰胯腿沉重僵硬疼痛较前又有减轻，仍倦怠乏力，以前方加白术 10g，12 剂。

四诊：腰胯腿沉重僵硬疼痛较前又有减轻，胃脘疼痛基本消除，仍痞满、不思饮食，以前方加生山楂 24g，30 剂。

五诊：腰胯腿沉重僵硬疼痛较前又前减轻，胃脘痞满、不思饮食基本正常，以前方 30 剂继服。

六诊：腰胯腿沉重僵硬疼痛较前又有明显减轻，其余症状基本消除，以前方 30 剂继服。

七诊：腰胯腿沉重僵硬疼痛基本趋于缓解，以前方 30 剂继服。

八诊：诸症基本消除，又以前方治疗 100 余剂，诸症悉除；为了巩固疗效，又以前方变汤剂为散剂，每次 6g，每日分早、中、晚服。随访 1 年，一切尚好。

用方体会：根据腰胯腿沉重僵硬疼痛、遇冷加重辨为寒痰，再根据胃脘痞满疼痛、喜热怕冷辨为脾胃虚寒，因倦怠乏力辨为气虚，又因口苦、舌质红，苔黄腻辨为湿热，以此辨为寒痰虚夹湿热证。方以赤丸温化寒痰；以半夏泻心汤温中健脾，清热散结。方药相互为用，以取其效。

4. 子宫内膜异位症

李某，女，37 岁。有多年子宫内膜异位症病史，近由病友介绍前来诊治。刻诊：少腹困重下坠怕冷，月经期疼痛加重如针刺，经夹血块，血块得下疼痛缓解，倦怠乏力，手足不温，口淡不渴，舌质暗淡夹瘀紫，苔白厚腻，脉沉弱。辨为寒痰瘀夹虚证，治当温化寒痰，活血化瘀，健脾益气，给予赤丸、桂枝茯苓丸与理中丸合方，制川乌 6g，生半夏 12g，茯苓 12g，细辛 3g，桂枝 12g，桃仁 12g，牡丹皮 12g，红参 10g，白芍 12g，干姜 10g，白术 10g，炙甘草 10g。6 剂，以水 800～1000mL，浸泡 30 分钟，大火烧开，小火煎煮 40 分钟，每次服用 150mL；第 2 次煎煮 15 分钟；第 3 次煎煮若水少可酌情加水，煎煮 15 分钟，每日 1 剂，分 3 次服。

二诊：少腹困重下坠怕冷略有减轻，以前方 6 剂继服。

三诊：少腹困重下坠怕冷较前又有减轻，仍有小腹疼痛如针刺，以前方加五灵脂 10g，6 剂。

四诊：月经来临，少腹疼痛如针刺较前明显减轻，手足不温好转，以前方 20 剂继服。

五诊：少腹困重下坠怕冷疼痛较前又有减轻，以前方 20 剂继服。

六诊：月经来临，少腹困重下坠怕冷疼痛明显减轻，经期未夹血块，以前方 12 剂继服。

七诊：诸症基本趋于缓解，以前方 12 剂继服。

八诊：诸症基本消除，又以前方治疗 120 余剂，诸症悉除；经复查子宫内膜异位症基本痊愈。随访 1 年，一切尚好。

用方体会：根据小腹少腹困重下坠怕冷疼痛辨为寒痰，再根据月经期疼痛如针刺、经夹血块辨为瘀血，因手足不温、倦怠乏力辨为阳虚，又因苔白厚腻辨为寒痰，以此辨为寒痰瘀夹虚证。方以赤丸温化寒痰；以桂枝茯苓丸活血化瘀；以理中丸温阳散寒，健脾益气。方药相互为用，以取其效。

乌头汤

乌头汤是《伤寒杂病论》中辨治气血虚寒痹证的重要用方之一，张仲景于《伤寒杂病论》中运用乌头汤辨治"病历节，不可屈伸，疼痛"，但在临床中怎样理解乌头汤辨治病变的基本适应证，又怎样扩大运用乌头汤辨治许多疑难病？学好乌头汤辨治病证的基本思路是什么，用活乌头汤辨治病证的基本准则是什么，怎样才能更好地运用乌头汤辨治基本适应证、扩大辨治范围及辨治疑难病而取得预期治疗效果？结合多年临床应用乌头汤辨治体会，可从以下几个方面重点研究与深入探讨，对提高临床运用乌头汤能力及辨治技能有一定帮助和借鉴。

一、方药思考

乌头汤由麻黄三两（9g），芍药三两（9g），黄芪三两（9g），甘草炙、三两（9g），川乌（㕮咀、以蜜二升、煎取一升、即出乌头）五枚（10g 或 15g）所组成，对此只有从多方位、多角度、多层次研究其作用及病位、配伍及用量，才能学好用活乌头汤辨治诸多疑难杂病。

诠释用药要点：方中乌头逐寒除湿，通利关节；黄芪益气固表，补益营卫；麻黄宣发营卫，通利关节；芍药养血补血，缓急止痛；甘草益气补中。又，方中用川乌、麻黄散寒温通，麻黄偏于辛温透散，川乌偏于温热逐寒；黄芪、甘草益气，黄芪偏于固表，甘草偏于缓急；芍药补血缓急止痛。方药相互为用，以益气蠲邪，通利关节为主。

剖析方药配伍：乌头与麻黄，属于相使配伍，散寒通络止痛；黄芪与甘草，属于相须配伍，增强益气固护；芍药与甘草，属于相使配伍，益气补血缓急；麻黄与黄芪，属于相使配伍，麻黄辛散温通助黄芪固表，黄芪甘温益气助麻黄温通；麻黄、乌头与甘草，属于相使配伍，散寒之中兼以益胃。

124

权衡用量比例：麻黄与乌头用量比例是 3：5，提示药效宣发与逐寒之间的用量调配关系，以治寒痛；黄芪与甘草用量比例是 1：1，提示药效益气固表与益气缓急之间的用量调配关系，以治气虚；芍药与甘草用量比例是 1：1，提示药效补血缓急与益气缓急之间的用量调配关系，以治急痛；麻黄、乌头与甘草用量比例是 3：5：3，提示药效散寒与益气之间的用量调配关系，以治寒凝。又，方中用药 5 味，辛散温通药 2 味如麻黄、川乌，用量总和是 19g；益气药 2 味如黄芪、甘草，用量总和是 18g；补血缓急药 1 味如白芍，用量是 9g；其用量比例是近 2：2：1。从用量分析方药主治，病是气虚寒湿痹证。

二、方证探索

1. 思辨"病历节"

张仲景论乌头辨治病历节的病变部位，既可能是以肌肉关节病变为主之疼痛，又可能是以肌肉关节病变为主之僵硬，也可能是肌肉关节病变为主之僵硬疼痛，也可辨治外感内伤夹杂之疼痛或僵硬。在临床中无论是辨治肌肉关节病变为主之疼痛，还是辨治肌肉关节病变为主之疼痛僵硬的病变证机都是寒凝夹气血虚，乌头汤辨治肌肉关节疼痛或僵硬的作用特点是温补。

2. 思辨"不可屈伸"

张仲景论乌头汤辨治不可屈伸的病变属性，既可能是以筋脉关节病变为主之活动受限或僵硬疼痛，又可能是以脏腑病变为主之活动受限或僵硬疼痛，也可辨治外感内伤夹杂之活动受限或僵硬疼痛。在临床中无论是辨治肌肉关节病变为主之活动受限或僵硬疼痛，还是辨治脏腑病变为主之活动受限或僵硬疼痛的病变证机都是寒凝不通，气血不荣，乌头汤辨治活动受限或僵硬疼痛的作用特点是温阳散寒，补益气血。

3. 思辨"脚气疼痛"

张仲景论乌头汤辨治脚气疼痛的病变属性，既可能是以肌肉筋脉病变为主之肿胀或僵硬疼痛，又可能是以筋脉骨节病变为主之肿胀或僵硬疼痛，也可辨治外感内伤夹杂之肿胀或僵硬疼痛。在临床中无论是辨治肌肉筋脉病变为主之肿胀或僵硬疼痛，还是辨治筋脉骨节病变为主之肿胀或僵硬疼痛的病变证机都是寒湿浸淫，气血不荣，乌头汤辨治肿胀或僵硬疼痛的作用特点是温阳化湿，补益气血。

乌头汤组成 5 味药中，既能温阳又能燥湿，既能益气又能补血，还能缓急止痛，因病证表现而发挥治疗作用。方药虽有其各自作用的特殊性，但组方合用更具有聚合作用，其聚合作用以温补为主，兼以止痛。可见，乌头汤所有用药只针对病变属性，而不局限于针对病变部位，运用乌头汤针对病变证机只要是寒凝气血虚，即可选用乌头汤为基础方进行变化，都能取得辨治诸多疑难杂病的最佳效果。

三、运用须知

张仲景设乌头汤用法有三：①以水煎煮麻黄、芍药、黄芪、甘草约 10 分钟，去滓；②以蜜煎煮乌头约 30 分钟，去乌头；③将水煎药液与蜜煎药液合并，再煎约 10 分钟。第 1 次服用煎煮药液 1/3，若取得治疗效果，止后服；若未达到治疗目的，当继续服用，以达到治疗目的为止。

张仲景设方用乌头用量为 5 枚约 15g，用之若有不当则会引起中毒，所以运用乌头必须重视煎煮时间与方法。煎煮乌头方法有三：①以水煎煮乌头约 50 分钟。②以蜜煎煮乌头约 30 分钟。③乌头与生姜同煎煮，生姜既能增强散寒止痛，又能减弱乌头毒性。

四、方证辨病

（1）风湿性关节炎、类风湿性关节炎、骨质增生、肌肉风湿等，临床表现为疼痛，因寒因劳累加重，舌质淡，苔白为用方辨治要点。

（2）支气管肺炎、支气管哮喘、慢性阻塞性肺疾病等，临床表现以咳嗽，气喘，咯白痰，舌质淡，苔白为用方辨治要点。

（3）风湿性心脏病、肺源肺心脏病、房性心动过缓、房室传导阻滞、冠心病、病毒性心肌炎、血栓性静脉炎等，临床表现以心悸，心痛，肢痛，厥逆，舌质淡，苔白为用方辨治要点。

五、案例解读

运用乌头汤方证的特点是审明病变证机，而不局限于病变部位，只要辨清病变是寒凝气血虚，即可以法选用治之。

1. 风湿性关节炎、痛风

史某，男，46 岁。有多年风湿性关节炎、痛风病史，近由病友介绍前来诊治。刻诊：全身肌肉关节僵硬疼痛，受凉加重，关节活动不利，倦怠乏力，手足不温，怕冷，脚趾及脚跟发热疼痛（尿酸 672μmol/L），口腻口苦，舌质淡红，苔腻黄白夹杂，脉沉。辨为寒热湿夹虚证，治当散寒祛湿，益气清热，给予乌头汤汤与牡蛎泽泻散合方加味，制川乌 10g，麻黄 10g，白芍 10g，黄芪 10g，牡蛎 15g，泽泻 15g，蜀漆 15g，天花粉 15g，海藻 15g，商陆 15g，葶苈子 15g，生附子 3g，炙甘草 10g。6 剂，以水 800～1000mL，浸泡 30 分钟，大火烧开，小火煎煮 40 分钟，每次服用 150mL；第 2 次煎煮 15 分钟；第 3 次煎煮若水少可酌情加水，煎煮 15 分钟，每日 1 剂，分 3 次服。

二诊：全身肌肉关节僵硬疼痛略有减轻，仍怕冷，以前方变生附子为 6g，6 剂。

三诊：全身肌肉关节僵硬疼痛较前又有减轻，脚趾及脚跟发热疼痛略有好转，以前方 6 剂继服。

四诊：全身肌肉关节僵硬疼痛较前又有减轻，手足不温、怕冷明显好转，以前方 6 剂继服。

五诊：脚趾及脚跟发热疼痛（尿酸 516μmol/L）较前又有减轻，以前方 6 剂继服。

六诊：全身肌肉关节僵硬疼痛较前又有明显减轻，脚趾及脚跟发热疼痛较前好转，以前方 6 剂继服。

七诊：全身肌肉关节僵硬疼痛基本消除，脚趾及脚跟发热疼痛较前好转，以前方 12 剂继服。

八诊：脚趾及脚跟发热疼痛（428μmol/L）较前又有减轻，全身肌肉关节僵硬疼痛未再发作，又以前方治疗 40 余剂，诸症悉除，经复查尿酸

335μmol/L；为了巩固疗效，以前方变汤剂为散剂，每次 6g，每日分早、中、晚服。随访 1 年，一切尚好。

用方体会：根据全身肌肉关节僵硬疼痛、受凉加重辨为寒，再根据倦怠乏力、手足不温辨为阳虚，因脚趾及脚跟发热疼痛、口苦口腻辨为湿热，又因舌质淡红、苔腻黄白夹杂辨为寒热夹杂，以此辨为寒热湿夹虚证。方以乌头汤温阳散寒，补益气血，缓急止痛；以牡蛎泽泻散渗利湿热，软坚散结，加生附子温壮阳气。方药相互为用，以取其效。

2. 冠心病心绞痛、室性心动过缓

谢某，男，62 岁。有多年冠心病心绞痛、室性心动过缓病史，近由病友介绍前来诊治。刻诊：心胸疼痛剧烈如针刺，肩背牵引疼痛，因寒加重，手足不温，心悸，胸闷，头晕目眩，舌质暗淡夹瘀紫，苔薄白，脉沉弱略涩。辨为虚寒夹瘀证，治当温阳益气，活血化瘀，给予乌头汤、茯苓四逆汤与失笑散合方，制川乌 10g，麻黄 10g，白芍 10g，黄芪 10g，茯苓 12g，生附子 5g，干姜 5g，五灵脂 10g，红参 6g，蒲黄 10g，炙甘草 6g。6 剂，以水 800～1000mL，浸泡 30 分钟，大火烧开，小火煎煮 40 分钟，每次服用 150mL；第 2 次煎煮 15 分钟；第 3 次煎煮若水少可酌情加水，煎煮 15 分钟，每日 1 剂，分 3 次服。

二诊：心胸疼痛略有减轻，仍头晕目眩，以前方变红参为 10g，加白术 10g，6 剂。

三诊：心胸疼痛较前又有减轻，心悸、倦怠乏力好转，以前方 6 剂继服。

四诊：心胸疼痛较前又有减轻，头晕目眩基本消除，以前方 6 剂继服。

五诊：心胸疼痛较前又有减轻，仍有胸闷，以前方加薤白 24g，6 剂。

六诊：心胸疼痛基本消除，胸闷明显好转，以前方 6 剂继服。

七诊：诸症基本消除，又以前方治疗 60 余剂，诸症悉除；为了巩固疗效，又以前方变汤剂为散剂，每次 3g，每日分早、中、晚服。随访 1 年，一切尚好。

用方体会：根据心胸疼痛、因寒加重辨为寒，再根据心悸、倦怠乏力辨为气虚，因手足不温、脉沉弱辨为阳虚，又因舌质暗淡夹瘀紫、脉沉弱

略涩辨为瘀，以此辨为虚寒夹瘀证。方以乌头汤温阳散寒，益气补血，缓急止痛；以茯苓四逆汤温壮阳气，益气止痛；以失笑散活血化瘀止痛。方药相互为用，以取其效。

3. 股骨头坏死、慢性胃炎

刘某，男，43 岁。有多年慢性胃炎病史，3 年前因腰胯疼痛经检查诊断为股骨头缺血性坏死，近由病友介绍前来诊治。刻诊：两侧腰胯腿沉重僵硬疼痛，受凉加重，行走不便，胃脘痞满疼痛，喜热怕冷，不思饮食，大便溏泄，手足不温，倦怠乏力，口腻，舌质暗淡夹瘀紫，苔白腻，脉沉弱。辨为寒痰瘀夹虚证，治当温化寒痰，健脾益气，活血化瘀，给予乌头汤、桂枝人参汤、小半夏汤与失笑散合方，制川乌 10g，麻黄 10g，黄芪 10g，白芍 10g，生半夏 24g，生姜 24g，桂枝 12g，白术 10g，干姜 10g，红参 10g，五灵脂 10g，蒲黄 10g，炙甘草 12g。6 剂，以水 800 ~ 1000mL，浸泡 30 分钟，大火烧开，小火煎煮 40 分钟，每次服用 150mL；第 2 次煎煮 15 分钟；第 3 次煎煮若水少可酌情加水，煎煮 15 分钟，每日 1 剂，分 3 次服。

二诊：腰胯腿沉重僵硬疼痛减轻，仍不思饮食，以前方加生山楂 24g，6 剂。

三诊：腰胯腿沉重僵硬疼痛较前又有减轻，饮食较前好转，以前方 6 剂继服。

四诊：腰胯腿沉重僵硬疼痛较前又有减轻，胃脘痞满疼痛好转，以前方 6 剂继服。

五诊：腰胯腿沉重僵硬疼痛较前又前减轻，胃脘痞满疼痛明显好转，以前方 6 剂继服。

六诊：腰胯腿沉重僵硬疼痛较前又有减轻，胃脘痞满疼痛基本消除，以前方 6 剂继服。

七诊：腰胯腿沉重僵硬疼痛较前明显减轻，胃脘痞满疼痛未再发作，以前方 6 剂继服。

八诊：腰胯腿沉重僵硬疼痛基本趋于缓解，又以前方治疗 120 余剂，诸症基本消除；为了巩固疗效，又以前方变汤剂为散剂，每次 6g，每日分早、中、晚服。随访 2 年，一切尚好。

用方体会：根据腰胯腿沉重僵硬疼痛、遇冷加重辨为寒痰，再根据胃脘痞满疼痛、喜热怕冷辨为脾胃虚寒，因倦怠乏力辨为气虚，又因口腻、苔白腻辨为寒痰，以此辨为寒痰瘀夹虚证。方以乌头汤温阳益气，补血缓急；以小半夏汤醒脾燥湿化痰；以失笑散活血化瘀止痛。方药相互为用，以取其效。

4.神经性头痛、颈椎增生、慢性支气管炎

许某，女，41岁。有多年神经性头痛、颈椎增生、慢性支气管炎病史，近由病友介绍前来诊治。刻诊：头痛剧烈，似寒气走入头中，受凉或月经期加重，经期夹血块，颈椎僵硬疼痛，活动不利，倦怠乏力、手足不温，咳嗽，痰多清稀，胸闷，舌质暗淡夹瘀紫，苔白厚腻，脉沉弱。辨为寒痰瘀夹虚证，治当温化寒痰，益气化瘀，给予乌头汤、四逆加人参汤、小青龙汤与失笑散合方，制川乌10g，麻黄10g，白芍10g，黄芪10g，生半夏12g，桂枝10g，细辛10g，干姜10g，生附子5g，红参3g，五味子12g，五灵脂10g，蒲黄10g，炙甘草10g。6剂，以水800~1000mL，浸泡30分钟，大火烧开，小火煎煮40分钟，每次服用150mL；第2次煎煮15分钟；第3次煎煮若水少可酌情加水，煎煮15分钟，每日1剂，分3次服。

二诊：头痛减轻，颈椎僵硬疼痛略有缓解，以前方6剂继服。

三诊：头痛、颈椎僵硬疼痛较前又有减轻，咳嗽好转，以前方6剂继服。

四诊：头痛、颈椎僵硬疼痛较前又有减轻，咳嗽又有好转，仍倦怠乏力，以前方变红参为6g，6剂。

五诊：头痛基本消除，颈椎僵硬疼痛较前又有减轻，咳嗽明显好转，以前方6剂继服。

六诊：头痛未再发作，颈椎僵硬疼痛明显减轻，痰多清稀基本消除，以前方6剂继服。

七诊：颈椎僵硬疼痛基本趋于缓解，咳嗽基本消除，以前方12剂继服。

八诊：头痛未再发作，咳嗽消除，其余诸症基本趋于平稳，又以前方治疗60余剂，诸症悉除；为了巩固疗效，又以前方变汤剂为散剂，每次6g，每日分早、中、晚服。随访1年，一切尚好。

　　用方体会：根据头痛剧烈、似寒气走入头中辨为寒凝，再根据月经期头痛加重，经期夹血块辨为瘀血，因手足不温、倦怠乏力辨为阳虚，又因咳嗽、痰多清稀辨为寒饮郁肺，以此辨为寒痰瘀夹虚证。方以乌头汤攻逐寒气，缓急止痛；以四逆加人参汤温壮阳气，益气止痛；以小青龙汤温肺降逆，止咳化痰；以失笑散活血化瘀止痛。方药相互为用，以取其效。

附：乌头汤与半夏泻心汤合方

关节疼痛是诸多骨关节病变的主要症状，也是比较难治的症状之一。结合数年临床治病用方体会，认为乌头汤是辨治寒凝夹气血虚痹证的基本代表方，半夏泻心汤是辨治脾胃寒热夹虚证的基本代表方，而选用乌头汤与半夏泻心汤合方则是辨治筋脉肌肉关节疼痛的最佳用方。于此试将运用乌头汤与半夏泻心汤合方辨治筋脉关节疼痛临床体会介绍如下。

一、权衡病变病因及治则

关节疼痛的原因有软组织性、软骨性、骨性、炎症性、肿瘤性，以及自身免疫系统疾病和骨质疏松等。中医辨治筋脉关节疼痛如借鉴现代医学理论可拓展认识思维及提升诊治技能。中医辨识现代医学骨关节病变的原因主要有寒凝、热灼、痰阻、瘀结、气虚，权衡寒、热、痰、瘀、虚病变证机，既有其相对独立性又有其相互夹杂性，独立性及规律性是以筋脉关节病变为核心，夹杂性及变化性是以症状表现为特征。辨治筋脉关节疼痛既要从规律性中寻找治病的基本点及切入点，又要从变化性中把握治病用药的主导性及主次性。

研究筋脉关节生理特性以动静为主，动以阳气为温通，静以津血为滋润，阳气津血是维持筋脉关节动静的基本要素。筋脉关节得阳气温煦以屈伸自如，得津血滋润以柔和滑利，亦即筋脉关节之动静是以津血滋润为基础，以阳气温煦为活力，其间相互为用，相互维系，互生互化，以行使筋脉关节之动静结合，和畅通调。

筋脉关节疼痛病变的原因尽管诸多，可阴寒之邪者最为常见，特别是阴寒病变可演变为诸多夹杂病变。辨识筋脉关节病变只有多层次、全方位、多角度地深入研究与探索，才能辨清关节疼痛病变本质，如阴寒肆虐筋脉关节，凝结经气，阻塞脉络，症状表现以疼痛为主；因寒凝不通，不通即郁，郁滞日久，寒可化热，以此可演变为阴寒夹热；又因阴寒凝结，脉络滞涩，血行不利，以此可演变为阴寒夹瘀以痛如针刺为主；更因阴寒阻遏阳气，阳不化津，津为寒聚，结聚不行，以此可演变为阴寒夹痰以疼痛酸沉困重为主；寒凝伤阳，阳及于气，气虚不摄，以此可演变为阴寒夹气虚以活动加重为主，辨识寒凝、热灼、痰阻、瘀结、气虚之病变，既要辨清其独有的规律性及特殊性，又要辨别其相互的夹杂性及多变性。

辨治寒凝筋脉关节疼痛，治以温通为主，兼以滋润；又因寒郁化热，治以散寒兼清热；津聚为痰，治以散寒兼化痰；寒结生瘀，治以散寒兼活血；气虚不温，治以散寒兼益气。总之，治病务必审明病变证机之不同，辨清病变证机之间的夹杂性，选择治疗方药以合方为基础，并能及时调整方药用量的随机性、针对性及切机性。

二、思辨病变属性与方药

1. 寒性关节疼痛与乌头汤

乌头汤由麻黄三两（9g），芍药三两（9g），黄芪三两（9g），炙甘草三两（9g），川乌（㕮咀，以蜜二升，煎取一升，即出乌头）五枚（10g）所组成。辨治"病历节，不可屈伸，疼痛"，"治脚气疼痛，不可屈伸"。辨识骨关节病变有炎症、移位、增生、坏死等，症状表现多以疼痛因寒加重为主。方中川乌、麻黄散寒温通，麻黄辛温透散，川乌温热逐寒；黄芪、甘草益气，黄芪固表，甘草缓急；芍药补血缓急止痛。又，乌头与麻黄属于相使配伍，散寒通络止痛；黄芪与甘草属于相须配伍，增强益气固护；芍药与甘草属于相使配伍，益气补血缓急；麻黄与黄芪属于相使配伍，麻黄辛散温通助黄芪固表，黄芪甘温益气助麻黄温通；麻黄、乌头与甘草属于相使配伍，散寒之中兼以益胃。方药相互为用，重在温阳散寒，次在益气补血，是辨治寒性关节疼痛的最佳基础用方。

2. 关节疼痛与半夏泻心汤

半夏泻心汤由半夏（洗）半升（12g），黄芩三两（9g），人参三两

（9g），干姜三两（9g），甘草三两（9g），黄连一两（3g），大枣（擘）十二枚所组成。辨治"但满而不痛者，此为痞"，"呕而肠鸣，心下痞者"。方中黄连、黄芩清热燥湿；人参、大枣、甘草补益中气，调荣养卫，兼以生津；半夏、干姜辛开苦降，半夏偏于降逆燥湿，干姜偏于温中散寒。又，黄连与黄芩属于相须配伍，增强清热燥湿之功；干姜与半夏属于相使配伍，干姜助半夏降逆止呕，半夏助干姜温中散寒；人参与大枣、甘草属于相须配伍，健脾益气，生化气血；黄连、黄芩与干姜、半夏属于相反配伍，黄连、黄芩苦寒清热燥湿，并制约干姜、半夏温中化热，干姜、半夏温中降逆，并制约黄连、黄芩苦寒伤阳；半夏、干姜与人参、大枣、甘草属于相使配伍，半夏、干姜助人参、大枣、甘草益气化阳，人参、大枣、甘草助半夏、干姜健脾醒脾，益气开胃。方药相互为用，以寒热平调，消痞散结为主。

辨治筋脉关节疼痛，用药稍有不当即可能伤及脾胃，可演变为药物性胃炎。辨治筋脉关节疼痛及药物性胃炎，选方用药较难，用药不当又可能引起诸多新的病证表现。临证选用半夏泻心汤与乌头汤合方，既可增强治疗作用又可避免用药弊端。

3.热性筋脉关节疼痛与乌头汤、半夏泻心汤

热性筋脉关节疼痛用药必清热，可筋脉关节的生理特性是以温通为主，清热虽可治热，可又有寒凝，凝则不利筋脉关节温通。再则筋脉关节温通受阻又可加重筋脉关节疼痛。辨治热性筋脉关节疼痛，既要选用清热药又要配伍温通药，只有兼顾才能更好地既清热求本又能温通以顺应其生理特性。辨治寒性关节疼痛的最佳用方是乌头汤，而辨治热性筋脉关节疼痛应以乌头汤合方为最佳。仅用乌头汤虽可温通但不利于清热，只有与半夏泻心汤合方，才能以乌头汤温通关节，和利筋脉；以半夏泻心汤清热益气温通，才能达到既清热治病又能兼顾筋脉关节的生理特性。在通常情况下用黄连10g，黄芩15g，生半夏12g，红参10g，干姜10g，大枣12枚，麻黄10g，生白芍10g，黄芪10g，生川乌10g，生甘草10g，处方中加大黄连、黄芩用量，亦可因病证变化酌情加味用药，以清透肌肉关节郁热。

4.寒性筋脉关节疼痛与乌头汤、半夏泻心汤

寒性筋脉关节疼痛治用乌头汤，合用半夏泻心汤，一因用乌头汤中仅

用乌头温阳散寒力量单薄，还需配干姜既可增强乌头温阳散寒之效，又可减弱乌头峻烈之毒性；二因用乌头温阳散寒的同时又有温燥伤胃之弊，大枣助甘草既可温益胃气，又可削弱乌头之毒性；三因用乌头易温热化燥，黄连、黄芩既可制约乌头之温热燥烈，又可兼清郁热，同时用黄连、黄芩者，有郁热以清郁热，若无郁热可制约温热药化燥伤阴；四因病变寒凝阳伤津不化，寒痰内生，用半夏既可助乌头降泄散寒，又可燥湿化痰；五因仅用黄芪益气力薄，与人参配伍以增益气之用。可见合理运用乌头汤与半夏泻心汤合方辨治寒性筋脉关节疼痛，既可增强药物间相互作用，又能使药物相互制约、相互促进。在通常情况下用黄连3g，黄芩10g，生半夏12g，红参10g，干姜20g，大枣12枚，麻黄10g，炒白芍10g，黄芪10g，生川乌10g，炙甘草10g，处方中用黄连、黄芩原量，亦可因病证变化酌情加味用药，以温通肌肉关节寒郁。

5.病变演变为夹杂性与乌头汤、半夏泻心汤

辨识筋脉关节疼痛的病变证机，既有其独立性，又有其夹杂性。夹杂性是症状表现多样性及错综性的根源，如病变以寒为主而夹热，用黄连、黄芩兼以清热；病变以寒为主而夹痰，用半夏兼以燥湿化痰，乌头配半夏以增温化燥湿涤痰之用；病变以寒为主夹瘀者，可配伍五灵脂兼以活血化瘀，人参配五灵脂能益气帅血行瘀；病变以寒为主夹虚者，用黄芪、人参、大枣、甘草以益气补虚；病变以寒、热、痰、瘀、虚夹杂者，方中乌头、麻黄、干姜散寒通络，黄连、黄芩清热燥湿，半夏燥湿化痰，芍药补血缓急止痛；人参、黄芪、大枣、甘草益气，加五灵脂活血化瘀止痛。可见辨治病变复杂选用乌头汤与半夏泻心汤合方，并能随机应变而调整方药用量，以治疗颈椎、胸椎、腰椎病变以及风湿性关节炎、类风湿关节炎、强直性脊柱炎等，常常可取得较好疗效。在通常情况下用麻黄10g，白芍10g，黄芪10g，生川乌10g，红参10g，生半夏12g，黄连10g，黄芩15g，大枣12枚，干姜10g，炙甘草10g，处方中加大黄连、黄芩用量，亦可因病证变化酌情加味用药，以清温通肌肉关节病变。

乌头汤与半夏泻心汤合方辨治肌肉关节病变，以温通为主，寒凉为次，以此审证求机变化用之，常常能取得预期治疗效果。

三、案例解读

1. 颈椎骨质增生

夏某，男，74 岁。有多年颈椎病病史，经 MRI 检查，诊断为颈椎骨质增生、生理曲度变直，$C_{3\sim4}$、$C_{4\sim5}$、$C_{5\sim6}$、$C_{6\sim7}$ 椎间盘膨出。近因颈背疼痛，手指麻木，两手握拳有肿胀感前来诊治。刻诊：颈背疼痛因寒加重，手指麻木，上肢无力，两手握拳有肿胀感，握物上举困难，手握物时臂强直，头晕，恶心，胃脘胀闷，时有视物模糊、走路不稳，口苦，舌质淡红、苔略黄腻，脉沉弱。辨为寒痹夹热气虚证，治当温阳散寒，清热益气，给予乌头汤与半夏泻心汤合方加味。处方：麻黄 10g，白芍 10g，黄芪 10g，生川乌 10g，红参 10g，生半夏 12g，黄连 3g，黄芩 10g，大枣 12 枚，干姜 10g，天花粉 6g，炙甘草 10g。6 剂，每天 1 剂，水煎服，第 1 次煎药水开后文火煮 50 分钟，第 2 次煎药水开后文火煮 30 分钟，合并分早、中、晚三服。

二诊：颈背疼痛缓解，仍然恶心，以前方加生姜 15g，12 剂。

三诊：手指麻木减轻，恶心止，以前方减生姜为 10g，12 剂。

四诊：胃脘胀闷消除，两手握拳肿胀感不明显，以前方 12 剂继服。

五诊：上肢无力好转，以前方 12 剂继服。

六诊：颈背疼痛基本消除，以前方 12 剂继服。

七诊：病情稳定，未有明显不适，以前方 12 剂继服。之后为了巩固疗效，又以前方治疗 80 余剂，诸症基本消除。随访 1 年，一切尚好。

用方提示：根据颈背疼痛、因寒加重辨为寒，再根据手指麻木、上肢无力辨为气虚，因口苦、苔黄辨为热，又因两手握拳肿胀、苔黄腻辨为痰，以此辨为寒痹夹热气虚证。方以乌头汤温阳逐寒，通痹止痛；以半夏泻心汤清热益气，散寒化痰，加天花粉清热柔筋止痛。

2. 强直性脊柱炎

梁某，女，27 岁。强直性脊柱炎病史 8 年，数经中西药治疗症状表现未能达到有效控制。经 MRI 检查示：软骨破坏、关节旁广泛脂肪沉积，双侧骶髂关节面模糊，关节间隙变窄，并见部分融合；血细胞检查：白细胞计数升高，红细胞沉降率增快。近因病情加重前来诊治。刻诊：腰及脊柱、双髋关节、脚跟疼痛如针刺，夜间痛甚，受凉加重，晨僵，行走不便，困倦乏力，手足不温，胃脘胀满，口苦，口渴欲饮水，舌质淡红边夹瘀紫，苔黄厚腻，脉沉略弱。辨为寒痹夹湿热气虚证，治当温阳散寒，清热燥湿，益气和胃，给予乌头汤与半夏泻心汤合方加味。处方：麻黄10g，白芍10g，黄芪10g，生川乌10g，红参10g，生半夏12g，黄连10g，黄芩15g，大枣12枚，干姜10g，天花粉10g，山楂24g，五灵脂10g，炙甘草10g。6剂，每天1剂，水煎服，第1次煎药水开后文火煮50分钟，第2次煎药水开后文火煮30分钟，合并分早、中、晚三服。

二诊：疼痛略有减轻，口苦止，以前方减黄芩至10g、天花粉至6g，6剂。

三诊：手足转温，夜间疼痛减轻，胃脘胀满消除，以前方12剂继服。

四诊：经复查，血细胞恢复正常，诸症较前好转，以前方12剂继服。

五诊：病情基本稳定，以前方12剂继服。

六诊：苔黄基本消除，以前方减黄连为6g，12剂。

七诊：病情趋于稳定，未有其他明显不适，以前方12剂继服。之后为了巩固疗效，又以前方治疗120余剂，诸症消除。随访1年，一切尚好。

用方提示：根据腰及脊柱、双髋关节、脚跟疼痛因受凉加重辨为寒，再根据倦怠乏力、脉弱辨为气虚，因口苦、口渴欲饮水、苔黄辨为热，又因痛如针刺、舌质淡红边夹瘀紫辨为瘀血，以此辨为寒痹夹湿热瘀滞证。方以乌头汤温阳逐寒，通痹止痛；以半夏泻心汤清热益气，散寒化痰，加天花粉清热柔筋止痛，山楂消食和胃活血，五灵脂活血止痛。

3.腰椎间盘突出症

许某，男，59岁。腰痛病史10年。MRI检查示：$L_{4~5}$椎间盘膨出并钙化、黄韧带肥厚，L_4椎体滑出，$L_{4~5}$椎小关节增生性关节炎，腰椎退行性改变。近因病情加重前来诊治。刻诊：腰椎及腰部软组织抽痛，因寒加重，疼痛放射至下肢，下肢僵硬沉重麻木，手足不温，倦怠乏力，心烦，经常牙痛及口舌溃烂，舌质淡红、苔黄腻，脉沉弱。辨为寒痹夹湿热气虚证，治当温阳散寒，清热燥湿，给予乌头汤与半夏泻心汤合方加味。处方：麻黄 10g，白芍 10g，黄芪 10g，生川乌 10g，红参 10g，生半夏 12g，黄连 12g，黄芩 15g，大枣 12 枚，干姜 10g，石膏 24g，牡丹皮 15g，炙甘草 10g。6 剂，每天 1 剂，水煎服，第 1 次煎药水开后文火煮 50 分钟，第 2 次煎药水开后文火煮 30 分钟，合并分早、中、晚三服。

二诊：沉重麻木略有减轻，以前方 6 剂继服。

三诊：牙痛及口舌溃烂消除，去石膏，以前方 6 剂继服。

四诊：诸疼痛好转，心烦止，以前方变黄连为 10g、黄芩为 10g，6 剂。

五诊：诸症状均较前明显缓解，以前方 12 剂继服。

六诊：倦怠乏力消除，其他诸症较前又有好转，以前方 12 剂继服。

七诊：下肢僵硬沉重麻木基本消除，以前方 12 剂继服。之后，为了巩固疗效，又以前方治疗 100 余剂，病情稳定，未有明显不适。随访 1 年，一切尚好。

用方提示：根据腰椎及腰部软组织抽痛、因寒加重辨为寒，再根据倦怠乏力、脉沉弱辨为气虚，因牙痛及口舌溃烂、苔黄辨为热，又因下肢僵硬沉重、苔腻辨为湿，以此辨为寒痹夹湿热气虚证。方以乌头汤温阳逐寒，通痹止痛；以半夏泻心汤清热益气，散寒化痰，加石膏清泻郁热，牡丹皮清热活血止痛。

辨识筋脉关节疼痛病变，既有热证又有寒证，更有夹瘀、夹痰、夹虚等，临证只有合理地运用乌头汤与半夏泻心汤合方，才能达到既可辨治单一的热证，又可辨治单一的寒证，更可辨治相互夹杂之病变。

枳实薤白桂枝汤

枳实薤白桂枝汤是《伤寒杂病论》中辨治心气郁证的重要用方之一，张仲景于《伤寒杂病论》中运用枳实薤白桂枝汤辨治"胸痹，心中痞，留气结在胸，胸满，胁下逆抢心"，对此张仲景既明确指出病是"胸痹"，又重点强调病变部位"心中痞"，还突出病证表现是"胁下逆抢心"，但在临床中怎样理解枳实薤白桂枝汤辨治病变的基本适应证，又怎样扩大运用枳实薤白桂枝汤辨治许多疑难病？学好枳实薤白桂枝汤辨治病证的基本思路是什么，用活枳实薤白桂枝汤辨治病证的基本准则是什么，怎样才能更好地运用枳实薤白桂枝汤辨治基本适应证、扩大辨治范围及辨治疑难病而取得预期治疗效果？结合多年临床应用枳实薤白桂枝汤辨治体会，可从以下几个方面重点研究与深入探讨，对提高临床运用枳实薤白桂枝汤能力及辨治技能有一定帮助和借鉴。

一、方药思考

枳实薤白桂枝汤由枳实四枚（4g），厚朴四两（12g），薤白半斤（24g），桂枝一两（3g），栝楼实捣、一枚（15g）所组成，对此只有从多方位、多角度、多层次研究其作用及病位、配伍及用量，才能学好用活枳实薤白桂枝汤辨治诸多疑难杂病。

1. 方药作用及病位

枳实行气破滞：橘枳姜汤中用枳实可治上焦病证，《医方考》设清气化痰丸中用枳实可治上焦肺病证；枳实栀子豉汤和厚朴栀子汤，以及枳术汤中用枳实可治中焦病证；大承气汤、小承气汤和麻子仁丸中用枳实可治下焦病证。

厚朴下气降逆：半夏厚朴汤中用厚朴可治咽喉病证；厚朴麻黄汤和桂枝加厚朴杏仁汤中用厚朴可治上焦肺病证；厚朴生姜半夏甘草人参汤中用

厚朴可治中焦病证；大承气汤、小承气汤和麻子仁丸中用厚朴可治下焦病证。

桂枝温阳通经：炙甘草汤和桂枝甘草龙骨牡蛎汤中用桂枝可治心病证，桂苓五味甘草汤和泽漆汤中用桂枝可治肺病证，黄连汤中用桂枝可治脾胃病证，肾气丸中用桂枝可治肾病证，桃核承气汤中用桂枝可治瘀热病证。

栝楼实清热化痰：栝楼薤白白酒汤和栝楼薤白半夏汤中用栝楼可治上焦病证，小陷胸汤中用栝楼可治上中焦病证，《丹溪心法》设咳血方中用栝楼仁可治肺病证。

薤白行气散瘀：枳实薤白桂枝汤中用薤白可治上焦病证，四逆散加味中用薤白可治下焦病证。

2.方药配伍及用量

诠释用药要点：方中栝楼实宽胸理气，涤痰通脉；薤白开胸理气，化痰通脉；枳实行气解郁，散结除满；厚朴行气通阳，下气消痰；桂枝温阳通脉，行滞散瘀。

剖析方药配伍：枳实与薤白，属于相使配伍，行气通阳；枳实与桂枝，属于相使配伍，行气通脉；枳实与栝楼实，属于相使配伍，行气化痰；薤白与栝楼实，属于相使配伍，宽胸行气化痰；枳实与厚朴，属于相须配伍，增强行气降逆；薤白与桂枝，属于相使配伍，行气通阳散瘀。

权衡用量比例：枳实与薤白用量比例是1:6，提示药效行气与通阳之间的用量调配关系，以治气郁；枳实与栝楼实用量比例是近1:4，提示药效行气与化痰之间的用量调配关系，以治痰气胶结；枳实与厚朴用量比例是1:4，以治气郁；桂枝与薤白用量比例是1:8，提示药效通经散瘀与通阳之间的用量调配关系，以治阳郁气滞。

二、方证探索

1.思辨"留气结在胸"

"留气结在胸"之"留"者即留守、留驻；"气"者即气不得行而壅滞；"结"者即纠结、郁结、阻结；"在"者即病邪存在、处于某部位；"胸"者即：①心胸之胸在心中，②胸肺之胸在肺中，③胸胁之胸在胸膜。

"留气"即邪气留驻郁结在心中，或肺中，或胸膜之间，亦即郁瘀痰之邪阻结在心胸或胸肺或胸膜之间，而枳实薤白桂枝汤方药相互聚合药力正是针对邪气阻结之郁瘀痰。

2. 思辨"心中痞"

"心中痞"之"心"者，病变部位在心脏；"中"者，中间，或在内，亦即病变所处部位；"痞"者，满闷、痞塞或疼痛，亦即满闷者较轻，病以气机壅滞不畅为主，兼有痰瘀；痞塞者，病以气机阻滞不利为主，兼有郁瘀，疼痛者较重，病以气机梗阻不通，兼有痰瘀。"心中痞"即心中痞闷阻塞，病变证机是心气郁滞，阳气被遏，瘀从郁生，痰瘀为患；而枳实薤白桂枝汤中用枳实、厚朴可理心气，降浊气；桂枝可通心脉，行心血；薤白可通心阳，行血脉；《本草汇言》曰栝楼"入手少阴"可行心气，化心痰，方药正好能辨治"心中痞"。

3. 思辨"胸满"

"胸满"之"满"，①心胸之胸满，邪气郁滞，处于心中，病以心中满闷、胸中阻塞、上气不接下气为主；②胸肺之胸满，邪气郁结，处于肺中，病以肺中痰盛、呼吸不畅、胸中满闷痞胀为主；③胸胁之胸满，邪气胶结，处于胸胁，病以饮逆胸胁、脉络不通、浊气逆行心胸胁肋为主。"胸满"病变部位既可在心，又可在肺，更可在胸膜，而枳实薤白桂枝汤中用枳实、厚朴可行心气，降肺气，理胸膜；桂枝可通心脉，化肺饮，温通胸膜脉络；薤白可通心阳，化肺痰，开胸通络；栝楼实可宽心气，祛肺痰，爕理胸胁脉络。

4. 思辨"胁下逆抢心"

"胁下逆抢心"之解释：①胁者，胸胁之胁，胁肋之胁；②下者，里也，内也，病变在胸胁之内，或在胁肋之里；③逆者，邪气留结，逆乱妄行；④抢者，抢占，霸占，攻占，引申为波及、牵引，亦即邪气由此及彼；⑤心者，心胸，部位概念。"胁下逆抢心"，亦即胸胁病变可及于心，心胸病变可及于胁肋，病变证机是郁瘀痰，枳实薤白桂枝汤功效为行气散瘀化痰。

枳实薤白桂枝汤中用枳实、厚朴行气，降浊；桂枝通经，理血，散瘀；

薤白通阳，行气，理血；瓜蒌实行气，涤痰，兼润。方药虽有其各自作用的特殊性，但组方合用更具有聚合作用，其聚合作用以行气为主，兼以理血涤痰，针对病变证机是郁瘀痰，病证表现是痞塞、疼痛和满闷，病变部位可在心，又可在肺，更可在胸膜，以此认识、理解和运用枳实薤白桂枝汤，才能辨治诸多疑难杂病。

三、运用须知

张仲景设枳实薤白桂枝汤用法：先煎枳实、厚朴约 15 分钟，再纳入薤白、瓜蒌、桂枝煎煮约 5 分钟，去滓，每日分 3 次服。

四、方证辨病

（1）冠心病、肺源性心脏病、风湿性心脏病、心肌炎、心律不齐、室性心动过速等，临床表现以心痛，胸闷，舌质淡红，苔薄为用方辨治要点。

（2）支气管炎、支气管哮喘、阻塞性肺疾病、间质性肺疾病等，表现以咳喘，胸闷，舌质淡红，苔薄为用方辨治要点。

（3）胸膜炎、肋间神经痛等，表现以胸痛，胸闷，舌质淡红，苔薄为用方辨治要点。

五、案例解读

运用枳实薤白桂枝汤方证的特点是审明病变证机，而不局限于病变部位，只要辨清病变是郁瘀痰，即可以法选用治之。

1. 冠心病、慢性胆囊炎

孙某，女，62 岁。有多年冠心病、慢性胆囊炎病史，近由病友介绍前来诊治。刻诊：胸闷胸满，心痛，因情绪异常加重，胁肋脘腹胀满，不思饮食，倦怠乏力，手足不温，口苦，舌质红，苔腻黄白夹杂，脉沉弱。辨为心胆气郁，寒热夹虚证，治当通阳行气，温阳清热，健脾益气，给予枳实薤白桂枝汤与半夏泻心汤合方，枳实 5g，厚朴 12g，薤白 24g，桂枝 3g，全瓜蒌 15g，黄连 3g，黄芩 10g，干姜 10g，红参 10g，生半夏 12g，大枣 12枚，生附子 5g，炙甘草 10g。6 剂，以水 800～1000mL，浸泡 30 分钟，大火烧开，小火煎煮 40 分钟，每次服用 150mL；第 2 次煎煮 15 分钟；第 3 次煎煮若水少可酌情加水，煎煮 15 分钟，每日 1 剂，分 3 次服。

二诊：胸闷胸满、心痛减轻，以前方 6 剂继服。

三诊：胸闷胸满、心痛又有减轻，仍倦怠乏力，以前方加白术 10g，6 剂。

四诊：胸闷胸满、心痛较前又有减轻，仍有不思饮食，以前方加生山楂 24g，6 剂。

五诊：胸闷胸满、心痛较前又有减轻，胁肋脘腹胀痛基本消除，以前方 6 剂继服。

六诊：胸闷胸满、心痛基本解除，仍有口苦，以前方变黄连为 6g，6 剂。

七诊：口苦消除，以前方 6 剂继服。

八诊：诸症基本消除，又以前方治疗 30 余剂，诸症悉除。之后，为了巩固疗效，以前方变汤剂为散剂，每次 6g，每日分早、中、晚服。随访 1 年，一切尚好。

用方提示：根据胸闷胸满、心痛、因情绪异常加重辨为心气郁，再根据胁肋脘腹胀满、不思饮食辨为脾胃气滞，因倦怠乏力、脉沉弱辨为虚，又因手足不温辨为寒，又因口苦、舌质红辨为湿热，以此辨为心胆气郁，寒热夹虚证。方以枳实薤白桂枝汤通阳宽胸，行气降逆；以半夏泻心汤温阳散寒，清热燥湿，健脾益气，加生附子温壮阳气。方药相互为用，以奏其效。

2. 慢性胃炎、结核性胸膜炎

史某，女，43 岁。有多年慢性胃炎病史，2 年前又被诊断为结核性胸膜炎，近由病友介绍前来诊治。刻诊：胃痛胃胀，食凉加重，不思饮食，轻微咳嗽，胸胁胀闷困痛，因劳累及情绪异常加重，倦怠乏力，手足冰凉，舌质淡，苔白腻，脉沉弱。辨为气郁痰阻，脾胃虚寒证，治当行气化痰，健脾益气，给予枳实薤白桂枝汤、桂枝人参汤与小半夏汤合方加味，枳实 5g，厚朴 12g，薤白 24g，桂枝 12g，全瓜蒌 15g，生半夏 24g，生姜 24g，红参 10g，白术 10g，干姜 10g，生附子 5g，炙甘草 12g。6 剂，以水 800 ~

1000mL，浸泡30分钟，大火烧开，小火煎煮40分钟，每次服用150mL；第2次煎煮15分钟；第3次煎煮若水少可酌情加水，煎煮15分钟，每日1剂，分3次服。

二诊：胃痛胃胀减轻，仍咳嗽，以前方加麻黄10g，6剂。

三诊：胃痛胃胀减轻，咳嗽明显好转，以前方6剂继服。

四诊：胸胁胀闷困痛好转，情绪较前好转，以前方6剂继服。

五诊：胃痛胃胀基本消除，以前方6剂继服。

六诊：胃痛胃胀未再发作，胸胁胀闷困痛较前又有好转，以前方6剂继服。

七诊：胸胁胀闷困痛较前又有好转，仍手足冰凉，以前方变生附子为6g，6剂。

八诊：诸症基本消除，又治疗治疗40余剂，诸症悉除。随访1年，一切尚好。

用方提示：根据胃痛胃胀、食凉加重辨为胃寒，再根据胸胁胀闷困痛、因情绪异常加重辨为气郁，因手足冰凉辨为阳虚，又因困痛、苔白厚腻辨为痰，以此辨为气郁痰阻，脾胃虚寒证。方以枳实薤白桂枝汤通阳宽胸，行气化痰；以桂枝人参汤温阳散寒，健脾益气；以小半夏汤醒脾降逆，燥湿化痰。方药相互为用，以奏其效。

3.风湿性心脏病、慢性支气管炎

牛某，女，49岁。有多年风湿性心脏病、慢性支气管炎病史，虽经中西药治疗但未能有效控制症状，近由病友介绍前来诊治。刻诊：心悸，胸闷，气短，咳嗽，气喘，痰多色白，呼吸不利，时有胸痛如刺，怕冷，因情绪异常加重，舌质暗淡夹瘀紫，苔白腻，脉沉弱略涩。辨为气郁痰阻，肺寒夹瘀证，治当行气解郁，温肺降逆，活血化瘀，给予枳实薤白桂枝汤、麻黄汤、理中丸与失笑散合方，枳实4g，厚朴12g，薤白24g，桂枝6g，全瓜蒌15g，麻黄10g，杏仁15g，红参10g，白术10g，干姜10g，蒲黄10g，五灵脂10g，炙甘草10g。6剂，以水800～1000mL，浸泡30分钟，大火烧开，小火煎煮40分钟，每次服用150mL；第2次煎煮15分钟；第3次煎煮若水少可酌情加水，煎煮15分钟，每日1剂，分3次服。

二诊：心悸，气短好转，咳嗽减轻，以前方6剂继服。

三诊：胸闷减轻，心悸、气短较前又在好转，仍怕冷，以前方加生附子3g，6剂。

四诊：呼吸不利好转，痰多基本消除，以前方6剂继服。

五诊：气短较前好转，气喘减轻，以前方6剂继服。

六诊：气喘、咳嗽基本消除，仍有心悸，以前方变红参为12g，6剂。

七诊：诸症趋于稳定，又以前方治疗60剂，诸症基本消除。之后，为了巩固疗效，以前方变汤剂为散剂，每次服6g，每日分早、中、晚服。随访1年，一切尚好。

用方提示：根据心悸、胸闷、因情绪异常加重辨为气郁，又根据心悸、气短、脉沉弱辨为气虚，因胸痛如刺、舌质暗淡夹瘀斑辨为瘀血，又因咳嗽、痰多色白辨为寒痰郁肺，以此辨为气郁痰阻，肺寒夹瘀证。方以枳实薤白桂枝汤行气通阳，宽胸化痰，散瘀通脉；以麻黄汤宣肺降逆，止咳化痰；以理中丸温阳健脾；以失笑散活血化瘀止痛。方药相互为用，以奏其效。

4.支气管哮喘、慢性胃炎

李某，男，61岁。有多年支气管哮喘、慢性胃炎病史，近由病友介绍前来诊治。刻诊：哮喘，胸中喉中痰鸣，胸胁胀闷，咯痰色白，动则气喘，胃脘痞满，不思饮食，手足不温，口苦，舌质红，苔腻黄白夹杂，脉沉弱。辨为气郁痰阻，寒热夹虚证，治当通阳行气，宽胸化痰，清热益气，给予枳实薤白桂枝汤、麻黄汤与半夏泻心汤合方，枳实5g，厚朴12g，薤白24g，桂枝6g，麻黄10g，杏仁15g，全瓜蒌15g，黄连3g，黄芩10g，干姜10g，生半夏12g，红参10g，大枣12枚，炙甘草10g。6剂，以水800～1000mL，浸泡30分钟，大火烧开，小火煎煮40分钟，每次服用150mL；第2次煎煮15分钟；第3次煎煮若水少可酌情加水，煎煮15分钟，每日1剂，分3次服。

二诊：哮喘减轻，胃痛好转，以前方6剂继服。

三诊：胸中痰鸣减轻，饮食较前好转，以前方6剂继服。

四诊：哮喘明显好转，喉中痰鸣减轻，以前方6剂继服。

五诊：胃痛基本消除，仍口苦明显，以前方变黄连为 6g，6 剂。

六诊：哮喘、痰鸣趋于缓解，以前方 6 剂继服。

七诊：诸症基本解除，以前方 30 余剂，诸症悉除。之后，为了巩固疗效，以前方变汤剂为散剂，每次 10g，每日分早、中、晚服。随访 1 年，一切尚好。

用方提示：根据哮喘、胸胁胀闷辨为气郁，再根据咯痰色白辨为肺寒，因动则气喘、脉沉弱辨为气虚，又因口苦、舌质红辨为热，更因苔黄白夹杂辨为寒热夹杂，以此辨为气郁痰阻，寒热夹虚证。方以枳实薤白桂枝汤通阳宽胸，行气化痰；以麻黄汤温肺散寒；以半夏泻心汤温阳健脾，清热消痞。方药相互为用，以奏其效。

真武汤

真武汤是《伤寒杂病论》中辨治阳虚水气证的重要用方之一。张仲景于《伤寒杂病论》中用真武汤既可辨治心悸，又可辨治腹痛；既可辨治身瞤动振振欲擗地，又可辨治四肢沉重疼痛；既可辨治小便不利，又可辨治小便利；既可辨治头眩，又可辨治下利。但在临床中怎样理解真武汤辨治病变的基本适应证，又怎样扩大运用真武汤辨治许多疑难病？学好真武汤辨治病证的基本思路是什么，用活真武汤辨治病证的基本准则是什么，怎样才能更好地运用真武汤辨治基本适应证、扩大辨治范围及辨治疑难病而取得预期治疗效果？结合多年临床应用真武汤辨治体会，可从以下几个方面重点研究与深入探讨，对提高临床运用真武汤能力及辨治技能有一定帮助和借鉴。

一、方药思考

真武汤由茯苓三两（9g），芍药三两（9g），生姜（切）三两（9g），白术二两（6g），附子炮、去皮、破八片、一枚（5g）所组成，对此研究及应用真武汤只有从多方位、多角度、多层次研究其作用及病位、配伍及用量，才能学好用活真武汤辨治各科诸多疑难杂病。

诠释用药要点：方中附子温壮肾阳，使水有所主；白术健脾燥湿，使水有所制；生姜宣散水气；茯苓淡渗利水。芍药既能敛阴和营，又能利水气，并能引阳药入阴，更能制约附子温燥之性。又，方中用附子、生姜温阳，附子偏于壮阳温化，生姜偏于行散温化；白术、茯苓健脾益气，白术偏于燥湿，茯苓偏于利湿；芍药补血敛阴缓急。方药相互为用，以温阳利水为主。

剖析方药配伍：附子与生姜，属于相使配伍，附子壮阳助生姜散水，生姜宣散助附子主水；白术与茯苓，属于相使配伍，白术健脾助茯苓利水，茯苓渗利助白术制水；附子与白术，属于相使配伍，附子壮肾主水，白术健脾制水；附子、生姜与芍药，属于相反配伍，附子、生姜辛热，芍药酸寒，芍药制约附子、生姜辛热主水散水伤阴；芍药与白术、茯苓，属于相使配伍，益气敛阴，健脾燥湿利水之中有益阴缓急。

权衡用量比例：附子与生姜用量比例是近1：2，提示药效温阳主水与辛温散水之间的用量调配关系，以治寒水；白术与茯苓用量比例是2：3，提示药效健脾制水与渗利水湿之间的用量调配关系，以治虚水；芍药与附子、生姜用量比例是近3：2：3，提示药效敛阴与主水散水之间的用量调配关系，以治病顾本。又，方中用药5味，温阳药2味如附子、生姜，用量总和是14g；健脾益气药2味如白术、茯苓，用量总和是15g；敛阴药1味如芍药，用量是9g；其用量比例是近5：5：3。从用量分析方药主治，病是阳虚水泛证。

二、方证探索

1. 权衡"太阳病，发汗，汗出不解"

①张仲景论"太阳病，发汗"的辨治精神是突出病是表里兼证，以太阳病为主。②辨识"发汗，汗出不解"的临床意义有二，一是用汗法未能切中病变证机；二是辨治表里兼证，即是以表证为主，治表必须兼顾于里，未能如此，所以汗出病不解。

2. 剖析"其人仍发热，心下悸，头眩，身瞤动，振振欲擗地者"

①张仲景论"其人仍发热"的目的是强调太阳病因治而仍在，但病已转变为里证为主。②辨识"心下悸"的病变证机是阳虚不能主水，水气上凌于心。③辨识"头眩"的病变证机是水气上逆于头，清阳被遏。④辨识"身瞤动"的病证表现有二，一是身体站立不稳；二是身体肌肉蠕动。⑤辨识"振振欲擗地者"的病变证机是水气内盛，充斥四肢与头，肆虐逆乱肌肉。

3. 解读"少阴病二三日不已，至四五日"

①张仲景论"少阴病，二三日不已，至四五日"而强调治病最好在初期，防止病证发展变化。②理解"二三日"，即疾病初期，或病程比较短，

或病证比较轻；而理解"四五日"，即病程较久，或病证缠绵，治疗较难。

4. 思辨"腹痛，小便不利，四肢沉重疼痛，自下利者，此为有水气"

①辨识"腹痛"的病变证机是水气浸淫，肆虐经脉，脉气不通。另外病证表现多有腰痛。②辨识"四肢沉重疼痛"的病变证机是水气肆虐，充斥四肢肌肉关节，病证表现以四肢沉重疼痛为主。另外病证表现多有下肢水肿。③辨识"自下利者"的病变证机是水气下迫下注。④张仲景论"此为有水气"是强调辨病变证机的重要性。

5. 揆度"其人或咳，或小便利，或下利，或呕者"

①张仲景论"其人或咳，或小便利，或下利，或呕者"的目的是强调辨少阴阳虚水泛证，既要重视辨基本脉证，又要重视辨可能出现的病证表现，以此才能避免顾此失彼。②辨识"其人或咳，或小便利，或下利，或呕者"的临床意义，如风湿性心脏病在病变过程中可能引起咳嗽等；再如肾小球肾炎或肾病综合征可能引起咳嗽等。③辨识"其人或咳"的病变证机是水气浸淫于肺，肺气上逆。④辨识"或下利"的病变证机是水气下注于肠。⑤辨识"或呕"的病变证机是水气犯胃，胃气不降。

6. 审思"小便不利"与"小便利"

运用真武汤，既能主治小便不利，又能主治小便利。若病变证机是阳虚不能气化水津，则可演变为水气内结之小便不利；若病变证机是阳虚不能固摄阴津，则可演变水津不固之小便利。可见，无论是辨治小便不利，还是小便利，只要审明病变证机是阳气虚弱，均可选用真武汤。

三、运用须知

张仲景设真武汤用法，用水煎药 25 分钟左右，去滓，每日分 3 次服。即"以水八升，煮取三升，去滓。温服七合"。

四、方证辨病

（1）慢性肾小球肾炎、慢性肾盂肾炎、肾衰竭、肾病综合征等表现以水肿，腰困或腰痛，小便不利，舌质淡，苔薄白为辨治要点。

（2）心源性水肿、心力衰竭、肺源性心脏病、风湿性心脏病、心律失常等表现以心悸，水肿，舌质淡，苔薄白为辨治要点。

（3）慢性支气管炎、支气管哮喘、慢性阻塞性肺疾病等表现以咳喘，水肿，舌质淡，苔薄白为辨治要点。

五、案例解读

1. 慢性肾小球肾炎、慢性胃炎

詹某，男，46岁。有多年慢性肾小球肾炎、慢性胃炎病史，近由病友介绍前来诊治。刻诊：下肢水肿，腰酸困痛，小便不利（蛋白尿++++），手足不温，倦怠乏力，胃脘胀痛，不思饮食，舌质暗淡夹瘀紫，苔白厚腻，脉沉弱。辨为阳虚水泛夹痰瘀证，治当温阳利水，益气化瘀，给予真武汤、桂枝人参汤、小半夏汤与失笑散合方，茯苓12g，白芍9g，生姜24g，白术10g，附子5g，桂枝12g，红参10g，干姜10g，生半夏24g，五灵脂10g，蒲黄10g，炙甘草12g。6剂，以水800～1000mL，浸泡30分钟，大火烧开，小火煎煮40分钟，每次服用150mL；第2次煎煮15分钟；第3次煎煮若水少可酌情加水，煎煮15分钟，每日1剂，分3次服。

二诊：小便较前通畅，仍胃脘胀痛，以前方加木香10g，6剂。

三诊：下肢水肿略有减轻，胃脘胀痛好转，以前方6剂继服。

四诊：腰酸困痛，仍手足不温，以前方变附子为生附子6g，6剂。

五诊：经复查蛋白尿（++），下肢水肿基本消退，以前方6剂继服。

六诊：腰酸困痛基本解除，胃脘胀痛未再发作，以前方6剂继服。

七诊：诸症基本趋于缓解，以前方6剂继服。

八诊：复查蛋白尿（+），又以前方治疗80余剂，复查蛋白尿（-）。之后，为了巩固疗效，以前方变汤剂为散剂，每次6g，每日分早、中、晚服。随访1年，一切尚好。

用方体会：根据腰酸困痛、手足不温辨为肾阳虚，再根据胃脘胀痛、不思饮食、倦怠乏力辨为脾虚，因下肢水肿、小便不利辨为水气内停，又因苔白厚腻辨为水湿内结，更因舌质暗淡夹瘀紫辨为瘀，以此辨为阳虚水泛夹痰瘀证。方以真武汤温阳利水；以桂枝人参汤温阳健脾，化生气血；以小半夏汤醒脾燥湿化痰；以失笑散活血化瘀。方药相互为用，以奏其效。

2.慢性胆囊炎、经期水肿

谢某，女，36岁，有多年慢性胆囊炎、经期水肿病史，近由病友介绍前来诊治。刻诊：胁肋闷热胀痛，口苦，心胸烦热，月经期全身水肿，甚于下肢，下肢沉重怕冷，倦怠乏力，舌质红，苔黄腻，脉沉弱。辨为阳虚水气夹痰热证，治当温阳利水，清化痰热，给予真武汤、小陷胸汤与理中丸合方，茯苓10g，白芍10g，生姜10g，白术10g，附子5g，生半夏12g，黄连3g，全瓜蒌30g，干姜10g，红参10g，炙甘草10g。6剂，以水800～1000mL，浸泡30分钟，大火烧开，小火煎煮40分钟，每次服用150mL；第2次煎煮15分钟；第3次煎煮若水少可酌情加水，煎煮15分钟，每日1剂，分3次服。

二诊：胁肋闷热胀痛减轻，仍口苦，以前方变黄连为6g，6剂。

三诊：月经来临，全身水肿较前明显减轻，以前方6剂继服。

四诊：胁肋闷热胀痛较前又有减轻，以前方6剂继服。

五诊：胁肋闷热胀痛较前又有减轻，倦怠乏力好转，以前方12剂继服。

六诊：胁肋闷热胀痛较前又有减轻，倦怠乏力基本消除，以前方12剂继服。

七诊：月经来临，未再出现水肿，以前方6剂继服；之后，又以前方治疗30余剂，诸症悉除。随访1年，一切尚好。

用方体会：根据下肢水肿、沉重怕冷辨为阳虚，再根据胁肋闷热胀痛、苔黄腻辨为痰热，因倦怠乏力、脉沉弱辨为气虚，以此辨为阳虚水气夹痰热证。方以真武汤温阳利水；小陷胸汤清热涤痰，以理中丸温阳散寒，健脾益气。方药相互为用，以取其效。

3.慢性结肠炎

郑某，男，68岁。有多年慢性结肠炎病史，近由病友介绍前来诊治。刻诊：腹胀腹痛，腹中雷鸣，大便溏泄，下肢水肿，怕冷，倦怠乏力，口苦，口腻，舌质淡红，苔黄腻，脉沉弱。辨为阳虚水气，脾胃湿热证，治当温阳化水，清热燥湿，给予真武汤与半夏泻心汤合方，茯苓10g，白芍10g，生姜10g，白术6g，附子5g，生半夏12g，红参10g，黄连3g，黄芩10g，干姜10g，大枣12枚，炙甘草6g。6剂，以水800～1000mL，浸泡30

分钟，大火烧开，小火煎煮 40 分钟，每次服用 150mL；第 2 次煎煮 15 分钟；第 3 次煎煮若水少可酌情加水，煎煮 15 分钟，每日 1 剂，分 3 次服。

二诊：腹中雷鸣减轻，仍口苦，以前方变黄连为 6g，6 剂。

三诊：下肢水肿明显减轻，大便溏泄好转，以前方 6 剂继服。

四诊：脘腹胀痛较前减轻，水肿基本消除，以前方 6 剂继服。

五诊：腹中雷鸣基本消除，仍怕冷，以前方变附子为生附子 5g，6 剂。

六诊：诸症基本消除，以前方治疗 20 剂，诸症悉除。随访 1 年，一切尚好。

用方体会：根据脘腹胀痛、口苦辨为湿热，再根据下肢水肿、怕冷辨为阳虚，因倦怠乏力、脉沉弱辨为气虚，以此辨为阳虚水气，脾胃湿热证。方以真武汤温阳利水；半夏泻心汤温阳散寒，清热燥湿，健脾益气。方药相互为用，以取其效。

4. 慢性膀胱炎、围绝经期综合征

许某，女，48 岁。有多年慢性膀胱炎病史，1 年前又诊断为围绝经期综合征，近由病友介绍前来诊治。刻诊：小腹怕冷拘急困重，小便不利，倦怠乏力，情绪低落，不欲言语，颜面及下肢水肿，手足不温，舌质淡，苔白腻，脉沉弱。辨为阳虚水气，肝气郁滞证，治当温阳利水，疏肝解郁，给予真武汤、四逆散、小半夏汤与四逆加人参汤合方，附子 5g，白芍 12g，生姜 24g，柴胡 10g，枳实 12g，干姜 5g，红参 3g，生附子 5g，生半夏 24g，炙甘草 12g。6 剂，以水 800～1000mL，浸泡 30 分钟，大火烧开，小火煎煮 40 分钟，每次服用 150mL；第 2 次煎煮 15 分钟；第 3 次煎煮若水少可酌情加水，煎煮 15 分钟，每日 1 剂，分 3 次服。

二诊：小腹拘急困重减轻，仍怕冷，下肢水肿好转，以前方变生附子、干姜为各 6g，6 剂。

三诊：小腹怕冷好转，仍倦怠乏力，以前方变红参为 6g，6 剂。

四诊：情绪低落较前好转，下肢水肿消退，以前方 6 剂继服。

五诊：小便怕冷拘急困重基本消除，水肿未再出现，以前方 6 剂继服。

六诊：情绪较前又有好转，又以前方治疗 60 余剂，诸症基本消除。之后，又以前方变汤剂为散剂，每次 6g，每日分早、中、晚服。随访 1 年，一切尚好。

用方体会：根据小腹怕冷拘急困重辨为阳虚，再根据颜面及下肢水肿、舌质淡辨为阳虚水泛，因倦怠乏力、脉沉弱辨为气虚，又因苔白腻辨为痰，辨为阳虚水气，肝气郁滞证。方以真武汤温阳利水；以四逆散疏肝理气，调理气机；以小半夏汤醒脾燥湿化痰；以四逆加人参汤温阳益气。方药相互为用，以取其效。

5. 风湿性心脏病

朱某，女，56 岁。有多年风湿性心脏病病史，3 年前至今反复出现颜面及下肢水肿，近由病友介绍前来诊治。刻诊：心悸，胸闷，心中拘紧，倦怠乏力，颜面及下肢水肿，按之凹陷不起，手足不温，怕冷，舌质暗淡夹瘀紫，苔白厚腻，脉沉弱。辨为阳虚水气，痰瘀阻滞证，治当温阳利水、活血化痰，给予真武汤、桂枝茯苓丸、理中丸与小半夏汤合方，茯苓 12g，白芍 12g，生姜 24g，白术 10g，附子 5g，桂枝 12g，桃仁 12g，牡丹皮 12g，生半夏 24g，红参 10g，干姜 10g，炙甘草 10g。6 剂，以水 800~1000mL，浸泡 30 分钟，大火烧开，小火煎煮 40 分钟，每次服用 150mL；第 2 次煎煮 15 分钟；第 3 次煎煮若水少可酌情加水，煎煮 15 分钟，每日 1 剂，分 3 次服。

二诊：心悸、胸闷好转，仍心中拘紧，以前方加木香 10g，6 剂。

三诊：心悸、胸闷较前又有好转，心中拘紧减轻，以前方 6 剂继服。

四诊：颜面及下肢水肿好转，以前方 6 剂继服。

五诊：颜面及下肢水肿较前又有好转，手足不温基本消除，以前方 6 剂继服。

六诊：颜面及下肢水肿基本消除，以前方治疗 30 余剂。之后，以前方变汤剂为散剂，每次 6g，每日分早、中、晚服。随访 1 年，病情稳定，一切尚好。

用方提示：根据心悸、胸闷、舌质淡、脉沉弱辨为心阳虚，再根据颜面及下肢水肿辨为水气，因手足不温、怕冷辨为阴寒，又因舌质暗淡夹瘀紫辨为瘀，以此辨为阳虚水气，痰瘀阻滞证。方以真武汤温壮阳气，主水制水；以桂枝茯苓丸活血化瘀；以理中丸温阳散寒，健脾益气；以小半夏汤醒脾燥湿化痰。方药相互为用，以奏其效。

茵陈蒿汤

  茵陈蒿汤是《伤寒杂病论》中辨治湿热黄疸证的重要代表方之一。张仲景于《伤寒杂病论》中用茵陈蒿汤既可辨治头部病变，又可辨治脾胃病变，更可辨治肝胆病变，还可辨治肌肤病变。但在临床中怎样理解茵陈蒿汤辨治病变的基本适应证，又怎样扩大运用茵陈蒿汤辨治许多疑难病？学好茵陈蒿汤辨治病证的基本思路是什么，用活茵陈蒿汤辨治病证的基本准则是什么，怎样才能更好地运用茵陈蒿汤辨治基本适应证、扩大辨治范围及辨治疑难病而取得预期治疗效果？结合多年临床应用茵陈蒿汤辨治体会，可从以下几个方面重点研究与深入探讨，对提高临床运用茵陈蒿汤能力及辨治技能有一定帮助和借鉴。

一、方证思考

  茵陈蒿汤由茵陈蒿六两（18g），栀子擘、十四枚（14g），大黄去皮、二两（6g）所组成，对此研究及应用茵陈蒿汤只有从多方位、多角度、多层次研究其作用及病位、配伍及用量，才能学好用活茵陈蒿汤辨治诸多疑难杂病。

1. 方药作用及病位

  茵陈具有利湿清热及平肝，坚肾，燥脾，降肺，通利关节，清利头目等作用。如《神农本草经》："主风湿，寒热邪气，热结，黄疸。"《名医别录》："治通身发黄，小便不利，除头热，去伏瘕。"《本草拾遗》："通关节，去滞热，伤寒用之。"《日华子本草》："治天行时疾，热狂，头痛头旋，风眼痛，瘴疟，女人症瘕，并内损乏绝。"《医学入门》："消遍身疮疥。"《医林纂要》："坚肾，燥脾湿，去郁，解热。"《本草再新》："泻火，平肝，化痰，止咳发汗，利湿，消肿，疗疮火诸毒。"综合历代医家治病经验而得知茵陈可辨治头目、关节、肝、肾、肺、脾等病证，病变证机涉及湿、热、瘀，故用茵陈不能仅仅局限于在肝之黄疸。

栀子具有清热燥湿等作用，《神农本草经》："主治五内邪气，胃中热气，面赤酒齄，白癞，赤癞，疮疡。"《名医别录》："主治目热赤痛，胸心大小肠大热，心中烦闷，胃中热气。"《药性论》："去热毒风，利五淋，主中恶，通小便，解五种黄病，明目，治时疾，除热及消渴口干，目赤种病。"《药类法象》："治心烦懊恼，烦不得眠，心神颠倒欲绝，血带，小便不利。"综合历代医家治病经验而得知栀子可辨治头目、心胸、胃、大肠、小肠，以及下焦和妇科病证，亦即栀子可治全身上下内外之湿热。

大黄泻热祛瘀等作用，《神农本草经》："下瘀血，血闭，寒热，破症瘕积聚，留饮宿食，荡涤肠胃，推陈致新通利水谷，调中化食，安和五脏。"《名医别录》："平胃，下气，除痰实，肠间结热，心腹胀满，女子寒血闭胀，小腹痛，诸老血留结。"《药性论》："主寒热，消食，炼五脏，通女子经候，利水肿，破痰实，冷热积聚，宿食，利大小肠，贴热毒肿，主小儿寒热时疾，烦热，蚀脓，破留血。"《日华子本草》："通宣一切气，调血脉，利关节，泄塑滞……利大小便，并敷一切疮疖痈毒。"《本草纲目》："主治下痢亦白，里急腹痛，小便淋沥，实热燥结，潮热谵语，黄疸，诸火疮。"综合历代医家治病经验而得知大黄既可泻热又可泻瘀，辨治病变部位涉及肠胃、皮肤，以及五脏六腑。

因茵陈、栀子、大黄各自作用的特殊性，组方合用的聚合性，临证针对湿热的切机性，所以辨治湿热的病变部位具有广泛性和不确定性，以此深入学习才能用活茵陈蒿汤辨治诸多疑难杂病。

2.解读方药及配伍

诠释用药要点：方中茵陈清利湿热，降泄浊逆；栀子清热燥湿除烦；大黄泻热燥湿，推陈致新。又，方中茵陈疏泄利湿清热；大黄、栀子泻热，大黄偏于导热泻大便，栀子偏于泻热利小便，方药相互为用，以清热利湿退黄为主。

剖析方药配伍：茵陈与栀子，属于相使配伍，茵陈助栀子清热，栀子助茵陈利湿；茵陈与大黄，属于相使配伍，茵陈助大黄泻热，大黄助茵陈泻湿；大黄与栀子，属于相使配伍，增强泻热燥湿。

权衡用量比例：茵陈与栀子用量比例为 9∶7，提示利湿与清热燥湿间的用量关系，以治湿热；茵陈与大黄用量比例为 3∶1，提示利湿与泻热燥湿间的用量关系，以治湿热蕴结；大黄与栀子用量比例为 3∶7，提示清热与泻热间的用量关系，以治郁热。又，方中用药 3 味，利湿药 1 味如茵陈，用量是 18g；泻热药 2 味如大黄、栀子，用量总和是 20g；利湿药、泻热药用量比例是 9∶10，从用量分析方药主治，病是湿热证且不能仅仅局限于湿热黄疸证。

3. 思辨方证及应用

（1）辨治肝胆疾病如慢性肝炎、肝硬化、肝癌、婴儿肝炎综合征、急慢性胆囊炎、化脓性胆管炎、慢性非酒精性脂肪性肝病、胆道蛔虫症、胆结石等病在其演变过程中出现胁痛，黄疸，舌质红，苔黄腻且符合茵陈蒿汤辨治要点。

（2）辨治妇科疾病如慢性盆腔炎、慢性阴道炎、慢性附件炎等病在其演变过程中出现带下量多色黄，阴部潮湿，舌质红，苔黄腻且符合茵陈蒿汤辨治要点。

（3）辨治皮肤病如荨麻疹、脂溢性皮炎、接触性皮炎、湿疹等病在其演变过程中出现丘疹，瘙痒，舌质红，苔黄腻且符合茵陈蒿汤辨治要点。

二、方证探索

1. 思辨"食即头眩"

张仲景论茵陈蒿汤辨治食即头眩的病变属性，既可能是肝胆病变之食即头眩，又可能是脾胃病变之食即头眩，更可辨治外感内伤夹杂之食即头眩。在临床中无论是辨治肝胆病变之食即头眩，还是辨治脾胃病变之食即头眩的病变证机都是湿热浊气上逆。茵陈蒿汤辨治食即头眩的作用特点是清泻湿热浊气。

2. 权衡"心胸不安"

张仲景论茵陈蒿汤辨治心胸不安的病变属性，既可能是肝胆病变之心胸不安，又可能是心脾病变之心胸不安，更可辨治外感内伤夹杂心胸不安。在临床中无论是辨治肝胆病变之心胸不安，还是辨治心脾病变之心胸不安的病变证机都是湿热上扰心胸。茵陈蒿汤辨治心胸不安的作用特点是降泄湿热上扰。

3. 审度"寒热不食"

张仲景论茵陈蒿汤辨治发热恶寒、不思饮食的病变属性，既可能是肝胆病变之发热恶寒、不思饮食，又可能是脾胃病变之发热恶寒、不思饮食，更可辨治外感内伤夹杂发热恶寒、不思饮食。在临床中无论是辨治肝胆病变之发热恶寒、不思饮食，还是辨治脾胃病变之发热恶寒、不思饮食的病变证机都是湿热肆虐。茵陈蒿汤辨治发热恶寒、不思饮食的作用特点是清热湿热。

4. 揆度"身黄如橘子色"

张仲景论茵陈蒿汤辨治身黄如橘子色的病变属性，既可能是肝胆病变之身黄如橘子色，又可能是脾胃病变之身黄如橘子色，更可辨治外感内伤夹杂身黄如橘子色。在临床中无论是辨治肝胆病变之身黄如橘子色，还是辨治脾胃病变之身黄如橘子色的病变证机都是湿热熏蒸。茵陈蒿汤辨治身黄如橘子色的作用特点是降泄湿热下行。

5. 揆度"头汗出"

张仲景论茵陈蒿汤辨治头汗出的病变属性，既可能是肝胆病变之头汗出，又可能是外感病变之头汗出，更可辨治外感内伤夹杂头汗出。在临床中无论是辨治肝胆病变之头汗出，还是辨治外感病变之头汗出的病变证机都是湿热熏蒸。茵陈蒿汤辨治头汗出的作用特点是清泻湿热。

6. 揆度"小便不利"

张仲景论茵陈蒿汤辨治小便不利的病变属性，既可能是肝胆病变之小便不利，又可能是脾肾病变之小便不利，更可辨治外感内伤夹杂小便不利。在临床中无论是辨治肝胆病变之小便不利，还是辨治脾肾病变之小便不利的病变证机都是湿热壅滞。茵陈蒿汤辨治小便不利的作用特点是清泻湿热。

7. 揆度"渴饮水浆"

张仲景论茵陈蒿汤辨治渴饮水浆的病变属性，既可能是肝胆病变之渴饮水浆，又可能是脾胃病变之渴饮水浆，更可辨治外感内伤夹杂之渴饮水浆。在临床中无论是辨治肝胆病变之渴饮水浆，还是辨治脾胃病变之渴饮水浆的病变证机都是湿热阻滞。茵陈蒿汤辨治渴饮水浆的作用特点是清热燥湿。

8. 揆度"腹微满"

张仲景论茵陈蒿汤辨治腹微满的病变属性，既可能是肝胆病变之腹微满，又可能是脾胃病变之腹微满，更可辨治外感内伤夹杂之腹微满。在临床中无论是辨治肝胆病变之腹微满，还是辨治脾胃病变之腹微满的病变证机都是湿热壅滞气机。茵陈蒿汤辨治腹微满的作用特点是清泻湿热。

茵陈蒿汤组成3味药中虽有其各自作用的特殊性，但相互组方合用更具有聚合作用，其聚合作用以清泻为主，兼以燥湿。可见，茵陈蒿汤组成用药只针对病变属性，而不局限于针对某病变部位；运用茵陈蒿汤针对病变证机只要是湿热，即可选用茵陈蒿汤为基础方进行合方或加减，都能取得辨治各科疑难杂病之目的。

三、运用须知

张仲景设茵陈蒿汤用法，以水先煎煮茵陈约30分钟，再纳入大黄、栀子煎煮约15分钟，去滓，每日分3次服。

四、方证辨病

（1）慢性肝炎、肝硬化、肝癌、婴儿肝炎综合征、急慢性胆囊炎、化脓性胆管炎、慢性非酒精性脂肪性肝病、胆道蛔虫症、胆结石等，临床表现以胁痛，黄疸，舌质红，苔黄腻为用方辨治要点。

（2）慢性盆腔炎、慢性阴道炎、慢性附件炎等，临床表现以带下量多色黄，阴部潮湿，舌质红，苔黄腻为用方辨治要点。

（3）荨麻疹、脂溢性皮炎、接触性皮炎、湿疹等，临床表现以丘疹，瘙痒，舌质红，苔黄腻为用方辨治要点。

五、案例解读

1. 脂肪肝、慢性胆囊炎

徐某，女，38岁。有多年脂肪肝、慢性胆囊炎病史，近由病友介绍前来诊治。刻诊：胁肋拘急胀痛，倦怠乏力，恶心，腹胀，不思饮食，大便干结，口苦口腻，舌质红，苔黄腻，脉沉弱。辨为湿热夹气虚证，治当清热利湿，健脾益气，给予茵陈蒿汤、枳术汤与半夏泻心汤合方，茵陈20g，栀子15g，大黄6g，黄连3g，黄芩10g，生半夏12g，干姜10g，红参10g，枳实10g，白术10g，大枣12枚，炙甘草10g。6剂，以水800~1000mL，浸泡30分钟，大火烧开，小火煎煮40分钟，每次服用150mL；第2次煎煮15分钟；第3次煎煮若水少可酌情加水，煎煮15分钟，每日1剂，分3次服。

二诊：恶心好转，腹胀减轻，仍口苦口腻，以前方变黄连为6g，6剂。

三诊：胁肋拘急胀痛较前又有减轻，仍不思饮食，以前方加生山楂30g，6剂。

四诊：恶心消除，腹胀较前又有减轻，以前方6剂继服。

五诊：口苦、腹胀、恶心基本消除，以前方6剂继服。

六诊：大便正常，胁肋拘急胀痛基本消除，以前方6剂继服。

七诊：诸症基本趋于缓解，以前方6剂继服。

八诊：诸症基本消除，又以前方治疗60剂。经复查脂肪肝消除，胆囊炎基本痊愈。随访1年，一切尚好。

用方体会：根据胁肋拘急胀痛、苔黄腻辨为湿热，再根据恶心、不思饮食辨为湿热蕴结，因倦怠乏力辨为气虚，又因大便干结辨为湿热蕴结，以此辨为湿热夹气虚证。方以茵陈蒿汤清热利湿；以半夏泻心汤健脾益气，清热温阳，以枳术汤健脾益气，行气散结。方药相互为用，以奏其效。

2. 弥漫性甲状腺肿大

郑某，女，44岁。有多年甲状腺功能亢进症病史，近由病友介绍前来诊治。刻诊：甲状腺肿大，咽喉不利，大便干结，身热汗出，头汗较多，口苦口腻，肢体困重，舌质暗红夹瘀紫，苔黄腻，脉沉弱略涩。辨为湿热夹痰瘀证，治当清利湿热，活血化痰，给予茵陈蒿汤、桂枝茯苓丸与小陷胸汤合方，茵陈20g，栀子15g，大黄6g，黄连3g，生半夏12g，全瓜蒌30g，茯苓12g，桃仁12g，牡丹皮12g，白芍12g，桂枝12g，海藻24g，生甘草10g。6剂，以水800~1000mL，浸泡30分钟，大火烧开，小火煎煮40分钟，每次服用150mL；第2次煎煮15分钟；第3次煎煮若水少可酌情加水，煎煮 15 分钟，每日 1 剂，分 3 次服。

二诊：咽喉不利好转，大便通畅，以前方 6 剂继服。

三诊：咽喉不利较前又有好转，大便溏泄，以前方变大黄为 3g，6 剂。

四诊：身热汗出基本消除，以前方 6 剂继服。

五诊：咽喉不利较前又有好转，以前方 6 剂继服。

六诊：甲状腺肿大较有变小，其余诸症好转，又以前方治疗 80 余剂，甲状腺肿大消除。之后，以前方因病证变化略有变化治疗 30 余剂，经检查各项指标均恢复正常，甲状腺正常。随访 1 年，一切尚好。

用方体会：根据口苦口腻、肢体困重辨为湿热，再根据大便干结辨为热结，因舌质暗红夹瘀紫辨为瘀血，又因苔黄腻辨为痰，以此辨为湿热夹痰瘀证。方中茵陈蒿汤清利湿热；以桂枝茯苓丸活血化瘀；以小陷胸汤清热燥湿涤痰，加海藻软坚散结，生甘草清热益气和中。方药相互为用，以取其效。

3. 慢性盆腔炎、盆腔积液

许某，女，37 岁。有多年盆腔炎、盆腔积液病史，近因病证加重前来诊治。刻诊：少腹拘急疼痛，带下黏稠量多色黄，月经来临腹痛如针刺，腹部怕冷，经期夹血块，倦怠乏力，手足不温，舌质淡红夹瘀紫，苔黄白夹杂，脉沉弱。辨为湿热夹虚瘀寒证，治当清利湿热，散寒化瘀，给予茵陈蒿汤与当归四逆汤合方加味，茵陈 20g，栀子 15g，大黄 6g，当归 10g，白芍 10g，桂枝 10g，细辛 10g，通草 6g，大枣 25g，红参 10g，五灵脂 10g，炙甘草 6g。6 剂，以水 800～1000mL，浸泡 30 分钟，大火烧开，小火煎煮 40 分钟，每次服用 150mL；第 2 次煎煮 15 分钟；第 3 次煎煮若水少可酌情加水，煎煮 15 分钟，每日 1 剂，分 3 次服。

二诊：少腹拘急疼痛减轻，仍腹部怕冷，以前方加生附子 5g，6 剂。

三诊：带下减少，手足较前温和，以前方 6 剂继服。

四诊：月经来临腹痛明显减轻，血块减少，以前方 6 剂继服。

五诊：少腹拘急疼痛基本消除，手足温和，以前方 6 剂继服。

六诊：诸症基本趋于缓解，又以前方治疗 20 余剂，月经来临未再腹痛，经 B 超检查，盆腔积液消除；为了巩固疗效，又以前方治疗 20 余剂。随访

1年，一切尚好。

用方体会：根据少腹拘急疼痛、带下黏稠量多色黄辨为湿热，再根据月经来临疼痛如针刺、舌质夹瘀紫辨为瘀，因倦怠乏力、脉沉弱辨为气虚，又因腹部怕冷、手足不温辨为寒，以此辨为湿热夹虚瘀寒证。方以茵陈蒿汤清热利湿；以当归四逆汤温阳散寒，益气活血，加红参补益中气，五灵脂活血化瘀止痛。方药相互为用，以取其效。

4.慢性中耳炎、慢性便秘

蒋某，男，43岁。有多年慢性中耳炎、慢性便秘病史，近由病友介绍前来诊治。刻诊：耳中发热胀闷及流黄色浊液，有异味，因劳累及情绪异常加重，轻微腹胀，腹部怕冷，大便干结4～5天1次，口淡不渴，舌质淡红，苔黄白夹杂，脉沉。辨为湿热气郁夹寒结证，治当清利湿热，泻下寒结，给予茵陈蒿汤、四逆散、栀子柏皮汤与大黄附子汤合方加味，茵陈20g，栀子15g，柴胡12g，白芍12g，枳实12g，大黄10g，附子15g，细辛6g，黄柏6g，生甘草12g。6剂，以水800～1000mL，浸泡30分钟，大火烧开，小火煎煮40分钟，每次服用150mL；第2次煎煮15分钟；第3次煎煮若水少可酌情加水，煎煮15分钟，每日1剂，分3次服。

二诊：耳中发热胀闷减轻，大便较前通畅，以前方6剂继服。

三诊：耳中发热胀闷较前又有减轻，仍流黄色浊液，以前方变黄柏为12g，6剂。

四诊：耳中发热胀闷及流黄色浊液基本消除，大便正常，以前方6剂继服。

五诊：诸症基本消除，又以前方治疗20余剂，诸症悉除。随访1年，一切尚好。

用方体会：根据耳中发热胀闷及流黄色浊液辨为湿热，再根据大便干结、腹部怕冷辨为寒结，因情绪异常加重辨为气郁，以此辨为湿热气郁夹寒结证。方以茵陈蒿汤清利湿热；以四逆散疏肝理气，调理气机；以栀子柏皮汤清热燥湿；以大黄附子汤泻下寒结。方药相互为用，以取其效。

炙甘草汤

炙甘草汤是《伤寒杂病论》中辨治心阴阳俱虚证的重要代表方之一。张仲景于《伤寒杂病论》中设炙甘草汤辨治病证比较简明扼要，但在临床中怎样理解炙甘草汤辨治病变的基本适应证，又怎样扩大运用炙甘草汤辨治许多疑难病？学好炙甘草汤辨治病证的基本思路是什么，用活炙甘草汤辨治病证的基本准则是什么，怎样才能更好地运用炙甘草汤辨治基本适应证、扩大辨治范围及辨治疑难病而取得预期治疗效果？结合多年临床应用炙甘草汤辨治体会，可从以下几个方面重点研究与深入探讨，对提高临床运用炙甘草汤能力及辨治技能有一定帮助和借鉴。

一、方药思考

炙甘草汤由甘草炙、四两（12g），生姜切、三两（9g），人参二两（6g），生地黄一斤（48g），桂枝去皮、三两（9g），阿胶二两（6g），麦门冬去心、半升（12g），麻仁半升（12g），大枣擘、三十枚所组成，对此研究及应用炙甘草汤只有从多方位、多角度、多层次研究其作用及病位、配伍及用量，才能学好用活炙甘草汤辨治诸多疑难杂病。

诠释用药要点：方中炙甘草益气化阳，生血化阴；人参、大枣，补益中气；桂枝、生姜，温阳化阳；阿胶、生地黄，养血补血；麻仁、麦冬，滋阴化阴；清酒温通气血。又，方中用桂枝、生姜辛温，桂枝偏于通心阳，生姜偏于温中阳；生地黄、阿胶补血，生地黄偏于凉血，阿胶偏于温固，人参、大枣、甘草益气，人参偏于大补元气，大枣偏于益血，甘草偏于平补中气；麻仁、麦冬滋阴，麻仁偏于润通，麦冬偏于清热。方药相互为用，以滋阴养血，温阳益气为主。

剖析方药配伍：人参与大枣，属于相须配伍，增强大补元气；炙甘草与人参、大枣，属于相须配伍，增强补益中气；桂枝与生姜，属于相须配伍，增强温阳散寒；炙甘草与桂枝、生姜，属于相使配伍，益气温阳化阳；生地黄与阿胶，属于相须配伍，增强补血养血；炙甘草与生地黄、阿胶，属于相使配伍，益气补血；麻仁与麦冬，属于相须配伍，增强滋补阴津；炙甘草与麻仁、麦冬，属于相使配伍，益气化阴。

权衡用量比例：炙甘草与人参、大枣用量比例是 2：1：12，以治气虚；炙甘草与桂枝、生姜用量比例是 4：3：3，提示药效益气与温阳之间的用量调配关系，以治阳虚；炙甘草与生地黄、阿胶用量比例是 2：8：1，提示药效益气与补血之间的用量调配关系，以治气血虚弱；炙甘草与麻仁、麦冬用量比例是 1：1：1，提示药效益气与滋阴之间的用量调配关系，以治气阴不足。又，方中用药 9 味，辛温药 2 味如桂枝、生姜，用量总和是 18g；补气药 3 味如人参、大枣、甘草，用量总和是 81g；补血药 2 味如生地黄、阿胶，用量总和是 54g；滋阴药 2 味如麻仁、麦冬，用量总和是 24g；其用量比例是 6：27：18：8。又，益气温阳药（炙甘草、人参、大枣、桂枝、生姜）、滋阴补血药（生地黄、阿胶、麻仁、麦冬）用量比例是 33：26。从用量分析方药主治，病是心阴阳俱虚证，或虚劳肺痿证。

运用炙甘草汤中清酒，《伤寒杂病论字词句大辞典》说："清酒即言饮用酒的半成熟品。"可见张仲景用清酒七升煎煮方药，可能不是当今之白酒，而是白酒之半成熟品。再则，清酒作用缓和，白酒作用峻烈，用清酒者量大，用白酒者量小，若用白酒煎煮方药以 30mL 与药同浸泡煎煮。

二、方证探索

1. 揆度"脉结代"

运用炙甘草汤主治"脉结代"的辨证重点有二：①以结脉为主，偶尔出现代脉，病变证机以阳气虚弱为主；②以代脉为主，偶尔出现结脉，病变证机以阴血虚弱为主。辨结脉、代脉，标志病情比较重，应当积极治疗，不可延误病情，否则难以救治。

2. 揆度"心动悸"

权衡炙甘草汤主治"心动悸"的辨证重点有：①以"心动悸"代心悸症状比较明显；②以"心动悸"代心前区有心跳搏动感。如《伤寒杂病论症状鉴别与治疗》说："心中悸动比较明显，亦即心脏搏动，其外应衣。"

张仲景设炙甘草汤主治心阴阳俱虚证，结合临床用方治病体会，认为若能合理地调整炙甘草汤方药用量，则能主治变化的病变证机，即病变证机以气虚为主，可适当加大益气药用量；若病变证机以血虚为主，可适当加大补血药用量；若病变证机以阳虚为主，可适当加大温阳药用量；若病变证机以阴虚为主，可适当加大滋阴药用量，以此则能取得预期治疗效果。

运用炙甘草汤，若夹气郁者，可与四逆散或枳实薤白桂枝汤合方应用；若夹瘀血者，可与桂枝茯苓丸合方应用；若阳虚甚者，可与四逆汤合方应用；若夹阴虚甚者，可与百合地黄汤合方应用；若夹失眠甚者，可与酸枣仁汤合方应用；若夹湿浊者，可与苓桂术甘草汤合方应用；若夹水肿者，可与防己茯苓汤合方应用等。

三、运用须知

张仲景设炙甘草汤用法，以清酒与水合煎方药约 60 分钟，去滓，烊化阿胶，与药汤调和服用，每日分 3 次服。

另外，以白酒约 30mL 与水煎煮方药约 30 分钟，去滓，每日分 3 次服；或以水煎煮方药，去滓，再加入白酒 10mL 调和服用，每日分 3 次服。

四、方证辨病

（1）病毒性心肌炎、病态窦房结综合征、β-受体过敏综合征、风湿性心脏病、冠心病、心律失常、频发性室性期前收缩、心肌劳损、心力衰竭、缺血性心脏病、克山病等，临床表现以心悸，手足不温，舌质红，少苔或苔薄为用方辨治要点。

（2）甲状腺功能亢进症、糖尿病、尿崩症等，表现以心烦，口渴，手足不温，舌质淡红，少苔或苔薄为用方辨治要点。

（3）慢性肝炎、慢性胆囊炎、萎缩性胃炎等，表现以脘腹不适，手足不温，舌质红，少苔或苔薄为用方辨治要点。

（4）抑郁症、焦虑症、癔症、神经衰弱等，表现以心悸，心神恍惚，舌质红，少苔或苔薄为用方辨治要点。

五、案例解读

1.冠心病、慢性胃炎

宋某，女，59岁。有多年冠心病、慢性胃炎病史，近由病友介绍前来诊治。刻诊：心痛，胸闷，动则气喘，胃痛，食凉加重，恶心呕吐，手足不温，怕冷，倦怠乏力，口苦口腻，舌红少苔，脉沉细。辨为阴阳俱虚，寒热夹杂证，治当滋补阴阳，平调寒热，给予炙甘草汤与半夏泻心汤合方，红参10g，生姜10g，生地48g，桂枝10g，阿胶珠6g，麦冬12g，麻仁12g，大枣25枚，黄连3g，黄芩10g，生半夏12g，干姜10g，炙甘草12g。6剂，煎药时酌情加入白酒，以水800～1000mL，浸泡30分钟，大火烧开，小火煎煮40分钟，每次服用150mL；第2次煎煮15分钟；第3次煎煮若水少可酌情加水，煎煮15分钟，每日1剂，分3次服。

二诊：心痛、胸闷减轻，胃痛好转，以前方6剂继服。

三诊：心痛、胸闷较前又有减轻，胃痛基本消除，仍口苦口腻，以前方变黄连为6g，6剂。

四诊：心痛、胸闷较前又有减轻，口苦口腻基本消除，以前方6剂继服。

五诊：心痛、胸闷基本消除，未再胃痛，又以前方治疗40余剂，诸症悉除。之后，复以前方变汤剂为散剂，每次10g，每日分早、中、晚服，以巩固治疗效果。随访1年，一切尚好。

用方体会：根据心痛，手足不温辨为阳虚，再根据心痛，舌红少苔辨为阴虚，因口苦口腻辨为湿热，又因胃痛、食凉加重辨为胃寒，以此辨为阴阳俱虚，寒热夹杂证。方以炙甘草汤滋补心阴，温补心阳；以半夏泻心汤平调寒热，健脾益气。方药相互为用，以奏其效。

2.抑郁症、慢性胆囊炎

徐某，男，52岁。有多年抑郁症、慢性胆囊炎病史，近由病友介绍前来诊治。刻诊：心悸，心神恍惚，情绪低落，不欲言语，脘腹胁肋胀痛，手足不温，怕冷，大便干结，口干咽燥不欲饮水，舌红少苔，脉沉细弱。辨为阴阳俱虚，肝气郁滞证，治当滋补阴阳，疏肝解郁，给予炙甘草汤与四逆散合方，红参 6g，生地黄 48g，生姜 10g，桂枝 10g，阿胶珠 6g，麦冬 12g，麻仁 12g，大枣 30 枚，枳实 12g，柴胡 12g，白芍 12g，炙甘草 12g。6 剂，煎药时酌情加入白酒，以水 800~1000mL，浸泡 30 分钟，大火烧开，小火煎煮 40 分钟，每次服用 150mL；第 2 次煎煮 15 分钟；第 3 次煎煮若水少可酌情加水，煎煮 15 分钟，每日 1 剂，分 3 次服。

二诊：心悸好转，脘腹胁肋胀痛减轻，以前方 6 剂继服。

三诊：情绪低落略有好转，仍怕冷，以前方加生附子 5g，6 剂。

四诊：心悸基本消除，情绪较前又有好转，以前方 6 剂继服。

五诊：口干咽燥基本消除，情绪较前又有好转，以前方 6 剂继服。

六诊：诸症较前均有好转，又以前方治疗 60 余剂，诸症悉除。随访 1 年，一切尚好。

用方提示：根据心悸、怕冷辨为阳虚，又根据心悸、舌红少苔辨为阴虚，因情绪低落、脘腹胁肋胀痛辨为气郁，又因口干咽燥不欲饮水辨为阴阳俱虚，以此辨为阴阳俱虚，肝气郁滞证。方以炙甘草汤益气助阳，补血滋阴；以四逆散疏肝解郁，调理气机。方药相互为用，以奏其效。

3. β-受体过敏综合征、慢性支气管炎

李某，女，34 岁。有多年 β-受体过敏综合征、慢性支气管炎病史，近由病友介绍前来诊治。刻诊：心悸，心烦，手足麻木颤抖，咳嗽，痰多色白，五心烦热，盗汗，倦怠乏力，舌质淡，苔白腻，脉沉弱。辨为阴阳俱虚，肺寒夹风证，治当温补阳气，滋补阴血，宣肺止咳，兼以息风，给予炙甘草汤、藜芦甘草汤与麻黄汤合方加味，红参 6g，生地黄 48g，桂枝 10g，阿胶珠 6g，麦冬 12g，麻仁 12g，生姜 10g，大枣 30 枚，藜芦 1.5g，麻黄 10g，杏仁 15g，生半夏 12g，炙甘草 12g。6 剂，煎药时酌情加入白酒，以水 800~1000mL，浸泡 30 分钟，大火烧开，小火煎煮 40 分钟，每次服用 150mL；第 2 次煎煮 15 分钟；第 3 次煎煮若水少可酌情加水，煎煮 15 分钟，每日 1 剂，分 3 次服。

二诊：心悸、心烦减轻，以前方 6 剂继服。

三诊：心悸、心烦较前又有减轻，咳嗽减少，仍倦怠乏力，以前方变红参为 10g，6 剂。

四诊：心悸、心烦较前又有减轻，手足颤抖好转，以前方6剂继服。

五诊：咳嗽基本消除，痰量减少，以前方6剂继服。

六诊：五心烦热、盗汗止，以前方6剂继服。

七诊：诸症基本消除，又以前方治疗40余剂，病症悉除。为了巩固疗效，以前方变汤剂为散剂，每次服6g，每日分早、中、晚服。随访1年，一切尚好。

用方提示：根据心悸、五心烦热、盗汗辨为阴虚，又根据舌质淡、苔薄白辨为阳虚，因咳嗽、痰多色白辨为肺寒，又因手足麻木颤抖、苔腻辨为风痰，以此辨为阴阳俱虚，肺寒夹风证。方以炙甘草汤益气助阳，补血滋阴；以藜芦甘草汤化痰息风；以麻黄汤宣肺寒，降逆止咳，加生半夏降肺止逆。方药相互为用，以奏其效。

小柴胡汤

小柴胡汤是《伤寒杂病论》中辨治少阳夹杂证的重要代表方之一。张仲景于《伤寒杂病论》中设小柴胡汤辨治病证涉及全身各部诸多方面，但在临床中怎样理解小柴胡汤辨治病变的基本适应证，又怎样扩大运用小柴胡汤辨治许多疑难病？学好小柴胡汤辨治病证的基本思路是什么，用活小柴胡汤辨治病证的基本准则是什么，怎样才能更好地运用炙甘草汤辨治基本适应证、扩大辨治范围及辨治疑难病而取得预期治疗效果？结合多年临床应用小柴胡汤辨治体会，可从以下几个方面重点研究与深入探讨，对提高临床运用小柴胡汤能力及辨治技能有一定帮助和借鉴。

一、质疑问责

长期以来，诠释小柴胡汤功用是"和解少阳"，"和解"的概念是什么？"和解"与小柴胡汤方药组成有何内在关系？若以寒热药并用作为"和解"的依据，如大黄附子汤、乌梅丸、干姜黄连黄芩人参汤、麻黄升麻汤等方中均是寒热并用，其是否属于"和解"范畴？若以补泻药同用作为"和解"的依据，如肾气丸、黄连阿胶汤、大黄䗪虫丸等方中补泻药同用，其是否也属于"和解"范畴？若以表里药共用作为"和解"的依据，如麻黄汤、桂枝汤、炙甘草汤等方中表里药共用，其是否也属于"和解"范畴？可见，用"和解少阳"词语来表述小柴胡汤功用是不准确的，也是不恰当的，更是缺乏科学理论指导性的。

长期以来，诠释小柴胡汤证型是"伤寒少阳"，审度"伤寒少阳"之"伤寒"是广义"伤寒"还是狭义"伤寒"，若是广义"伤寒"，即"今夫热病者，皆伤寒之类也"。用广义的不确定的概念表述小柴胡汤主治证型是不严谨的，也缺乏临床实用性与针对性；若是狭义"伤寒"，即寒邪致病，则与张仲景所论"热入血室"不符合。可见，重新厘定小柴胡汤的功用与

168

证型具有重要的理论指导意义与临床实践意义。

二、方药思考

小柴胡汤组成由柴胡半斤（24g），黄芩三两（9g），人参三两（9g），半夏洗、半升（12g），甘草炙、三两（9g），生姜切、三两（9g），大枣擘、十二枚所组成，对此研究及应用小柴胡汤只有从多方位、多角度、多层次研究其作用及病位、配伍及用量，才能学好用活小柴胡汤辨治诸多疑难杂病。

诠释用药要点：方中柴胡清疏少阳；黄芩清泄少阳；半夏醒脾和中降逆；生姜宣散郁结；人参、甘草、大枣，益气补中。又，方中用柴胡、黄芩清热，柴胡偏于辛散透热，疏理气机；黄芩偏于苦寒清热；半夏、生姜调理气机，半夏偏于降逆；生姜偏于宣散；人参、大枣、甘草，补益中气。方药相互为用，以清热、调气、益气为主。

剖析方药配伍：柴胡与黄芩，属于相使配伍，柴胡清热偏于透解，黄芩清热偏于内消；半夏与生姜，属于相使配伍，理脾和胃，宣降气机，半夏偏于降逆，生姜偏于宣发；人参与大枣、甘草，属于相须配伍，增强补益中气；柴胡、黄芩与半夏、生姜，属于相反配伍，柴胡、黄芩清热，半夏、生姜温中，寒药用量大于温热，半夏、生姜制约柴胡、黄芩寒清凝滞；柴胡与人参，属于相反相使配伍，相反者，寒热同用，相使者，柴胡清热升清，人参益气升清；柴胡、黄芩与甘草，属于相反配伍，甘草制约柴胡、黄芩苦寒清热伤胃。

权衡用量比例：柴胡与黄芩用量比例是8∶3，提示药效辛透与苦清之间的用量调配关系，以治少阳胆热；半夏与生姜用量比例是4∶3，提示药效降逆与宣散之间的用量调配关系，以治浊气壅滞；人参与大枣、甘草用量比例是3∶10∶3，提示药效大补与缓急之间的用量调配关系，以治气虚；柴胡、黄芩与生姜、半夏用量比例是8∶3∶3∶4，提示药效清热与温降寒散之间的用量调配关系；人参与柴胡用量比例是3∶8，提示药效益气与清热之间的用量调配关系，以治热伤气。又，方中用药7味，清热药2味如柴胡、黄芩，其用量总和是33g；辛开苦降药2味如半夏、生姜，其用量总和是21g；益气药如人参、大枣、甘草，其用量总和是48g；其用量比例是近5∶3∶8。从用量分析方药主治，病是少阳胆热气郁证（少阳夹杂证），或热入血室证，或黄疸，或疟疾。

研究小柴胡汤功用主要有二：①柴胡、黄芩为药对，以清热透热为主，兼疏气机；半夏、生姜为药对，以辛开苦降为主，兼以温通；人参、大枣、甘草为药对，以补益为主，即小柴胡汤功用以清热透热，辛开苦降，补益中气为主。②柴胡、生姜为药对，治以辛散，柴胡用量大于生姜，以清透为主，生姜兼防柴胡苦寒伤阳；黄芩、半夏为药对，治以苦降，又凉次于寒，温次于热，即黄芩之寒大于半夏之温，以清降为主，兼以温通；人参、大枣、甘草为药对，治以补益，即小柴胡汤功用以寒温辛散偏于清，寒温苦降偏于清，补益中气为主。总而言之，权衡小柴胡汤功用应以清热调中益气为主。

三、应用指征

小柴胡汤以清热调中益气为主，主治少阳胆热气郁证（少阳夹杂证），或热入血室证，或胆热发黄证，主治常见症状表现有：①头部症状：（产妇）郁冒，目眩，头汗出，病变证机是正气不足，少阳郁热上扰于头。②口咽症状：咽干，口苦，病变证机是少阳郁热浸淫伤津。③颈部症状：颈项强，少阳经脉郁滞不利。④心胸症状：心烦，心下悸，心痛，嘿嘿，厥（神志昏厥），胸满，胁痛，胸胁苦满，胸中烦而不呕，胁下满，胁下痞硬，胁下硬满，胁下及心痛，病变证机是少阳郁热扰心，逆窜经脉。⑤肺部症状：咳嗽，病变证机是少阳郁热扰肺，浊气上逆。⑥脘腹症状：喜呕，或干呕，不能食，心下满，口不欲食，呕而发热，腹中痛，腹中急痛，病变证机是少阳胆热，相乘脾胃，脾胃气机逆乱，浊气壅滞。⑦大小便症状：小便不利，或小便自可，大便硬，或大便溏，病变证机是邪热肆虐，扰乱气机，气化不利。⑧四肢症状：手足冷，或手足温，厥（四肢厥冷）而必冒，病变证机是正气不足，郁热遏阳，阳气不能温煦。⑨妇科症状：经水适断，热入血室，病变证机是郁热侵扰气血，经脉不利。⑩全身症状及脉象：渴，或不渴，身热，身有微热，发热，发潮热；往来寒热，休作有时，汗出，诸黄，一身及目悉黄，阳脉涩，阴脉弦，或脉微弱，或脉沉紧，或脉细，病变证机是正气不足，郁热内扰，浊气逆乱。

权衡张仲景论小柴胡汤主治症状表现，涉及 10 大方面，审度病变证机则是正气不足，郁热内扰，浊气逆乱，病证表现正好与小柴胡汤功用清热调中益气相符合。

四、运用须知

张仲景设小柴胡汤用法，以水煎煮方药约 30 分钟，去滓，再煎煮药汤约 15 分钟，或连续煎煮方药约 50 分钟，去滓。每日分 3 次服。

又，研究表明：若煎煮方药约 30 分钟，小柴胡汤药理作用主要是解热、抗炎、抗菌；若煎煮方药约 50 分钟，方药药理作用除了具有解热、抗炎、抗菌外，还具有抗肿瘤、抗病毒、抗硬化、抗溃疡、抗自由基、抗精神失常、增强免疫能力，以及利胆保肝等作用。

五、方证辨病

（1）慢性胃炎、胃及十二指肠溃疡、慢性肝炎、原发性肝癌、脂肪肝、胆囊炎、胰腺炎、肝硬化等，临床表现以胁痛，情绪低落，口苦，舌质红，苔薄黄为用方辨治要点。

（2）病毒性心肌炎、冠心病、高血压、传染性单核细胞增多症、心律失常、室性心动过速等，临床表现以心悸，心痛，情绪低落，口苦，舌质红，苔薄黄为用方辨治要点。

（3）糖尿病、甲状腺功能亢进症、网状内皮组织增生症、胶原病等，临床表现以口苦，口渴，情绪异常，舌质红，苔薄黄为用方辨治要点。

（4）抑郁症、焦虑症、癫痫、精神分裂症等，临床表现以胸胁苦闷，情绪低落，口苦，舌质红，苔薄黄为用方辨治要点。

（5）经前期紧张综合征、围绝经期综合征、产褥期精神障碍症等，临床表现以月经不调，情绪异常，口苦，舌质红，苔薄黄为用方辨治要点。

（6）慢性肾小球肾炎、肾病综合征、肾绞痛、尿毒症、肾盂肾炎等，临床表现以小便不利，胸胁胀闷，口苦，情绪异常，舌质红，苔薄黄为用方辨治要点。

六、案例解读

1.肝癌术后复发转移至肺

尚某，女，53 岁。2 年前经检查诊断为肝癌并手术治疗，6 个月前经检查肝癌复发转移至肺，近由病友介绍前来诊治。刻诊：胁肋胀痛，夜间痛甚，情绪低落，咳嗽，咯黄痰，倦怠乏力，手指颤动，口苦口渴，舌质红，苔黄厚腻，脉沉弱。辨为郁瘀气虚，肺热夹风证，治当行气化瘀，益气清热，降逆息风，给予小柴胡汤、藜芦甘草汤、失笑散与麻杏石甘汤合方，柴胡 24g，黄芩 10g，生半夏 12g，红参 10g，大枣 12 枚，生姜 12g，藜芦 1.5g，五灵脂 10g，蒲黄 10g，麻黄 12g，杏仁 10g，石膏 24g，炙甘草 10g。6 剂，以水 800～1000mL，浸泡 30 分钟，大火烧开，小火煎煮 40 分钟，每次服用 150mL；第 2 次煎煮 15 分钟；第 3 次煎煮若水少可酌情加水，煎煮 15 分钟，每日 1 剂，分 3 次服。

二诊：胁肋胀痛减轻，倦怠乏力好转，以前方 12 剂继服。

三诊：胁肋胀痛夜间痛甚减轻，咳嗽好转，以前方 12 剂继服。

四诊：胁肋胀痛较前又有减轻，咳嗽较前又有减轻，以前方 6 剂继服。

五诊：情绪好转，咯痰止，以前方 6 剂继服。

六诊：诸症基本趋于缓解，又以前方治疗 100 余剂，经复查，与前次检查结果相比，肿瘤病灶较前缩小；之后，又以前方因病情变化酌情加减用药 120 余剂，经复查，与前次检查结果相比，肿瘤病灶又有缩小，以前方巩固治疗。随访 1 年，身体状况良好。

用方提示：根据胁肋胀痛、夜间痛甚辨为瘀，再根据胁肋胀痛、情绪低落辨为气郁，因倦怠乏力、脉沉弱辨为气虚，又因咳嗽、痰黄辨为肺热，更因手指颤动辨为风，以此辨为郁瘀气虚，肺热夹风证。方以小柴胡汤清热调气益气；以藜芦甘草汤息风化痰；以失笑散活血化瘀；以麻杏石甘汤清宣肺热，降逆止咳。方药相互为用，以奏其效。

2.肝硬化腹水

夏某，女，60 岁。有多年乙肝病史，6 年前又检查为肝硬化伴肝结节，

1 年前至今反复出现肝硬化腹水，近由病友介绍前来诊治。刻诊：腹胀如鼓，青筋暴露，胁肋脘腹疼痛，痞塞不通，大便干结，小便不利，短气乏力，口渴，舌质红夹瘀紫，苔黄腻，脉沉弱。辨为气虚瘀热夹水证，治当健脾益气，清热化瘀，攻逐水饮，给予小柴胡汤、十枣汤与失笑散合方，柴胡 24g，黄芩 10g，生半夏 12g，红参 10g，甘遂 3g，大戟 3g，芫花 3g，生姜 10g，大枣 12 枚，五灵脂 10g，蒲黄 10g，炙甘草 10g。6 剂，以水 800～1000mL，浸泡 30 分钟，大火烧开，小火煎煮 40 分钟，每次服用 150mL；第 2 次煎煮 15 分钟；第 3 次煎煮若水少可酌情加水，煎煮 15 分钟，每日 1 剂，分 3 次服。

二诊：腹胀如鼓略有减轻，胁肋脘腹疼痛好转，大便通畅，以前方 6 剂继服。

三诊：腹胀如鼓较前好转，大便溏泄，以前方变大戟、甘遂、芫花为各 2g，6 剂。

四诊：腹胀如鼓较前又有好转，大便基本正常，以前方 6 剂继服。

五诊：腹胀如鼓较前又有好转，以前方 6 剂继服。

六诊：诸症基本趋于缓解，以前方治疗 120 余剂，诸症稳定，经 B 超复查，肝脏结节基本消失，腹水消除。为了巩固疗效，以前方变汤剂为散剂，每次 10g，每日分早、中、晚服。随访 1 年，身体状况良好。

用方提示：根据短气乏力、脉虚弱辨为气虚，再根据口渴、苔薄黄辨为热，因舌质红夹瘀紫辨为瘀，又因腹胀如鼓、小便不利辨为水结，以此辨为气虚瘀热夹水气证。方以小柴胡汤清热调气，以失笑散活血化瘀；以十枣汤攻逐水饮。方药相互为用，以奏其效。

附：小柴胡汤与麻杏石甘汤合方

长期低热（体温 37.5℃左右）是诸多功能性疾病及器质性疾病的常见症状，也是比较难治的症状之一。结合数年临床辨治长期低热体会，笔者认为小柴胡汤虽是辨治少阳夹杂证的基本代表方，麻杏石甘汤虽是辨治肺热证的基础代表方，但选用小柴胡汤与麻杏石甘汤合方则是辨治长期低热的治病用方，在临床中怎样运用小柴胡汤与麻杏石甘汤合方，运用的基本要点与思路是什么，临床指征有哪些，以及有哪些注意事项？于此笔者试将运用小柴胡汤与麻杏石甘汤合方辨治长期低热的体会介绍于此。

一、权衡病变病因及治则

长期低热的原因有功能性疾病如季节性低热、环境性低热、神经性及功能性低热、女性经前或妊娠期低热和器质性疾病如风湿病、结核病、慢性炎症、免疫功能低下、肝炎、肿瘤，以及甲状腺功能亢进、贫血、结缔组织病、链球菌感染后状态等。中医辨识以上疾病的依据主要有气郁、郁热、寒郁、湿蕴、气虚，权衡气郁、寒、热、湿、虚之病变证机，既有其相对特殊性又有其相互演变性，特殊性及规律性是以长期低热病变为核心，夹杂性及变化性是以临床表现为特征。辨治长期低热既要从规律性中寻找治病的基本点及切入点，又要从变化性中把握治病用药的主导性及主次性。

辨识长期低热，首先要知道阳气主动以阴为制，阴制则阳气不亢不热；阳气只可以动为主，不可郁滞，郁滞不通则可演变为热；阳气只可温煦，不可温热，温热太过可生热化火。阴气滋养以阳为制，阳制则阴气不寒不凝；阴气只可以滋养，不可阴凝，阴凝不通亦可郁滞化热；阴气只可滋养，不可浊腻，浊腻可郁结化热。结合临床实践，阳不通可演变为低热，阴不通也可演变为低热。

权衡长期低热的病变有诸多，以郁热者较为常见。辨识长期低热病变只有从多层次、多角度、全方位地深入研究与探索，才能辨清长期低热的病变本质，如气郁化热，热郁营卫，浸淫肌肤，以此可演变为气郁化热，病证表现以低热为主；又因气郁遏阳，阳郁化热，阳热搏结，充斥内外，肆虐营卫，以此可演变为阳郁以低热为主；因阳郁不行，郁不化气，寒气内生，以此可演变为阳郁寒生以低热为主；又因阳郁伤气，气生不及，气不温养，以此可演变为阳郁气虚以倦怠乏力为主；更因阳不化湿，湿浊内生，壅滞经气，脉络不畅，以此可演变为阳郁湿阻以身体困重为主；复因阳郁不化，清气不升，浊气不降，浊逆清窍，以此可演变为郁热浊气上逆以头晕目眩为主；辨识气郁、阳热、寒郁、痰湿、气虚之病变，既要辨清其独有的规律性及特殊性，又要辨别其相互的夹杂性及多变性。

辨治长期低热，治以调气为主，兼以清透或温通；又因气郁遏阳，调气兼以通阳；阳不化湿，调气兼以化湿；气郁生寒，调气兼以温通；气虚不温，调气兼以益气。总之，治病务必审明长期低热病变证机之不同，辨清病变证机之间的相互夹杂性，选择治疗方药以合方为基础，并能及时调整方药用量的随机性、针对性及切机性。

二、思辨病变属性与方药

1.少阳夹杂证与小柴胡汤

小柴胡汤由柴胡半斤（24g），黄芩三两（9g），人参三两（9g），半夏洗、半升（12g），甘草炙、三两（9g），生姜切、三两（9g），大枣擘、十二枚所组成。辨治"伤寒五六日，中风，往来寒热，胸胁苦满，嘿嘿，不欲饮食，心烦，喜呕，或胸中烦而不呕，或渴，或腹中痛，或胁下痞硬，或心下悸，小便不利，或不渴，身有微热，或咳者之"。"伤寒差以后，更发热。""呕而发热者。"辨识少阳夹杂病变有郁热、气郁、少气、夹寒等，症状表现多以低热为主。方中柴胡清疏少阳；黄芩清泄少阳；半夏醒脾和中降逆；生姜宣散郁结；人参、甘草、大枣，益气补中。又，柴胡与黄芩，属于相使配伍，柴胡清热偏于透解，黄芩清热偏于内消；半夏与生姜，属于相使配伍，理脾和胃，宣降气机，半夏偏于降逆，生姜偏于宣发；人参与大枣、甘草，属于相须配伍，增强补益中气；柴胡、黄芩与半夏、生姜，属于相反配伍，柴胡、黄芩清热，半夏、生姜温中，寒药用量大于温热药，半夏、生姜制约柴胡、黄芩寒清凝滞；柴胡与人参，属于相反相使配伍，相反者，寒热同用，相使者，柴胡清热升清，人参益气升清；柴胡、黄芩与甘草，属于相反配伍，甘草制约柴胡、黄芩苦寒清热伤胃。方药相互为用，清热调气益气，是辨治少阳夹杂证的最佳基础用方。

2. 郁热蕴肺与麻杏石甘汤

麻杏石甘汤由麻黄去节、四两（12g），杏仁去皮尖、五十个（8.5g），甘草炙、二两（6g），石膏碎、绵裹、半斤（24g）所组成。辨治"发汗后，不可更行桂枝汤；汗出而喘，无大热者"。方中麻黄宣肺平喘；石膏清泻肺热；杏仁肃降肺气；甘草益气和中。又，麻黄与石膏，属于相反配伍，麻黄温宣，石膏寒清，石膏制约麻黄宣肺助热，麻黄制约石膏清热寒凝；麻黄与杏仁，属于相使配伍，宣降肺气，调理气机；石膏与甘草，属于相使配伍，甘草益气制约石膏寒清伤胃，石膏清热甘草益气恋邪；麻黄与甘草，属于相反相使配伍，相反者，麻黄宣发，甘草补益，甘草制约麻黄宣发伤气，相使者，益气温通，方药相互为用，以清宣郁热，透达气机为主。

辨治长期低热，无论用中药还是用西药，稍有不当即有可能损伤脾胃，均可演变为药物性脾胃病变；辨治长期低热及药物性脾胃病变，选方用药比较难，用药不当又可能引起诸多新的病证表现，临证选用小柴胡汤与麻杏石甘汤合方，既可增强治疗作用又可避免用药弊端。

3. 热证长期低热与小柴胡汤、麻杏石甘汤

热证长期低热，用药必清热，可气机运行的生理特性是以温通为主，清热虽可治热，可又有寒凝，寒凝又不利低热透散。再则，长期低热用寒凉清泻药又可加重低热。辨治热证长期低热，既要选用清热药又要配伍宣透药，只有相互兼顾才能更好地既清热求本又能宣透郁热以顺应气机运行的生理特性。辨治少阳夹杂的最佳用方是小柴胡汤，而辨治低热应以与麻杏石甘汤合方为最佳。仅用小柴胡汤仅可清热调气益气，只有与麻杏石甘汤合方宣散泻热，才能达到以小柴胡汤清热调气，益气宣透；以麻杏石甘

汤清宣郁热以助小柴胡汤，以此达到既清热治病又能兼顾气机运行的生理特性，在临床中还应重视研究方药配伍的重要性。

4.寒证长期低热与小柴胡汤、麻杏石甘汤

寒证长期低热是临床中比较少见病变之一，认识病变证机常常因低热而辨为热证，从热证治疗仅仅能控制一时症状表现，且不能达到预期治疗目的。结合临床辨治寒证长期低热体会，治疗基本思路主要有：一是辨治寒证必用温热方药以针对病变证机，二是用温热方药常常有伤阴助热弊端，三是辨治寒证低热最好配伍寒性方药，四是酌情配伍益气药有利于阳气化生。小柴胡汤虽以清热为主，且因其用药如半夏、生姜为温性，根据方药因病变证机而发挥治疗的基本原则，半夏、生姜温热具有温阳散寒作用；再则，麻杏石甘汤虽以清肺热为主，可因麻黄、杏仁为温性，因病变证机可有温通散寒作用。尤其是小柴胡汤与麻杏石甘汤合方，麻黄、生姜、半夏、杏仁以温通散寒，人参、大枣、甘草甘温以益气温阳，益气药与温通药相互为用以温助阳气；柴胡、黄芩、石膏酌情调整用量以制约温热药燥化伤阴伤津。可见，合理运用小柴胡汤与麻杏石甘汤合方辨治寒证长期低热，既可使药物间的相互作用增强，又能使其相互制约，相互促进。

5.寒热夹杂病变与小柴胡汤、麻杏石甘汤

辨识长期低热的病变证机，既有其独立性又有其夹杂性。其间的夹杂性是症状表现多样性及错综性的根源，如病变以热为主而夹寒，用麻黄、生姜宣透兼以散寒；病变以热为主而夹湿，用半夏、杏仁兼以降逆燥湿，半夏配杏仁以增降逆燥湿之用；病变以热为主夹气虚者，用人参、大枣、甘草旨在益气补虚，用炙甘草可用两方用量之和；病变以热为主夹阳郁者，用柴胡、生姜、麻黄以宣发阳气；病变以寒热湿郁虚夹杂者，方中柴胡、黄芩、石膏清泻郁热，麻黄、生姜宣散寒郁；半夏、杏仁降泄湿浊；人参、大枣、甘草益气。可见，辨治病变复杂选用小柴胡汤与麻杏石甘草汤合方，并能随机应变而调整方药用量，以治疗风湿病、结核病、慢性炎症、免疫功能低下、肝炎、肿瘤，以及甲亢、贫血、结缔组织病、链球菌感染后状态等病变常常可取得最佳预期治疗目的。

三、典型病例

1.风湿热之低热

杨某,男,38岁。有多年风湿病病史,经检查:抗链球菌溶血素阳性,血清抗链球菌激酶为60,血沉加快,C反应蛋白多数增高,体温37.6℃,诊断为风湿热。近8个月来因关节疼痛、低热加剧前来诊治。刻诊:低热,早上游走性关节疼痛较重,口干,口苦,心烦,气短,关节皮肤环形红斑,皮下轻微红肿结节,夜间荨麻疹加重及身体怕冷,咳嗽,舌质淡红,苔薄黄,脉虚数。辨为郁热夹虚寒证,治当清透郁热,兼以益气温阳,给予小柴胡汤与麻杏石甘汤合方加味,柴胡24g,黄芩10g,红参10g,生半夏12g,生姜10g,麻黄12g,杏仁10g,石膏24g,大枣12枚,五灵脂10g,生川乌6g,天花粉10g,炙甘草10g。6剂,每日1剂,水煎服,第一次煎药水开后小火煮45分钟,第二次煎药水开后小火煮30分钟,合并分早、中、晚三次服。

二诊:体温较治疗前略有减轻,即37.5℃,口干、口苦明显减轻,但仍有红斑,以前方加赤芍15g,以凉血活血散瘀,6剂。

三诊:体温较前又有减轻,即37.3℃,心烦仍有,以前方加大石膏用量为45g,以清热除烦,6剂。

四诊:夜间荨麻疹未再发作,红斑消退,心烦止,未再出现咳嗽,以前方6剂继服。

五诊:关节疼痛基本消除,心烦、咳嗽未再出现,体温36.9℃,以前方6剂继服。

六诊:诸症状表现基本消除,体温36.7℃,以前方6剂继服。

七诊:体温36.6℃,病情稳定,未有明显不适,以前方12剂。之后,为了巩固疗效,又以前方加减治疗60余剂,诸症基本消除。随访1年,一切尚好。

按语:根据低热、早上游走性关节疼痛较重辨为少阳,再根据口干、口苦、心烦辨为阳郁化热,因咳嗽、苔薄黄辨为肺热,又因夜间荨麻疹加重及身体怕冷辨为寒,以此辨为郁热夹虚寒证。方以小柴胡汤清透阳郁,兼以益气；以麻杏石甘汤清宣郁热，兼以温通宣散，加生川乌温阳散寒止痛，天花粉清热柔筋止痛。方药相互为用，以奏其效。

2.肺结核低热

贺某，男，33岁。在5个月前发现肺结核即住院治疗，先经西药治疗，后又加用中药，可低热（体温37.7℃左右）未能解除，经住院医师推荐前来诊治。刻诊：咳嗽，痰较稠色黄，时有咯血，气短不足以息，气喘，盗汗，自汗，口苦咽干，胸胁胀闷，急躁易怒，头晕目眩，舌质红，苔薄黄，脉细弱。辨为肺热夹虚郁证，治当清宣肺热，益气解郁，给予小柴胡汤与麻杏石甘汤合方加味，柴胡24g，黄芩10g，生半夏12g，红参10g，大枣12枚，生姜10g，麻黄12g，杏仁10g，石膏45g，阿胶10g，全瓜蒌15g，生地黄30g，炙甘草10g。6剂，每天1剂，水煎服，第一次煎药水开后小火煮40分钟，第二次煎药水开后小火煮20分钟，合并分早、中、晚三次服。

二诊：咳嗽略有减少，口苦减轻，仍时有低热，体温37.5℃，以前方6剂继服。

三诊：自汗基本消除，低热未再出现，以前方减石膏为24g，6剂。

四诊：咳嗽较前又有明显减轻，未再咯血，盗汗止，低热仍有发作，体温37.2℃，以前方6剂继服。

五诊：低热未再出现，急躁易怒、头晕目眩基本消除，病情基本稳定，以前方6剂继服。

六诊：低热未再出现，苔黄基本消退，痰黄消除，自汗、盗汗止，病情较前明显好转，以前方6剂继服。

七诊：诸症表现完全消退，病情趋于稳定，低热未再出现，以前方6剂继服。之后，为了巩固疗效，又以前方因病证表现酌情加减治疗100余剂，诸症基本消除，经复查，结核菌素阴性。随访2年，一切尚好。

按语：根据咳嗽、痰较稠色黄、时有咯血辨为肺热，再根据胸胁胀闷、急躁易怒辨为气郁，因自汗、口苦咽干、苔黄辨为郁热，又因气短不足以息辨为气虚，以此辨为肺热夹虚郁证。方以小柴胡汤清透郁热，兼以益气；以麻杏石甘汤清宣肺热，降逆止咳，加阿胶补血止血，全瓜蒌清热化痰，生地黄清热益阴，凉血止血。方药相互为用，以奏其效。

3.肺癌术后低热

孙某,男,58岁。于6个月前经手术切除肺癌病变,术后即出现低热,经中西医多次诊治,可低热未能有效控制。近由病友介绍前来诊治。刻诊:低热(体温37.4℃左右),咳嗽,胸闷胸痛,倦怠乏力,情绪低落,心胸烦热,大便干结,口渴,舌质暗红,苔黄腻,脉沉略弱。辨为郁热夹虚瘀证,治当清透郁热,宣肺益气,给予小柴胡汤与麻杏石甘汤合方加味,柴胡24g,黄芩10g,生姜10g,生半夏12g,红参10g,大枣12枚,麻黄12g,杏仁10g,石膏24g,五灵脂10g,大黄6g,炙甘草10g。6剂,每日1剂,水煎服,第一次煎药水开后小火煮40分钟,第二次煎药水开后小火煮20分钟,合并分早、中、晚三次服。

二诊:心胸烦热减轻,倦怠乏力好转,低热(体温37.2℃左右),以前方6剂继服。

三诊:胸闷未再出现,心胸烦热基本消除,低热(体温36.9℃左右),诸症较前缓解,大便通畅,以前方减大黄为3g,6剂。

四诊:情绪低落明显好转,胸痛略有,苔黄腻消退,低热(体温36.7℃左右),大便正常,以前方去大黄,6剂。

五诊:胸痛消除,其余诸症较前明显缓解,未再出现低热,以前方6剂继服。

六诊:诸症较前又有减轻,以前方6剂继服。

七诊:病情稳定,未再出现低热,诸症较前又有减轻,以前方6剂继服。随访6个月,除偶尔感冒出现发热外,未再出现低热。

按语:根据心胸烦热、舌质红辨为郁热,再根据倦怠乏力、脉沉弱辨为气虚,因情绪低落辨为气郁,又因胸闷、苔黄腻辨为夹湿,更因胸痛、舌质暗红辨为瘀,以此辨为郁热夹虚瘀证。方以小柴胡汤清透郁热,兼以益气;以麻杏石甘汤清宣肺热,加大黄清泻湿热,五灵脂活血化瘀止痛。方药相互为用,以奏其效。

4.功能性低热

徐某,女,31岁。有2年低热病史,经多次检查未发现明显器质性病变,曾多次服用中西药,但未能有效控制低热,近因病情加重前来诊治。

刻诊：低热（体温 37.5℃左右），易感冒，感冒即咳嗽咯痰，倦怠乏力，不喜言语，情绪低落，手足不温，口淡不渴，舌质淡，苔薄白，脉虚弱。辨为寒郁夹虚证，治当温阳益气，疏泄宣通，给予小柴胡汤与麻杏石甘汤合方加味，柴胡 12g，黄芩 5g，生姜 10g，生半夏 12g，红参 10g，大枣 12 枚，麻黄 12g，杏仁 10g，石膏 12g，干姜 6g，生附子 6g，炙甘草 10g。6 剂，每日 1 剂，水煎服，第一次煎药水开后小火煮 40 分钟，第二次煎药水开后小火煮 20 分钟，合并分早、中、晚三次服。

二诊：倦怠乏力明显好转，咳嗽咯痰基本消除，低热（体温 37.1℃左右），以前方 6 剂继服。

三诊：感冒症状消除，倦怠乏力不明显，精神转佳，仍低热（体温 37℃左右），以前方 6 剂继服。

四诊：手足温和，低热（体温 37℃左右），未再感冒，以前方 6 剂继服。

五诊：体温正常，诸症表现完全消除，以前方 6 剂继服。

六诊：未再感冒，体温正常，未有明显身体不适，以前方 6 剂继服。

七诊：未再出现低热，身体恢复一切趋于正常，以前方 6 剂继服。随访 1 年，除偶尔感冒出现发热外，未再出现低热。

用方提示：根据手足不温、口淡不渴辨为寒，再根据倦怠乏力、脉弱辨为气虚，因不喜言语、情绪低落辨为气郁，又因咳嗽咯痰辨为肺气不宣，以此辨为寒郁夹虚证。方以小柴胡汤（调整柴胡、黄芩用量）温阳益气退热，兼防温阳药化燥；以麻杏石甘汤（调整石膏用量）宣散温通，兼防宣散药太过，加干姜、生附子增强半夏、生姜、麻黄温阳散寒。方药相互为用，以奏其效。

辨识长期低热病变，既有热证又有寒证，更有夹郁夹湿夹虚等，临证只有合理地运用小柴胡汤与麻杏石甘汤合方，才能达到既可辨治单一的热证，又可辨治单一的寒证，更可辨治相互夹杂之病变。可见，在临床中辨治长期低热以合方为切入，以调整用量为提高，以此常常能取得预期治疗效果。

桃核承气汤

桃核承气汤是《伤寒杂病论》中辨治瘀热证的重要基础代表方，张仲景于《伤寒杂病论》中设桃核承气汤辨治病证既论病变部位在膀胱，又论病证表现在心如"其人如狂"，更论病变在下焦如"但少腹急结"，但在临床中怎样理解桃核承气汤辨治病变的基本适应证，又怎样扩大运用桃核承气汤辨治许多疑难病？学好桃核承气汤辨治病证的基本思路是什么，用活桃核承气汤辨治病证的基本准则是什么，怎样才能更好地运用桃核承气汤辨治基本适应证，扩大辨治范围及辨治疑难病而取得预期治疗效果？结合多年临床应用桃核承气汤辨治体会，可从以下几个方面重点研究与深入探讨，对提高临床运用桃核承气汤能力及辨治技能有一定帮助和借鉴。

一、方药思考

桃核承气汤由桃仁去皮尖、五十个（8.5g），大黄四两（12g），桂枝去皮、二两（6g），甘草炙、二两（6g），芒硝二两（6g）所组成，对此研究及应用桃核承气汤只有从多方位、多角度、多层次研究其作用及病位、配伍及用量，才能学好用活桃核承气汤辨治诸多疑难杂病。

诠释用药要点：方中桃仁活血化瘀；桂枝温阳通经；大黄泻热祛瘀；芒硝软坚散结；甘草益气和中。又，方中用桃仁活血逐瘀；桂枝通经散瘀；大黄、芒硝泻热祛瘀；大黄偏于硬攻，芒硝偏于软坚；甘草益气和中，方药相互为用，以逐瘀泻热为主。

剖析方药配伍：桃仁与桂枝，属于相使配伍，破血通经；大黄与芒硝，属于相须配伍，增强泻热祛瘀；桃仁与大黄、芒硝，属于相使配伍，桃仁助大黄、芒硝软坚祛瘀，大黄、芒硝助桃仁破血化瘀；桃仁与甘草，属于相反相使配伍，相反者，补泻同用，桃仁破血，甘草益气，相使者，益气帅血行瘀。

权衡用量比例：桃仁与桂枝用量比例是近3：2，提示药效破血与通经之间的用量调配关系，以治瘀结；大黄与芒硝用量比例是2：1，提示药效硬攻与软坚之间的用量调配关系，以治热结；桃仁与大黄、芒硝用量比例是近3：4：2，提示药效破血与泻热之间的用量调配关系，以治瘀热。又，方中用药5味，活血通经药2味如桃仁、桂枝，用量是15g；泻热祛瘀药2味如大黄、芒硝，用量总和是18g；益气药1味如甘草，用量是6g；活血、通经药、泻热祛瘀药、益气药用量比例是近5：6：2。从用量分析方药主治，辨为（膀胱）瘀热证。

二、方证探索

1. 审度"热结膀胱"与"其人如狂"之间的内在关系

张仲景论桃核承气汤主治病证，既论病变部位在"热结膀胱"，又论病证表现在心而为发狂，旨在阐明运用桃核承气汤的核心不在于辨病变部位，而是突出审明病变证机，亦即运用桃核承气汤无论其病变部位在下焦还是在上焦，只要审明病变证机是瘀热，即可以法用之。

2. 权衡"热结膀胱"的辨证精神

运用桃核承气汤主治"热结膀胱"的辨证重点有二：①张仲景论"热结膀胱"的含义并非局限于膀胱，而是泛指泌尿系统病证，如肾小球肾炎、肾盂肾炎、输尿管炎、膀胱炎、尿道炎等病证；②张仲景论"热结膀胱"的含义并非局限于泌尿系病证，而可泛指生殖系统病证，如男科前列腺炎、前列腺增生、前列腺结石，以及妇科盆腔炎、附件炎、子宫内膜炎等。

3. 权衡"其人如狂"的辨证精神

运用桃核承气汤主治"其人如狂"的辨证重点有二：①病以烦躁为主，即病变证机与病变部位在膀胱，病以少腹拘急或剧烈疼痛而致烦躁不安即如狂状者，如急性膀胱炎、肾结石等病证表现；②病以狂躁为主，即病变证机与病变部位在心即瘀热在心而肆虐心神，以此演变为狂躁不安即如狂状者，如焦虑症、精神分裂症等病证表现。

4. 权衡"少腹急结"的辨证精神

运用桃核承气汤主治"少腹急结"辨证重点有二：①辨识"少腹急

结", 应包括少腹疼痛, 或胀满, 或拘急不舒等; ②辨识"少腹急结", 应包括小腹在内, 即小腹疼痛, 或胀满, 或拘急不舒等, 不能将病变部位局限于少腹。

5. 辨识"血自下"与药后"当微利"

张仲景在桃核承气汤证中既明确指出"血自下", 又明确指出药后"当微利", 其辨证重点有三: ①病变部位及瘀热病机在肾、膀胱, 或在男子血室, 导致肾、膀胱气化不利而演变为小便不利, 服药后瘀热得下, 小便得利即"当微利"; ②病变部位及瘀热病机不在膀胱而在大肠以演变为大便干结, 药后瘀热得下, 大便得通即"当微利"; ③病变部位及瘀热病机在女子胞宫, 服药后瘀热可从前阴而去, 对此应辨证地对待, 且不可局限于某一方面。

三、运用须知

运用桃核承气汤, 以水煎煮方药约 25 分钟, 去滓, 再纳入芒硝煎煮 2~3 秒, 饭前服用, 每日分 3 次服。即"上五味, 以水七升, 煮取二升半, 去滓。内芒硝, 更上火微沸, 下火。先食, 温服五合, 日三服"。再则, 若大便干结者, 煎煮大黄约 15 分钟; 若大便未有异常变化, 大黄与其余药同煎。

四、方证辨病

(1) 尿道炎、膀胱炎、输尿管炎、肾炎等, 临床表现以小便不利, 少腹疼痛如刺, 舌质暗红, 苔薄黄为用方辨治要点。

(2) 盆腔炎、附件炎、子宫内膜炎、输卵管粘连等, 临床表现以带下量多色黄, 舌质暗红, 苔薄黄为用方辨治要点。

(3) 前列腺炎、前列腺增生等, 临床表现以小便不利, 疼痛固定, 舌质暗红, 苔薄黄为用方辨治要点。

(4) 痤疮、毛囊炎、神经性皮炎、银屑病等, 临床表现以皮肤疹痒, 舌质暗红, 苔薄黄为用方辨治要点。

五、案例解读

1.肺结节病、支气管哮喘

马某，女，48岁。有多年肺结节病、支气管哮喘病史，经中西药治疗但未取得治疗效果，近由病友介绍前来诊治。刻诊：咳嗽，哮喘，胸闷，时有咯血，心胸烦热，口渴，痰稠色黄，大便干结，倦怠乏力，舌质暗红夹瘀紫，苔黄腻，脉沉弱。辨为肺热痰瘀证，治当清肺化痰，活血化瘀，给予桃核承气汤与泽漆汤合方加味，桃仁10g，桂枝10g，大黄12g，芒硝6g，泽漆30g，生半夏12g，拳参15g，生姜15g，白前15g，黄芩10g，红参10g，五灵脂10g，生甘草10g。6剂，以水800～1000mL，浸泡30分钟，大火烧开，小火煎煮40分钟，每次服用150mL；第2次煎煮15分钟；第3次煎煮若水少可酌情加水，煎煮15分钟，每日1剂，分3次服。

二诊：咳嗽减轻，大便较前通畅，以前方6剂继服。

三诊：咳嗽较前又有减轻，哮喘好转，大便正常，以前方6剂继服。

四诊：未再咯血，哮喘较前又有减轻，以前方6剂继服。

五诊：心胸烦热基本消除，大便略溏，以前方变大黄为10g，6剂。

六诊：诸症趋于缓解，又以前方治疗120余剂，诸症悉除。经复检肺结节病痊愈，支气管哮喘趋于稳定。随访1年，一切尚好。

用方提示：根据咳嗽、咯血、口渴辨为肺热证，再根据大便干结、舌质暗红夹瘀紫辨为瘀热，因痰稠色黄，苔黄腻辨为痰热，以此辨为肺热痰瘀证。方以桃核承气汤泻热化瘀；以泽漆汤清泻肺热，降逆平喘，加五灵脂活血化瘀，方药相互为用，以奏其效。

2.冠心病、慢性胃炎

朱某，男，49岁。有多年冠心病、慢性胃炎病史。刻诊：心胸疼痛如针刺，胸闷，大便干结，胃痛怕冷，不思饮食，舌质暗红夹瘀紫，口苦，苔黄略腻，脉沉弱略涩。辨为瘀热阻心，寒热夹杂证，治当泻热化瘀，平调寒热，给予桃核承气汤与半夏泻心汤合方加味，桃仁10g，桂枝6g，大黄12g，芒硝6g，黄连3g，黄芩10g，生半夏12g，红参10g，干姜10g，大枣12枚，五灵脂10g，炙甘草6g。6剂，以水800～1000mL，浸泡30分钟，大火烧开，小火煎煮 40 分钟，每次服用 150mL；第 2 次煎煮 15 分钟；第 3 次煎煮若水少可酌情加水，煎煮 15 分钟，每日 1 剂，分 3 次服。

三诊：心胸疼痛如针刺减轻，仍口苦，以前方变黄连为 6g，6 剂。

四诊：口苦消除，心胸疼痛较前又有减轻，以前方 6 剂继服。

五诊：胃痛基本解除，仍胃中怕冷，以前方加生附子 3g，6 剂。

六诊：心胸疼痛基本消除，胸闷好转，以前方 6 剂继服。

七诊：诸症基本消除，又以前方治疗 60 余剂，诸症悉除；之后，为了巩固疗效，以前方变汤剂为散剂，每次 6g，每日分早、中、晚服。随访 1 年，一切正常。

用方提示：根据心胸痛如针刺，舌质暗红夹瘀紫辨为瘀热，又根据胃痛怕冷辨为寒，因口苦、苔黄腻辨为湿热，以此辨为瘀热阻心，寒热夹杂证。方以桃核承气汤泻热祛瘀，导热下行；以半夏泻心汤平调寒热，健脾益气，加五灵脂活血化瘀止痛。方药相互为用，以奏其效。

3. 精神分裂症

詹某，女，55 岁。有多年精神分裂症病史。3 年来病情反复发作，近由病友介绍前来诊治。刻诊：心烦急躁，狂言多语，大便干结，面色红赤，口苦，口渴，舌质暗红夹瘀紫，苔薄黄，脉沉涩。辨为瘀热扰神证，治当活血化瘀，清热安神；给予桃核承气汤与黄连阿胶汤合方加味，桃仁 10g，大桂枝 6g，大黄 12g，芒硝 6g，黄连 12g，黄芩 10g，阿胶珠 6g，鸡子黄（烊化）2 枚，白芍 10g，龙骨 30g，牡蛎 30g，酸枣仁 45g，炙甘草 6g。6 剂，以水 800～1000mL，浸泡 30 分钟，大火烧开，小火煎煮 40 分钟，每次服用 150mL；第 2 次煎煮 15 分钟；第 3 次煎煮若水少可酌情加水，煎煮 15 分钟，每日 1 剂，分 3 次服。

二诊：心烦急躁好转，大便较前通畅，以前方 6 剂继服。

三诊：狂言多语好转，大便正常，面色红赤减轻，以前方 6 剂继服。

四诊：心烦急躁较前又有好转，以前方 6 剂继服。

五诊：病情基本趋于稳定，以前方治疗 100 余剂，病情稳定；之后，为了巩固疗效，以前方变汤剂为散剂，每次 10g，每日分早、中、晚服。随访 1 年，一切尚好。

用方提示：根据狂言多语、舌质暗红夹瘀紫辨为瘀热，再根据大便干结、面色红赤辨为热结，因口苦辨为湿热，以此辨为瘀热扰神证。方以桃核承气汤泻热祛瘀；以黄连阿胶汤清心育阴，交通心肾，加龙骨、牡蛎潜阳安神，酸枣仁养心安神，方药相互为用，以奏其效。

4.慢性盆腔炎、子宫内膜异位症

郑某，女，39岁。有多年慢性盆腔炎、子宫内膜异位症病史，近由病友介绍前来诊治。刻诊：小腹胀痛如针刺，经期夹血块，带下量多色黄，腹部怕冷，手足不温，大便干结1次/4～5日，舌质暗红夹瘀紫，苔薄黄，脉沉涩。辨为瘀阻湿热夹寒证，治当活血化瘀，清热燥湿，温阳散寒，给予桃核承气汤、栀子柏皮汤与当归四逆汤合方，大黄12g，桂枝10g，芒硝6g，桃仁10g，黄柏6g，栀子15g，当归10g，白芍10g，细辛10g，通草6g，大枣25枚，炙甘草10g。6剂，以水800～1000mL，浸泡30分钟，大火烧开，小火煎煮40分钟，每次服用150mL；第2次煎煮15分钟；第3次煎煮若水少可酌情加水，煎煮15分钟，每日1剂，分3次服。

二诊：小腹胀痛如针刺减轻，大便溏泄，以前变大黄为10g，6剂。

三诊：带下量减少，大便正常，仍腹部怕冷，以前方加生附子6g，6剂。

四诊：小腹胀痛如针刺较前又有减轻，以前方6剂继服。

五诊：带下消除，小腹胀痛如针刺较前又有减轻，以前方6剂继服。

六诊：腹部怕冷消除，小腹胀痛基本消除，以前方6剂继服。

六诊：诸症基本消除，又以前方治疗80余剂，诸症悉除；之后，又以前方变汤剂为散剂，每次6g，每日分早、中、晚服，经复查子宫内膜异位症基本消除。随访1年，一切尚好。

用方提示：根据带下色黄辨为湿热，再根据大便干结辨为热结，因舌质暗红边瘀紫、脉沉涩辨为瘀；又因手足不温、腹部怕冷辨为寒，以此辨为瘀阻湿热夹寒证。方以桃核承气汤泻热祛瘀；以栀子柏皮汤清热燥湿；以当归四逆汤温阳益气，养血活血。方药相互为用，以奏其效。

四逆汤

四逆汤是《伤寒杂病论》中辨治少阴阳虚阴寒证的重要代表方，张仲景为何既在太阳病篇辨四逆汤方证，又在阳明病篇辨四逆汤方证，还在少阴病篇辨四逆汤方证，更在厥阴病篇辨四逆汤方证？而用四逆汤为何既能辨治头部症状如头痛，又能辨治胸膈病变如膈上有寒饮；既能辨治中焦症状如呕吐，又能辨治下焦症状如下利、腹胀满？既能辨治全身症状如发热、身疼痛，又能辨治四肢症状如四肢疼痛、四肢拘急？但在临床中怎样理解四逆汤辨治病变的基本适应证，又怎样扩大运用四逆汤辨治许多疑难病？学好四逆汤辨治病证的基本思路是什么，用活四逆汤辨治病证的基本准则是什么，怎样才能更好地运用四逆汤辨治基本适应证，扩大辨治范围及辨治疑难病而取得预期治疗效果？结合多年临床应用四逆汤辨治体会，可从以下几个方面重点研究与深入探讨，对提高临床运用四逆汤能力及辨治技能有一定帮助和借鉴。

一、方证思考

1. 方药作用及病位

四逆汤由生附子一枚（5g），干姜一两半（5g），甘草二两（6g）所组成，对此研究及应用四逆汤只有从多方位、多角度、多层次研究其作用及病位、配伍及用量，才能学好用活四逆汤辨治诸多疑难杂病。

附子温壮阳气，可治：①头部病证，如《金匮要略》中设头风摩散用附子辨治寒凝头痛；②颈项病证，如《金匮要略》中论竹叶汤用法"颈项强，用大附子一枚，破之如豆大"；③膈上病证，如《伤寒论》中第324条"若膈上有寒饮，干呕者，不可吐也，当温之，宜四逆汤"；④心胸病证，如《金匮要略》中论乌头赤石脂丸用附子辨治胸痹证；⑤胸肺病证，如《伤寒论》中论小青龙汤用法"若噎者，去麻黄，加附子一枚，炮"；⑥脾胃病证,如《金匮要略》中论附子粳米汤用附子辨治腹中切痛,黄土汤用附子辨治阳虚出血;⑦肌肉关节病证,如《伤寒论》中论桂枝附子汤用附子辨治肌肉关节疼痛;⑧肾部病证,如《金匮要略》中论肾气丸用附子辨治阴阳俱虚证;⑨大肠病证,如《金匮要略》中论大黄附子汤用附子辨治寒结不通、薏苡附子败酱散用附子辨治肠痈;⑩妇科病证,如《金匮要略》中论附子汤辨治宫寒证。可见,附子可温壮诸脏腑经脉之阳气。亦即《本草正义》:"附子,本是辛温大热,其性善走,故为通行十二经纯阳之要药。"

干姜温暖阳气,可治:①肺部病证,如《伤寒论》《金匮要略》中论小青龙汤用干姜辨治寒饮郁肺证;②心部病证,如《金匮要略》中论人参汤(理中丸)用干姜辨治胸痹证;③脾胃病证,如《伤寒论》中论干姜黄连黄芩人参汤用干姜辨治食入即吐;④肝热病证,如《金匮要略》中论风引汤用干姜辨治肝热生风证;⑤下利病证,如《伤寒论》中论麻黄升麻汤用干姜辨治下利,桃花汤用干姜辨治阳虚便脓血;⑥胆病证,如《伤寒论》中论柴胡桂枝干姜汤用干姜辨治胆热阳郁阴伤;⑦痰瘀病证,如《金匮要略》中论鳖甲煎丸用干姜辨治疟母或癥瘕;⑧妇科病证,如《金匮要略》中论胶姜汤用干姜辨治阳虚出血证。可见,干姜可温暖诸脏腑经脉之阴寒。

甘草补益和中,可治:①咽喉病证,如《伤寒论》中论甘草汤、桔梗汤中用甘草辨治咽痛;②肺部病证,如《伤寒论》中论甘草干姜汤用干姜辨治虚寒肺痿;③心部病证,如《伤寒论》中论炙甘草汤用甘草辨治脉结代、心动悸;④肝郁病证,如《伤寒论》中论四逆散用甘草辨治肝气郁滞证;⑤脾胃病证,如《伤寒论》中论半夏泻心汤用甘草辨治寒热夹杂,黄连汤用甘草辨治上热下寒;⑥胆病证,如《伤寒论》中论小柴胡汤用甘草辨治胆热气郁;⑦肾部病证,如《金匮要略》中论甘姜苓术汤用甘草辨治肾着;⑧热利病证,如《伤寒论》中论葛根芩连汤用甘草辨治大肠热利证;⑨肌肉关节病证,如《伤寒论》《金匮要略》中论甘草附子汤用甘草辨治肌肉关节疼痛;⑩水气病证,如《金匮要略》中论甘遂半夏汤用甘草辨治肠间水气。甘草可补益诸脏腑经脉之正气。

因附子、干姜、甘草各自作用的特殊性、组方合用的聚合性、临证针对阳虚的切机性，所以辨治阳虚的病变部位具有广泛性和不确定性，以此深入学习才能用活四逆汤辨治诸多疑难杂病。

2.解读方药及配伍

诠释用药要点：方中生附子温壮阳气；干姜温暖脾胃；甘草益气和中。又，方中用生附子、干姜辛热，生附子偏于壮阳救急，干姜偏于温暖阳气；甘草补益和中，方药相互为用，以壮阳救逆为主。

剖析方药配伍：附子与干姜，属于相须配伍，增强温阳壮阳；附子与甘草，属于相使配伍，益气壮阳补阳；干姜与甘草，属于相使配伍，温暖脾胃，化生阳气。

权衡用量比例：生附子与干姜用量比例是4:3，提示药效壮阳与温中的用量调配关系，以治阴寒；生附子、干姜与甘草用量比例是6:4.5:5，提示药效壮阳与益气之间的用量调配关系，以治阳虚。又，方中用药3味，辛热药2味如生附子、干姜，用量总和是9.5g；益气药1味如甘草，用量是6g；其用量比例是近5:3。从用量分析方药主治，病是阳虚阴寒证，或亡阳证。

二、方证探索

（1）辨治发热，其病变证机是阳气大虚，阴寒太盛，虚阳被阴寒所迫而浮越于外，病者虽有发热，但以舌质淡，苔薄白，脉沉弱为辨证要点；若发热伴有舌质红，苔薄黄，则不能选用四逆汤。

运用四逆汤辨治发热有二：①自觉发热而体温不高，可有面红肌肤热；②自觉发热而体温略有升高，以口淡不渴为辨治要点。

（2）《伤寒论》第323条论四逆汤主治仅言"脉沉"而未论具体病证表现的辨证精神有三：①辨治病证应见微知著，防患于未然，不必诸症悉具，更不能拘于某一症状或体征；②辨证重在审证求机而不在辨所有的症状或体征；③运用四逆汤主治，必须思辨用方的灵活性与变化性。

（3）四逆汤主治"膈上有寒饮"的辨证精神有二：①突出辨证重视病变证机的重要性；②论述运用四逆汤的关键不是辨病变部位，而是辨病变证机，只要病变证机符合四逆汤主治，即可用之。

（4）四逆汤主治"四肢拘急"的辨证精神有二：①"四肢拘急"的病变证机因脏腑失调而引起；②"四肢拘急"的病变证机就在四肢。而运用四逆汤主治"四肢拘急"无论病变部位在脏腑还是在四肢，只要是阳虚阴寒，都可用之。

（5）四逆汤治疗汗出，既可以寒证为主，又可以阳虚为主，而辨"大汗出"病变证机则是突出以阳虚为主，阳虚不能固摄而大汗出。

（6）四逆汤主治"厥逆"的辨证精神有二：①"厥逆"即手足厥逆，病变证机是阳虚不能湿煦；②"厥逆"即神志厥逆，病变证机是阳虚不能守护心神。

（7）四逆汤辨治"内寒外热"，辨"内寒"的病证表现以小便清长，舌淡苔白，脉迟为主；辨"外热"的病证表现仅是颧部色赤，自觉身热且体温不高。

三、运用须知

运用四逆汤，若是主治急性病或危重病，煎煮方药约 10 分钟，不可久煎，久煎则妨碍生附子峻猛之性迅速发挥治疗作用。若是主治顽固病，煎煮生附子应 50 分钟，取生附子峻猛之性以缓缓发挥治疗作用，所以运用四逆汤因主治不同病证，其煎煮方法也不尽相同。

四、方证辨病

（1）风湿性心脏病、肺源性心脏病之心力衰竭，休克，心肌梗死完全性右束支传导阻滞，病态窦房结综合征等，临床表现以手足不温，畏寒怕冷，舌质淡，苔薄白为用方辨治要点。

（2）风湿性关节炎、类风湿关节炎、骨质增生等，临床表现以疼痛，因寒加重，舌质淡，苔薄白为用方辨治要点。

（3）内分泌失调、免疫功能低下等，临床表现以低热，手足不温，舌质淡，苔薄白为用方辨治要点。

五、案例解读

1. 冠心病、右束支不完全性传导阻滞

马某，女，62岁。有多年冠心病、右束支不完全性传导阻滞病史，近由病友介绍前来诊治。刻诊：心痛如刺，胸中怕冷，疲倦乏力，气短，头晕目眩，时有昏厥，手足不温，怕冷，舌质暗淡，苔白厚腻，脉沉弱涩。辨为阳虚阴寒，痰瘀阻滞证，治当温阳散寒，活血化痰，给予四逆汤、理中丸、小半夏加茯苓汤与失笑散合方，生附子5g，干姜10g，红参10g，白术10g，生半夏24g，生姜24g，茯苓12g，五灵脂10g，蒲黄10g，炙甘草12g。6剂，以水800～1000mL，浸泡30分钟，大火烧开，小火煎煮40分钟，每次服用150mL；第2次煎煮15分钟；第3次煎煮若水少可酌情加水，煎煮15分钟，每日1剂，分3次服。

二诊：心痛如刺减轻，以前方6剂继服。

三诊：仍胸中怕冷、手足不温，以前方变生附子为9g，6剂。

四诊：心痛如刺较前又有减轻，以前方6剂继服。

五诊：胸中怕冷、手足不温好转，以前方6剂继服。

六诊：心痛如刺基本消除，以前方6剂继服。

七诊：诸症基本消除，又以前方治疗30余剂，诸症悉除；为了巩固疗效，以前方变汤剂为散剂，每次3g，每日分早、中、晚服。随访1年，未再复发。

用方体会：根据手足不温、怕冷辨为寒，再根据心痛如刺、脉涩辨为瘀，因倦怠乏力、气短辨为气虚，以此辨为阳虚阴寒，痰瘀阻滞证。方以四逆汤温壮阳气，散寒救逆；以理中丸温阳散寒，健脾益气；以小半夏加茯苓汤醒脾燥湿化痰；以失笑散活血化瘀。方药相互为用，以奏其效。

2. 慢性支气管炎

胡某，男，36岁。有多年慢性支气管炎病史，近由病友介绍前来诊治。刻诊：咳嗽，痰多色白，失眠多梦，手足冰凉，出冷汗，头痛，身体冷痛，舌质淡，苔薄白，脉沉细弱。辨为肺寒阳虚证，治当温肺散寒，温阳安神，给予四逆汤、桂枝加龙骨牡蛎汤与麻黄汤合方加味，生附子5g，干姜5g，麻黄 10g，桂枝 10g，白芍 10g，龙骨 12g，牡蛎 12g，杏仁 15g，生姜 10g，大枣 12 枚，炙甘草 6g。6 剂，以水 800～1000mL，浸泡 30 分钟，大火烧开，小火煎煮 40 分钟，每次服用 150mL；第 2 次煎煮 15 分钟；第 3 次煎煮若水少可酌情加水，煎煮 15 分钟，每日 1 剂，分 3 次服。

二诊：咳嗽减轻，仍手足冰凉，以前方变生附子、干姜为各 9g，6 剂。

三诊：手足冰凉好转，咳嗽较前又有减轻，以前方 6 剂继服。

四诊：咳嗽基本消除，手足冰凉恢复正常，失眠多梦明显好转，以前方 6 剂继服。

五诊：诸症基本消除，又以前方治疗 30 余剂，诸症悉除，随访 1 年，一切尚好。

用方体会：根据咳嗽、痰多色白辨为寒，再根据手足冰凉辨为阳虚，因出汗辨为阳虚不固，又因脉沉弱辨为气虚，以此辨为肺寒阳虚证。方中四逆汤温阳益气散寒；以麻黄汤宣肺降逆；以桂枝加龙骨牡蛎汤温阳固涩止汗。方药相互为用，以奏其效。

3. 慢性咽炎

席某，女，36 岁。有多年慢性咽炎病史，近由病友介绍前来诊治。刻诊：咽中冰凉如有痰阻，咯之不出，吞之不下，全身怕冷，手足不温，舌质淡，苔白厚腻，脉沉弱。辨为阳虚痰阻证，治当益气温阳，降逆化痰，给予四逆汤与半夏厚朴汤合方加味，生附子 5g，干姜 5g，生半夏 24g，生姜 15g，茯苓 12g，厚朴 10g，紫苏叶 6g，薄荷 10g，炙甘草 6g。6 剂，以水 800～1000mL，浸泡 30 分钟，大火烧开，小火煎煮 40 分钟，每次服用 150mL；第 2 次煎煮 15 分钟；第 3 次煎煮若水少可酌情加水，煎煮 15 分钟，每日 1 剂，分 3 次服。

二诊：咽中冰凉好转，仍手足不温，以前方变生附子、干姜为各 9g，6 剂。

三诊：咽中冰凉基本消除，咽中痰阻好转，以前方 6 剂继服。

四诊：咽中痰阻较前又有好转，以前方 6 剂继服。

五诊：诸症基本消除，以前方治疗 30 余剂，诸症悉除。随访 1 年，一切尚好。

用方体会：根据咽中冰凉如有痰阻辨为寒，再根据手足不温、脉沉弱辨为阳虚，因咽中似有痰阻、苔腻辨为痰，以此辨为阳虚痰阻证。方以四逆汤温阳散寒；以半夏厚朴汤行气化痰，降逆利咽，加薄荷利咽，兼温热药伤阴。方药相互为用，以奏其效。

4.神经性头痛

薛某，女，32 岁。有多年神经性头痛病史，多次检查未发现明显器质性病理变化，近由病友介绍前来诊治。刻诊：头痛，自觉头部冰凉，遇风加重，无汗，周身怕冷，倦怠乏力，口淡不渴，舌质淡，苔薄白，脉沉弱。辨为阳虚夹风寒证，治当温壮阳气，宣散风寒，给予四逆汤与麻黄汤合方，生附子 5g，干姜 5g，麻黄 10g，桂枝 6g，杏仁 15g，红参 6g，炙甘草 6g。6 剂，以水 800 ~ 1000mL，浸泡 30 分钟，大火烧开，小火煎煮 40 分钟，每次服用 150mL；第 2 次煎煮 15 分钟；第 3 次煎煮若水少可酌情加水，煎煮 15 分钟，每日 1 剂，分 3 次服。

二诊：头痛减轻，以前方 6 剂继服。

三诊：头痛较前减轻，仍倦怠乏力，以前方变红参为 10g，6 剂。

四诊：头痛基本消除，仍头部怕冷，以前方变生附子、干姜为各 9g，6 剂。

五诊：头部怕冷基本消除，又以前方 12 剂。随访 1 年，一切尚好。

用方体会：根据头痛、脉沉弱辨为阳虚，再根据无汗、遇风加重辨为风寒闭塞，因倦怠乏力辨为气虚，以此辨为阳虚夹风寒证。方以四逆汤温壮阳气，散寒止痛；以麻黄汤宣散风寒止痛，加红参补益中气。方药相互为用，以奏其效。

射干麻黄汤

射干麻黄汤是《伤寒杂病论》中辨治哮喘的重要治病用方之一。对此张仲景为何既论"咳而上气",又论"喉中不水鸡声"?但在临床中怎样理解射干麻黄汤辨治病变的基本适应证,又怎样扩大运用射干麻黄汤辨治许多疑难病?学好射干麻黄汤辨治病证的基本思路是什么,用活射干麻黄汤辨治病证的基本准则是什么,怎样才能更好地运用射干麻黄汤辨治基本适应证、扩大辨治范围及辨治疑难病而取得预期治疗效果?结合多年临床应用射干麻黄汤辨治体会,可从以下几个方面重点研究与深入探讨,对提高临床运用射干麻黄汤能力及辨治技能有一定帮助和借鉴。

一、解读方药

射干麻黄汤由射干十三枚(9g),麻黄四两(12g),生姜四两(12g),细辛、紫菀、款冬花各三两(9g),五味子半升(12g),大枣七枚,半夏大者、洗、八枚(12g)所组成,对此研究及应用射干麻黄汤只有从多方位、多角度、多层次研究其作用及病位、配伍及用量,才能学好用活射干麻黄汤辨治诸多疑难杂病。

诠释用药要点:方中射干降肺平喘;麻黄宣肺平喘;生姜宣肺化饮;细辛温肺化饮;紫菀降肺止咳;款冬花宣肺止咳;五味子收敛肺气;半夏降逆燥湿化痰;大枣补益中气。又,方中用麻黄、细辛、生姜、款冬花宣肺化饮,麻黄偏于宣发,细辛偏于化饮,生姜偏于宣透,款冬花偏于宣散;半夏、射干、紫菀降肺化饮,半夏偏于醒脾燥湿,射干偏于利肺消痰,紫菀偏于下气消痰;五味子敛肺益气;大枣益气和中,方药相互为用,以温肺化饮,下气祛痰为主。

剖析方药配伍:射干与麻黄,属于相反相畏相使配伍,相反者,寒热同用,相畏者,射干制约麻黄温宣化燥,相使者,射干助麻黄宣肺,麻黄助射干降肺；生姜与细辛，属于相须配伍，温肺宣肺化饮；紫菀与款冬花，属于相须配伍，款冬花止咳喘偏于宣肺，紫菀止咳喘偏于降肺；麻黄与半夏，麻黄助半夏降逆化痰，半夏助麻黄宣发化饮；麻黄与五味子，属于相反相畏配伍，相反者，麻黄宣散，五味子敛降，相畏者，五味子制约麻黄宣散伤阴，麻黄制约五味子敛肺留邪；半夏与五味子，属于相反相畏配伍，相反者，半夏燥湿，五味子敛阴，相畏者，五味子制约半夏燥湿伤阴；大枣与麻黄，属于相反相畏配伍，大枣益气制约麻黄宣发伤肺，麻黄宣散制约大枣益气壅滞。

权衡用量比例：射干与麻黄用量比例为3∶4，提示寒降与温宣间的用量关系，以治气逆；生姜与细辛用量比例为4∶3，以治寒饮；紫菀与款冬花用量比例为1∶1，提示宣肺与降肺间的用量关系，以治咳喘；麻黄与半夏用量比例为1∶1，提示宣发与降逆间的用量关系，以治痰多；半夏与五味子用量比例为1∶1，提示燥湿化痰与敛肺益阴间的用量关系。又，方中用药9味，宣肺化饮药4味如麻黄、细辛、生姜、款冬花，用量总和是42g；降肺化饮药3味如半夏、射干、紫菀，用量总和是30g；敛肺益气药1味如五味子，用量是12g；益气药1味如大枣，用量是17.5g；其用量比例是近7∶5∶2∶3。从用量分析方药主治，病是寒痰郁肺结喉证。

二、方证探索

1. 思辨"咳逆上气"

张仲景论射干麻黄汤辨治咳逆上气的病变属性，既可能是外感病咳逆上气，又可能是内伤病咳逆上气，更可辨治外感内伤夹杂咳逆上气。在临床中无论是辨治外感病咳逆上气，还是辨治内伤病咳逆上气的病变证机都是肺气上逆；射干麻黄汤辨治咳逆上气的作用特点是肃降肺气。

2. 权衡"喉中有水鸡声"

张仲景论射干麻黄汤辨治喉中有水鸡声的病变属性，既可能是外感病喉中有水鸡声，又可能是内伤病喉中有水鸡声，更可辨治外感内伤夹杂喉中有水鸡声。在临床中无论是辨治外感病喉中有水鸡声，还是辨治内伤病喉中有水鸡声的病变证机都是痰饮阻滞气机。射干麻黄汤辨治喉中有水鸡声的作用特点是宣降肺气化饮。

张仲景辨识"咳而上气"的临床表现应以咳嗽、气喘为主；病变证机是肺气不降而上逆。辨识"喉中有水鸡声"的病变证机是寒饮郁肺，痰气胶结，病证表现或是喉中痰鸣，或是胸中水鸣声，结合临床辨治体会解读"喉中有水鸡声"不能仅限于喉中。

三、运用须知

张仲景设射干麻黄汤用法，先煎煮麻黄 1～3 分钟，去麻黄沫，再纳入其余方药煎煮约 45 分钟，去滓，每日分 3 次服。

四、方证辨病

（1）支气管哮喘、急慢性支气管炎、慢性阻塞性肺疾病、肺源性心脏病、支气管哮喘等病的临床表现以咳喘，痰多喉鸣，舌质淡，苔白腻为辨证要点。

（2）过敏性鼻炎、肥大性鼻炎、慢性鼻窦炎等病的临床表现以鼻塞，鼻鸣，舌质淡，苔白腻为辨证要点。

五、案例解读

1.慢性阻塞性肺疾病、慢性鼻炎

程某，女，55 岁。有多年慢性阻塞性肺疾病、慢性鼻炎病史，近因病情加重前来诊治。刻诊：咳嗽，哮喘，呼吸不利，胸中憋气，痰多色白，鼻塞不通，鼻涕清稀，全身怕冷，手足不温，口淡不渴，舌质淡，苔白腻，脉沉弱。辨为寒痰哮喘夹阳虚证，治当温肺散寒，壮阳益气，给予射干麻黄汤与四逆加人参汤合方，射干 10g，麻黄 12g，生姜 12g，细辛 10g，紫菀 10g，款冬花 10g，五味子 12g，大枣 7 枚，姜半夏 12g，生附子 5g，干姜 5g，红参 3g，炙甘草 6g。6 剂，以水 800～1000mL，浸泡 30 分钟，大火烧开，小火煎煮 40 分钟，每次服用 150mL；第 2 次煎煮 15 分钟；第 3 次煎煮若水少可酌情加水，煎煮 15 分钟，每日 1 剂，分 3 次服。

二诊：咳嗽、哮喘减轻，仍倦怠乏力，以前方变红参为 6g，6 剂。

三诊：呼吸较前通利，仍怕冷，以前方变生附子、干姜为各9g，6剂。

四诊：鼻塞明显好转，咳嗽、哮喘较前又有减轻，以前方6剂继服。

五诊：呼吸较前又有通利，倦怠乏力好转，以前方6剂继服。

六诊：哮喘趋于缓解，鼻塞通畅，以前方6剂继服。

七诊：胸中憋气好转，以前方6剂继服。

八诊：诸症基本缓解，以前方治疗120余剂，诸症缓解；为了巩固疗效，以前方变汤剂为散剂，每次6g，每日分早、中、晚服。随访1年，病情稳定，一切尚好。

用方体会：根据咳嗽、哮喘、手足不温辨为寒，再根据鼻塞不通、鼻涕清稀辨为寒壅鼻窍，因倦怠乏力辨为气虚，又因全身怕冷辨为阳虚，以此辨为寒痰哮喘夹阳虚证。方以射干麻黄汤温肺散寒，宣发鼻窍，降逆化痰；以四逆加人参汤温壮阳气。方药相互为用，以奏其效。

2. 支气管哮喘、慢性结肠炎

许某，男，33岁。有多年支气管哮喘、慢性结肠炎病史，近由病友介绍前来诊治。刻诊：哮喘，胸中及喉中痰鸣，咳嗽，夜间较甚，因寒及活动加重，大便溏泄，腹胀腹冷，手足不温，口淡不渴，舌质淡，苔白腻，脉沉弱。辨为寒饮结喉，脾胃虚寒证，治当温肺化饮，下气祛痰，健脾益气，给予射干麻黄汤与理中丸合方加味，射干10g，麻黄12g，生姜12g，细辛10g，紫菀10g，款冬花10g，五味子12g，大枣7枚，生半夏12g，生附子3g，干姜10g，红参10g，白术12g，炙甘草6g。6剂，以水800~1000mL，浸泡30分钟，大火烧开，小火煎煮40分钟，每次服用150mL；第2次煎煮15分钟；第3次煎煮若水少可酌情加水，煎煮15分钟，每日1剂，分3次服。

二诊：哮喘减轻，胸中及喉中痰鸣好转，以前方6剂继服。

三诊：大便溏泄好转，仍腹部怕冷，以前方变生附子为5g，6剂。

四诊：哮喘较前减轻，腹部怕冷好转，以前方6剂继服。

五诊：哮喘较前又有减轻，大便基本正常，以前方6剂继服。

六诊：胸中及喉中痰鸣好转，腹部怕冷基本消除，以前方6剂继服。

七诊：哮喘、胸中及喉中痰鸣较前又有明显好转，以前方6剂继服。

八诊：诸症基本趋于稳定，又前方治疗60余剂，诸症消除；为了巩固疗效，以前方变汤剂为丸剂，每次 6g，每日分早、中、晚服。随访 1 年，一切尚好。

用方体会：根据哮喘、活动加重辨为气虚，再根据痰鸣、受寒加重辨为寒，因胸闷、苔白腻辨为痰阻，又因大便溏泄、腹部怕冷辨为脾胃虚寒，以此辨为寒饮结喉，脾胃虚弱证。方以射干麻黄汤温肺化饮，降逆平喘；以理中丸温阳散寒，健脾益气，加生附子温壮阳气。方药相互为用，以奏其效。

3. 支气管哮喘、肺源性心脏病

常某，男，57 岁。有多年支气管哮喘、肺源性心脏病病史，近由病友介绍前来诊治。刻诊：咳嗽，哮喘，喉中痰鸣，痰多色白，心悸，心胸憋闷窒塞，因情绪异常加重，倦怠乏力，下肢轻微水肿，舌质淡，苔白厚腻，脉沉弱，以此辨为寒饮结喉，肝气郁滞证，给予射干麻黄汤与四逆散合方加味，射干 10g，麻黄 12g，生姜 12g，细辛 10g，紫菀 10g，款冬花 10g，五味子 12g，大枣 7 枚，半夏 12g，柴胡 12g，枳实 12g，红参 10g，白芍 12g，炙甘草 12g。6 剂，以水 800～1000mL，浸泡 30 分钟，大火烧开，小火煎煮 40 分钟，每次服用 150mL；第 2 次煎煮 15 分钟；第 3 次煎煮若水少可酌情加水，煎煮 15 分钟，每日 1 剂，分 3 次服。

二诊：咳嗽减轻，喉中痰鸣好转，以前方 6 剂继服。

三诊：心悸，心胸憋闷好转，仍下肢轻微水肿，以前方加生附子 5g，6 剂。

四诊：下肢水肿基本消退，咳嗽、哮喘较前又有减轻，以前方 6 剂继服。

五诊：心悸基本消除，心胸憋闷明显好转，以前方 6 剂继服。

六诊：诸症基本趋于稳定，以前方 6 剂继服。

七诊：诸症基本缓解，以前方治疗 60 余剂，诸症悉除；为了巩固疗效，以前方变汤剂为散剂，每次 6g，每日分早、中、晚服。随访 1 年，一切尚好。

用方体会：根据哮喘、喉中痰鸣辨为痰，再根据痰多色白辨为寒，又因倦怠乏力，脉沉弱辨为气虚，又因心胸憋闷不通、因情绪异常加重辨为气郁，以此辨为寒饮结喉，肝气郁滞证。方以射干麻黄汤宣降肺气，平喘化痰；以四逆散疏肝理气，调理气机，加红参补益中气。方药相互为用，以奏其效。

4. 慢性喉炎、慢性鼻窦炎

孙某，男，51 岁。有多年慢性喉炎、慢性鼻窦炎病史，近由病友介绍前来诊治。刻诊：咽喉不利如有痰阻，喉中隐痛，夜间鼾声如雷，头痛，鼻塞不通，鼻涕量多清稀，急躁易怒，舌质淡红，苔腻黄白夹杂，脉沉弱，以此辨为寒饮结喉，肝气郁滞证，给予射干麻黄汤与四逆散合方加味，射干 10g，麻黄 12g，生姜 12g，细辛 10g，紫菀 10g，款冬花 10g，五味子 12g，大枣 7 枚，半夏 12g，柴胡 12g，枳实 12g，川芎 12g，白芍 12g，炙甘草 12g。6 剂，以水 800~1000mL，浸泡 30 分钟，大火烧开，小火煎煮 40 分钟，每次服用 150mL；第 2 次煎煮 15 分钟；第 3 次煎煮若水少可酌情加水，煎煮 15 分钟，每日 1 剂，分 3 次服。

二诊：喉中隐痛减轻，仍头痛，以前方变川芎为 24g，6 剂。

三诊：喉中隐痛、夜间鼾声如雷较前又有减轻，头痛明显好转，以前方 6 剂继服。

四诊：喉中隐痛较前又有减轻，咽喉不利如有痰阻明显好转，以前方 6 剂继服。

五诊：喉中隐痛、夜间鼾声如雷较前又有减轻，仍鼻塞不通，以前方变麻黄为 15g，6 剂。

六诊：鼻塞明显好转，以前方 6 剂继服。

七诊：诸症基本缓解，以前方治疗 20 余剂，诸症悉除。随访 1 年，一切尚好。

用方体会：根据咽喉不利如有痰阻辨为痰，再根据鼾声如雷辨为痰阻清窍，又因急躁易怒辨为肝郁，又因舌质淡红、苔腻黄白夹杂辨为寒夹郁热，以此辨为寒饮结喉，肝气郁滞证。方以射干麻黄汤宣降肺气，平喘化痰；以四逆散疏肝理气，调理气机，加川芎活血行气，通窍止痛。方药相互为用，以奏其效。

大柴胡汤

大柴胡汤是《伤寒杂病论》中辨治少阳阳明热证的重要代表方，张仲景运用大柴胡汤为何既能辨治病变部位在脘腹，又能辨治病变部位在心胸。但在临床中怎样理解大柴胡汤辨治病变的基本适应证，又怎样扩大运用大柴胡汤辨治许多疑难病？学好大柴胡汤辨治病证的基本思路是什么，用活大柴胡汤辨治病证的基本准则是什么，怎样才能更好地运用大柴胡汤辨治基本适应证，扩大辨治范围及辨治疑难病而取得预期治疗效果？结合多年临床应用大柴胡汤辨治体会，可从以下几个方面重点研究与深入探讨，对提高临床运用大柴胡汤能力及辨治技能有一定帮助和借鉴。

一、方证思考

大柴胡汤由柴胡半斤（24g），黄芩三两（9g），芍药三两（9g），半夏洗、半升（12g），生姜切、五两（15g），枳实炙、四枚（4g），大枣擘、十二枚，大黄二两（6g）所组成，对此研究及应用大柴胡汤只有从多方位、多角度、多层次研究其作用及病位、配伍及用量，才能学好用活大柴胡汤辨治诸多疑难杂病。

1. 方药配伍及用量

诠释用药要点：方中柴胡清透郁热；黄芩清泻郁热；大黄清泻热结；枳实行气导滞；半夏醒脾降逆；生姜和胃调中；芍药和营缓急；大枣益气缓急。又，方中用柴胡、黄芩清热，柴胡偏于辛散透热，黄芩偏于苦寒降热；大黄泻热通下；枳实理气导滞；生姜、半夏辛开苦降，生姜偏于宣散，半夏偏于降泄；芍药益血泻胆；大枣益气，方药相互为用，以清疏少阳，降泄阳明为主。再则，《伤寒论》记载大柴胡汤中无大黄，《金匮要略》记载大柴胡汤中有大黄。提示运用大柴胡汤因病证轻重可酌情调整方中用药，务必使方药切中病变证机。

剖析方药配伍：柴胡与黄芩，属于相使配伍，柴胡助黄芩清解郁热，黄芩助柴胡透散郁热，偏于治少阳；大黄与枳实，属于相使配伍，大黄助枳实行气泻热，枳实助大黄泻热通下，偏于治阳明；柴胡与枳实，属于相须配伍，柴胡行气偏于升，枳实行气偏于降，调理气机升降；半夏与生姜，属于相使相畏配伍，相使者，半夏调理气机偏于降，生姜调理气机偏于升，相畏者，生姜制约半夏之毒性；芍药与柴胡、黄芩、大黄、枳实，属于相反配伍，补泻同用，芍药益血缓急，制约柴胡、黄芩、大黄、枳实苦燥伤阴；大枣与柴胡、黄芩、大黄、枳实，属于相反配伍，补泻同用，大枣益气和胃，制约柴胡、黄芩、大黄、枳实寒凉伤胃；芍药与大枣，属于相使配伍，增强益气化血，缓急止痛。

权衡用量比例：柴胡与黄芩用量比例是 8：3，提示药效辛散与苦寒之间的用量调配关系，以治胆热；大黄与枳实用量比例是 3：2，提示药效泻热与行气之间的用量调配关系，以治阳明热结；柴胡与枳实用量比例是 6：1，提示药效辛散行气与苦寒行气之间的用量调配关系，以治气郁；半夏与生姜用量比例是 4：5，提示药效降逆与宣散之间的用量调配关系；芍药与柴胡、黄芩、大黄、枳实用量比例是近 3：8：3：2：1，提示药效敛阴缓急与清泻疏散之间的用量调配关系，以治热痛；大枣与柴胡、黄芩、大黄、枳实用量比例是近 10：8：3：2：1，提示药效益气和胃与清泻疏散之间的用量调配关系；芍药与大枣用量比例是 3：10，提示药效益气缓急与补血缓急之间的用量调配关系。又，方中用药 8 味，清泻药 3 味如柴胡、黄芩、大黄，用量总和是 39g；理气药 1 味如枳实，用量是 4g；辛开苦降药 2 味如生姜、半夏，用量总和是 27g；益血泻胆药 1 味如芍药，用量是 9g；益气药 1 味如大枣，用量是 30g；其用量比例是近 13：1：9：3：10。从用量分析方药主治，病是少阳阳明热证。

2. 权衡大柴胡汤中是否用大黄

张仲景在《伤寒论》中设大柴胡汤无大黄，主治病证是"呕不止，心下急，郁郁微烦者"，"心中痞硬，呕吐而下利"。而在《金匮要略》中设大柴胡汤有大黄，主治病证是"心下满痛者，此为实也"。亦即病变证机是郁热较轻或无大便不通者，其选方用药可不用大黄；若病变证机是郁热较重或伴有大便不通，其选方用药可用大黄。可见，张仲景设大柴胡汤辨治病证的关键是因病变证机轻重及病证表现而决定取舍的，重点突出辨证选方的基本思路与灵活用药。

二、方证探索

1. 权衡"心中痞硬"的病变证机

张仲景设大柴胡汤主治"心中痞硬"的辨证重点有二：①"心中痞硬"的病变部位在心，相当于冠心病、心肌病等病证表现而符合大柴胡汤证；②"心中痞硬"的病变部位在脾胃，相当于胆囊炎、胰腺炎、胃炎等病证表现而符合大柴胡汤证。所以运用大柴胡汤主治"心中痞硬"的症状表现不能局限于某一方面，临证运用大柴胡汤的关键是审明病变证机，亦即有是证即用是方。

2. 权衡"郁郁微烦"的病变证机

运用大柴胡汤主治"郁郁微烦"的辨证重点有二：①"郁郁微烦"的病变部位在胃，即胃脘胀满或疼痛因呕吐而减轻，且仍有脘腹不舒；②"郁郁微烦"的病变部位在心，因邪热扰心而演变为心烦。再则，小柴胡汤能主治心烦，大柴胡汤也能主治心烦，大柴胡汤主治郁热较小柴胡汤为甚，亦即大柴胡汤主治心烦较小柴胡汤为重。可见，张仲景论大柴胡汤设主治"郁郁微烦"的病变部位可能主要在胃即呕后胃脘仍有不舒服且较前减轻，如《伤寒论》第103条曰"呕不止，心下急，郁郁微烦者"，次在心即可能出现心烦或也可能不出现心烦。

3. 权衡"下利"的病变证机

运用大柴胡汤主治"下利"的辨证重点有二：①"下利"病变证机是热在少阳阳明而下迫下注，以大柴胡汤清解少阳阳明之热而止下利；②"下利"病变证机是热结旁流，用大柴胡汤清泻少阳阳明之热而止下利。可见，根据大柴胡汤方药组成特点，煎煮大黄约15分钟可治热结旁流，煎煮大黄约30分钟可治热在少阳阳明热证之下利，以此才能用活大柴胡汤辨治不同的病证表现。

4. 鉴别诊断

运用大柴胡汤主治阳明少阳热证，因与大陷胸汤证相类似，所以临证运用大柴胡汤证应与大陷胸汤证相鉴别。辨大柴胡汤证以胸胁满为主，病变证机是郁热内结；辨大陷胸汤证以胸胁痛为主，病变证机是郁热水饮阻结，如《伤寒论》第136条曰："此为水结在胸胁也。"再则，大柴胡汤证与阳明热结证相类似，辨大柴胡汤证以心下满痛为主，而辨大承气汤证则以绕脐痛为主，病变证机是邪热与肠中糟粕相结。

5. 辨治疾病

运用大柴胡汤辨治西医疾病主要有：①慢性胆囊炎、胆结石、慢性肝炎、慢性胰腺炎、慢性胃炎等，临床表现以脘腹疼痛、情绪低落、舌质红、苔黄为用方辨治要点；②冠心病、高血压、肺心病，以及脑动脉硬化等，临床表现以心痛、头痛、头晕目眩、烦躁、舌质红、苔黄为用方辨治要点；③感染性疾病、免疫性疾病、内分泌性疾病等，临床表现以发热，或往来寒热、烦躁、大便干结、舌质红、苔黄为用方辨治要点。

三、运用须知

张仲景设大柴胡汤，先将方药煎煮取六升约420mL，一升60~80mL，以平均值计算约70mL，去药滓，再煎煮取三升约210mL，每次服用约70mL，每日分3次服。如张仲景用法："上七（八）味，以水一斗二升，煮取六升，去滓。再煎，温服一升，日三服。"再则，根据病证表现特点，若大便不通者，通常煎煮大黄约15分钟；若无大便不通者，煎煮大黄约30分钟。亦即大便不通者，煎煮大黄应后下；无大便不通者，煎煮大黄不后下。

四、方证辨病

（1）慢性胆囊炎、胆结石、慢性肝炎、慢性胰腺炎、慢性胃炎等，临床表现以脘腹疼痛，情绪低落，舌质红，苔黄为用方辨治要点。

（2）冠心病、高血压、肺心病等，临床表现以心痛，头痛，头晕目眩，舌质红，苔黄为用方辨治要点。

（3）感染性疾病、免疫性疾病、内分泌性疾病等，临床表现以发热，或往来寒热，舌质红，苔黄为用方辨治要点。

五、案例解读

1.结核性胸膜炎、慢性支气管炎

牛某，男，45岁。有多年结核性胸膜炎、慢性支气管炎病史，近因病证加重前来诊治。刻诊：咳嗽，痰多色白，胸胁痛因呼吸及活动转侧加重，胃脘痞满，不思饮食，阵阵寒热，口苦，大便干结，舌质红，苔薄黄，脉沉弱。辨为少阳阳明郁热夹肺寒证，治当清泻热结，宣降肺气，给予大柴胡汤与小青龙汤合方，柴胡24g，黄芩10g，白芍10g，生半夏12g，生姜15g，大黄6g，枳实4g，大枣12枚，麻黄10g，桂枝10g，细辛10g，五味子12g，干姜10g，炙甘草10g。6剂，以水800~1000mL，浸泡30分钟，大火烧开，小火煎煮40分钟，每次服用150mL；第2次煎煮15分钟；第3次煎煮若水少可酌情加水，煎煮15分钟，每日1剂，分3次服。

二诊：咳嗽减轻，胸胁痛好转，以前方6剂继服。

三诊：咳嗽较前又有减轻，大便溏泄，以前方变大黄为3g，6剂。

四诊：胸胁痛较前又有好转，大便正常，以前方6剂继服。

五诊：咳嗽基本消除，胸胁痛较前又有好转，以前方6剂继服。

六诊：诸症基本消除，又以前方治疗40余剂，诸症悉除；为了巩固疗效，又以前方变汤剂为散剂，每次6g，每日分早、中、晚服。随访1年，一切尚好。

用方提示：根据胸胁痛及活动转侧加重辨病在少阳，再根据胃脘痞满、不思饮食辨为病在阳明，因咳嗽、痰多色白辨为肺寒，又因口苦、舌质红辨为郁热，以此辨为少阳阳明郁热夹肺寒证。方以大柴胡汤清郁热，泻热结，降浊逆，兼益气；以小青龙汤温肺散寒，宣降止逆，方药相互为用，以奏其效。

2.冠心病、慢性鼻炎

夏某，男，42岁。有多年冠心病、慢性鼻炎病史，近由病友介绍前来诊治。刻诊：心痛，胸闷，胸胁胀闷，口苦，鼻塞不通，遇寒加重，鼻涕色黄，心烦急躁易怒，大便干结，3~4日1次，舌质红，苔黄白夹杂，脉沉。辨为少阳阳明热结，寒热夹杂壅鼻证，治当清泻热结，宣透鼻窍，给

予大柴胡汤与大青龙汤合方，柴胡 24g，黄芩 10g，白芍 10g，生半夏 12g，生姜 15g，枳实 4g，大黄 6g，桂枝 6g，麻黄 18g，杏仁 10g，石膏 45g，大枣 12 枚，炙甘草 6g。6 剂，以水 800～1000mL，浸泡 30 分钟，大火烧开，小火煎煮 40 分钟，每次服用 150mL；第 2 次煎煮 15 分钟；第 3 次煎煮若水少可酌情加水，煎煮 15 分钟，每日 1 剂，分 3 次服。

二诊：心痛、胸闷减轻，以前方 6 剂继服。

三诊：心痛、胸闷较前又有减轻，大便正常，以前方 6 剂继服。

四诊：鼻塞明显好转，鼻涕减少，以前方 6 剂继服。

五诊：心痛、胸闷较前又有减轻，鼻塞未再发作，鼻涕止，以前方 6 剂继服。

六诊：诸症基本消除，又以前方治疗 30 余剂，诸症悉除；之后，为了巩固疗效，以前方变汤剂为散剂，每次 6g，每日分早、中、晚服。随访 1 年，一切尚好。

用方提示：根据心痛、大便干结辨为少阳阳明热结，再根据胸闷胁胀、心烦急躁易怒辨为病在少阳；因舌质红、苔黄辨为热，又因鼻塞不通、遇寒加重辨为寒，更因鼻涕色黄辨为热，以此辨为少阳阳明热结，寒热夹杂壅窍证。方以大柴胡汤清少阳泻阳明；以大青龙汤宣肺散寒，通窍清热。方药相互为用，以奏其效。

3.慢性胰腺炎、慢性胃炎

郑某，男，62 岁。有多年慢性胰腺炎、慢性胃炎病史，近由病友介绍前来诊治。刻诊：脘腹胁肋胀满疼痛，胃脘灼热，不思饮食，恶心呕吐，大便干结，口苦咽干，心烦急躁，手足不温，怕冷，舌质淡红，苔腻黄白夹杂，脉沉弱。诊为少阳阳明热郁，中虚寒热夹杂证，以大柴胡汤与半夏泻心汤合方，柴胡 24g，黄芩 10g，白芍 10g，生半夏 12g，生姜 15g，枳实 4g，大枣 12 枚，大黄 3g，黄连 3g，红参 10g，干姜 10g，炙甘草 10g。6 剂，以水 800～1000mL，浸泡 30 分钟，大火烧开，小火煎煮 40 分钟，每次服用 150mL；第 2 次煎煮 15 分钟；第 3 次煎煮若水少可酌情加水，煎煮 15 分钟，每日 1 剂，分 3 次服。

二诊：脘腹胁肋胀满疼痛减轻，仍不思饮食，以前方加生山楂 30g，

6剂。

三诊：脘腹胁肋胀满疼痛较前又有减轻，饮食较前好转，以前方6剂继服。

四诊：脘腹胁肋胀满疼痛较前又有减轻，大便正常，以前方6剂继服。

五诊：心烦急躁基本消除，仍有口苦，以前方变黄连为6g，6剂。

六诊：诸症基本消除，又以前方治30余剂，诸症悉除。随访1年，一切尚好。

用方体会：根据脘腹胁肋胀满疼痛减轻、胃脘灼热辨为少阳阳明热结，又根据手足不温、怕冷辨为寒，因心烦急躁、胀满辨为气郁，又因舌质淡红、苔黄白夹杂辨为寒热夹杂，以此辨为少阳阳明热郁、中虚寒热夹杂证。方中大柴胡汤清少阳，泻阳明，调理气机；以半夏泻心汤温阳散寒，清热散结，调理气机。方药相互为用，功效显著。

4.脑梗死、高血压、高脂血症

孙某，女，69岁。有多年高血压、高脂血症病史，3年前又诊断为脑梗死，近由病友介绍前来诊治。刻诊：右半身麻木，肌肉颤抖，头晕头昏，失眠多梦，心烦急躁，耳鸣，饮食不佳，大便干结，口苦，咽干，目眩，舌质红，苔黄腻，脉沉细弱。辨为少阳阳明郁热，心肾不交夹风证，给予大柴胡汤、藜芦甘草汤与桂枝加龙骨牡蛎汤合方加味，柴胡24g，黄芩10g，白芍20g，生半夏12g，生姜15g，枳实4g，大枣12枚，大黄6g，桂枝10g，龙骨24g，牡蛎24g，藜芦1.5g，生山楂30g，炙甘草10g。6剂，以水800~1000mL，浸泡30分钟，大火烧开，小火煎煮40分钟，每次服用150mL；第2次煎煮15分钟；第3次煎煮若水少可酌情加水，煎煮15分钟，每日1剂，分3次服。

二诊：头晕失眠好转，口苦好转，以前方6剂继服。

二诊：肌肉颤抖略有好转，头晕头昏较前又有减轻，仍有肌肉颤抖，以前方变藜芦为2.5g，6剂。

三诊：右半身麻木较前好转，大便正常，以前方6剂继服。

四诊：肌肉颤抖基本消除，心烦急躁好转，以前方6剂继服。

五诊：右半身麻木较前又有好转，以前方6剂继服。

六诊：诸症基本趋于缓解，又以前方治疗 100 余剂，诸症悉除；为了巩固疗效，以前方变汤剂为散剂，每次 6g，每日分早、中、晚服。随访 1 年，一切尚好。

用方体会：根据口苦、咽干、目眩辨为少阳，再根据饮食不佳、大便干结辨为阳明，又因右半身麻木、肌肉颤抖辨为风，又因苔黄腻辨为痰，更因失眠多梦、耳鸣辨为心肾不交。以此辨为少阳阳明郁热，心肾不交夹风证。方中大柴胡汤清泻少阳阳明，兼清泻少阴心，以藜芦甘草汤息风化痰；以桂枝加龙骨牡蛎汤交通心肾，潜阳安神，加生山楂消食降逆。方药相互为用，以奏其效。

柴胡桂枝干姜汤

柴胡桂枝干姜汤是《伤寒杂病论》中重要治病用方之一，既可辨治胸胁满微结，又可辨治小便不利；既可辨治渴而不呕，又可辨治但头汗出；既可辨治往来寒热，又可辨治心烦。但在临床中怎样理解柴胡桂枝干姜汤辨治病变的基本适应证，又怎样扩大运用柴胡桂枝干姜汤辨治许多疑难病？学好柴胡桂枝干姜汤辨治病证的基本思路是什么，用活柴胡桂枝干姜汤辨治病证的基本准则是什么，怎样才能更好地运用柴胡桂枝干姜汤辨治基本适应证，扩大辨治范围及辨治疑难病而取得预期治疗效果？结合多年临床应用柴胡桂枝干姜汤辨治体会，可从以下几个方面重点研究与深入探讨，对提高临床运用柴胡桂枝干姜汤能力及辨治技能有一定帮助和借鉴。

一、方药思考

柴胡桂枝干姜汤由柴胡半斤（24g），桂枝去皮、三两（9g），干姜二两（6g），栝楼根四两（12g），黄芩三两（9g），牡蛎熬、三两（9g），甘草炙、二两（6g）所组成，对此研究及应用柴胡桂枝干姜汤只有从多方位、多角度、多层次研究其作用及病位、配伍及用量，才能学好用活柴胡桂枝干姜汤辨治诸多疑难杂病。

诠释用药要点：方中柴胡清胆热、调气机；黄芩清泻胆热；栝楼根清热利饮；牡蛎软坚散结；桂枝通阳化饮；干姜温阳化饮；甘草益气和中，顾护脾胃。又，方中用柴胡、黄芩，柴胡偏于辛散透热，黄芩偏于苦寒降热；干姜、桂枝辛温化饮，桂枝偏于通阳，干姜偏于温阳；天花粉、牡蛎益阴，天花粉偏于生津，牡蛎偏于敛阴；甘草益气和中，方药相互为用，以清热调气，温阳化饮为主，兼以益阴。

剖析方药配伍：柴胡与黄芩，属于相使配伍，清透泻热；桂枝与干姜，属于相使配伍，温阳通阳化饮；天花粉（栝楼根）与牡蛎，属于相使配伍，养阴之中以敛阴，敛阴之中以生津；桂枝、干姜与天花粉、牡蛎，属于相反相使配伍，相反者，温阳化饮与敛阴益阴同用，相使者，阳得阴化气，阴得阳生津，杜绝饮生之源；甘草与柴胡、黄芩，属于相畏配伍，甘草益气制约苦寒药伤阳；甘草与桂枝、干姜，属于相使配伍，温阳益气化阳；甘草与天花粉、牡蛎，属于相使配伍，气以化阴，阴以化气。

权衡用量比例：柴胡与黄芩用量比例为 8 : 3，提示透热与清热间的用量关系，以治郁热；桂枝与干姜用量比例为 3 : 2，提示通阳化饮与温阳化饮间的用量关系，以治阳郁；天花粉（栝楼根）与牡蛎为 4 : 3，提示益阴与敛阴间的用量关系，以治津伤；桂枝、干姜与天花粉、牡蛎用量比例为 3 : 2 : 4 : 3，提示温阳通阳化饮与益阴敛阴间的用量关系；甘草与柴胡、黄芩用量比例为 2 : 8 : 3，提示益气与清透间的用量关系；甘草与桂枝、干姜用量比例为 2 : 3 : 2，提示益气与温阳通阳间的用量关系；甘草与天花粉、牡蛎用量比例为 2 : 4 : 3，提示益气与益阴敛阴间的用量关系。又，方中用药 7 味，清热药 2 味如柴胡、黄芩，其用量总和是 33g；温阳化饮药 2 味如干姜、桂枝，用量总和是 15g；益阴药 2 味如天花粉、牡蛎，用量总和是 21g；益气药 1 味如甘草，用量是 6g；其用量比例是 11 : 5 : 7 : 2，从用量分析方药主治，病是少阳阳郁伤阴证，或阳郁津伤水饮证。

审病变证机仅有阳郁水气，桂枝、干姜即发挥温阳化水作用；若病变证机无水气，用之则温阳通阳；若病变证机夹有阴津损伤，天花粉、牡蛎即发挥养阴敛阴作用；若病变证机无夹阴伤，用之既能制约温热药伤津，又能助柴胡、黄芩清热益阴。本方以清热调气，温阳化饮，兼以益阴为主，主治少阳阳郁伤阴证，或阳郁津伤水饮证。

二、方证探索

1. 权衡"伤寒五六日，已发汗，而复下之"

①张仲景既论"伤寒五六日"，又论"已发汗，而复下之"的目的是突出外邪侵袭而演变为表里兼证。②辨识"已发汗，而复下之"，即辨表里兼证，以表证为主，先治表后治里。③辨识"而复下之"的临床意义有二，一是里证是可下证，或病证比较重；二是里证有类似可下证，既不能用下，

又不能盲目重复使用下法。可见，张仲景的辨治思维是引导从复杂多变的角度思考问题与权衡问题，再由问题引向深入，最终指导临床辨治用方。

2.思辨"胸胁满微结，小便不利，渴而不呕，但头汗出，往来寒热，心烦者"

辨识：①"胸胁满微结"的病变证机是少阳胆热，气机郁滞，浊气内结。②"小便不利"的病变证机是少阳胆郁，气不化津，水气内停。③"渴而不呕"的病变证机是少阳胆热伤津而尚未影响胃气通降。④"头汗出"的病变证机是胆热上郁，迫津外泄。⑤辨"头汗出"应与茵陈蒿汤证（湿热熏蒸）、大陷胸汤证（痰热上扰）、小柴胡汤证（郁热浸虐）等相鉴别。

三、运用须知

张仲景设柴胡桂枝干姜汤用法，以水煎煮方药约 30 分钟，去滓，再煎煮药汤约 15 分钟，或连续煎煮方药约 50 分钟，每日分 3 次服。

再则，若服药后出现心烦，此为方药发挥治疗作用的反应，不可因心烦而停止服用方药；若药后有轻微"汗出"，也是疾病向愈的重要标志。

四、方证辨病

（1）内分泌性疾病、免疫性疾病等病的临床表现以低热，心烦，口渴，小便不利，舌质淡红，苔薄黄为辨证要点。

（2）肾病综合征、肾小球肾炎、心脏病心衰等病的临床表现以肢体颜面水肿，口渴，小便不利，舌质淡红，苔薄黄为辨证要点。

（3）抑郁症、精神分裂症、癔症等病的临床表现以心烦急躁，坐卧不安，口渴，头汗出，舌质淡红，苔薄黄为辨证要点。

五、案例解读

1.抑郁症、慢性胆囊炎

许某，男，34 岁，郑州人。有多年抑郁症、慢性胆囊炎病史，虽服用中西药但未能有效控制病情，近由病友介绍前来诊治。刻诊：情绪低落，不欲言语，心烦失眠，淡漠人生，头汗出，胸胁胀闷，不思饮食，手足不温，全身怕冷，倦怠乏力，嗜卧，口苦，口干不欲饮水，舌质淡红，苔薄黄白夹杂，脉沉弱。辨为少阳胆热气郁夹阳虚证，治当清热调气，温阳益气，给予柴胡桂枝干姜汤、四逆散与四逆加人参汤合方，柴胡24g，桂枝10g，干姜6g，天花粉12g，黄芩10g，牡蛎10g，生附子5g，枳实12g，白芍12g，红参3g，炙甘草12g。6剂，以水800～1000mL，浸泡30分钟，大火烧开，小火煎煮40分钟，每次服用150mL；第2次煎煮15分钟；第3次煎煮若水少可酌情加水，煎煮15分钟，每日1剂，分3次服。

二诊：情绪低落好转，心烦失眠减轻，仍全身怕冷，以前方变生附子为9g，6剂。

三诊：情绪低落较前又有好转，手足较前温和，仍不思饮食，以前方加生山楂24g，6剂。

四诊：情绪较前又有好转，仍口苦，以前方加黄连6g，6剂。

五诊：情绪较前又有好转，心烦失眠基本解除，仍倦怠乏力，以前方变红参为6g，6剂。

六诊：情绪较前又有好转，全身怕冷、手足不温基本消除，以前方变生附子为6g，6剂。

七诊：诸症基本趋于缓解，又以前方治疗60余剂，诸症悉除；之后，为了巩固疗效，又以前方变汤剂为散剂，每次10g，每日分早、中、晚服。随访1年，一切尚好。

用方体会：根据头汗出、口苦辨为郁热，再根据情绪低落、不欲言语辨为胆气内郁；因手足不温、全身怕冷、倦怠乏力辨为阳虚，又因口干不欲饮水、舌质淡红辨为寒热夹杂，以此辨为少阳胆热气郁夹阳虚证。方以柴胡桂枝干姜汤清胆热，通阳气，兼益阴；以四逆散疏肝理气，调理气机；以四逆加人参汤温阳益气安神。方药相互为用，以奏其效。

2.抑郁症、胆囊结石术后综合征

许某，男，39岁，郑州人。有多年抑郁症病史，3年前经胆囊结石术后病情又加重，近由病友介绍前来诊治。刻诊：情绪低落，不欲言语，心烦失眠，淡漠人生，头汗出，胸胁胀闷，身体沉重，腹部灼热，大便干结，

4～5日一次，口苦，舌质红，苔黄腻，脉沉。辨为少阳胆热气郁夹热结证，治当清热调气，温阳益气，清泻热结，给予柴胡桂枝干姜汤、四逆散与大承气汤合方，柴胡24g，桂枝10g，干姜6g，天花粉12g，黄芩10g，牡蛎10g，枳实12g，白芍12g，大黄12g，芒硝（冲服）10g，厚朴24g，炙甘草12g。6剂，以水800～1000mL，浸泡30分钟，大火烧开，小火煎煮40分钟，每次服用150mL；第2次煎煮15分钟；第3次煎煮若水少可酌情加水，煎煮15分钟，每日1剂，分3次服。

二诊：情绪低落好转，心烦失眠减轻，大便较前通畅，以前方6剂继服。

三诊：情绪低落较前又有好转，腹部灼热减轻，大便溏泄，以前方变芒硝为6g，6剂。

四诊：情绪较前又有好转，腹部灼热基本消除，大便仍溏泄，以前方变大黄为10g，6剂。

五诊：情绪较前又有好转，心烦失眠明显好转，大便正常，以前方6剂继服。

六诊：情绪较前又有好转，头汗出、胸胁胀闷基本消除，以前方6剂继服。

七诊：诸症基本趋于缓解，又以前方治疗50余剂，诸症悉除；之后，为了巩固疗效，又以前方变汤剂为散剂，每次10g，每日分早、中、晚服。随访1年，一切尚好。

用方体会：根据头汗出、口苦辨为郁热，再根据情绪低落、不欲言语辨为胆气内郁；因腹部灼热、大便干结辨为热结，又因身体沉重、苔黄腻辨为湿热，以此辨为少阳胆热气郁夹热结证。方以柴胡桂枝干姜汤清胆热，通阳气，兼益阴；以四逆散疏肝理气，调理气机；以大承气汤清泻热结。方药相互为用，以奏其效。

3. 抑郁症、慢性胃炎

马某，女，44岁，郑州人。有多年抑郁症、慢性胃炎病史，近由病友介绍前来诊治。刻诊：情绪低落，不欲言语，心烦失眠，淡漠人生，头汗出，胃脘痞满，食凉加重，倦怠乏力，手足不温，口苦口腻，舌质红，苔黄腻，脉沉弱。辨为少阳胆热气郁，中虚寒热夹杂证，治当清热调气，温阳益气，清泻热结，给予柴胡桂枝干姜汤、四逆散与半夏泻心汤合方，柴胡24g，桂枝10g，干姜6g，天花粉12g，黄芩10g，牡蛎10g，枳实12g，白芍12g，黄连3g，生半夏12g，红参10g，大枣12枚，炙甘草12g。6剂，以水800～1000mL，浸泡30分钟，大火烧开，小火煎煮40分钟，每次服用150mL；第2次煎煮15分钟；第3次煎煮若水少可酌情加水，煎煮15分钟，每日1剂，分3次服。

二诊：情绪低落好转，心烦失眠减轻，仍口苦，以前方变黄连为6g，6剂。

三诊：情绪低落较前又有好转，仍胃脘痞满，以前方加木香10g，6剂。

四诊：情绪较前又有好转，仍倦怠乏力，以前方变红参为12g，6剂。

五诊：情绪较前又有好转，心烦失眠基本消除，以前方6剂继服。

六诊：情绪较前又有好转，胃脘痞满、手足不温基本消除，以前方6剂继服。

七诊：情绪较前又有明显好转，又以前方治疗60余剂，诸症悉除；之后，为了巩固疗效，又以前方变汤剂为散剂，每次10g，每日分早、中、晚服。随访1年，一切尚好。

用方体会：根据头汗出、口苦辨为郁热，再根据情绪低落、不欲言语辨为胆气内郁；因胃脘痞满、食凉加重辨为胃寒，又因舌质红、口苦、苔黄腻辨为湿热，更因倦怠乏力辨为气虚，以此辨为少阳胆热气郁，中虚寒热夹杂证。方以柴胡桂枝干姜汤清胆热，通阳气，兼益阴；以四逆散疏肝理气，调理气机；以半夏泻心汤清热燥湿，温中散寒，降逆散结。方药相互为用，以奏其效。

4. 甲状腺功能减退、慢性胃炎

詹某，女，58岁，郑州人。有多年甲状腺功能减退、慢性胃炎病史，近由病友介绍前来诊治。刻诊：恶心，呕吐，脘腹胀满，大便溏泄，焦虑烦躁，情绪低落，思维及反应迟钝，手足动作迟缓，倦怠乏力，手足不温，口苦口腻，舌质红，苔黄腻，脉沉弱。辨为少阳胆热气郁，中虚寒热夹杂证，治当清热调气，温阳益气，清泻郁热，给予柴胡桂枝干姜汤、四逆散与半夏泻心汤合方，柴胡 24g，桂枝 10g，干姜 6g，天花粉 12g，黄芩 10g，牡蛎 10g，枳实 12g，白芍 12g，黄连 3g，生半夏 12g，红参 10g，大枣 12 枚，炙甘草 12g。6 剂，以水 800～1000mL，浸泡 30 分钟，大火烧开，小火煎煮 40 分钟，每次服用 150mL；第 2 次煎煮 15 分钟；第 3 次煎煮若水少可酌情加水，煎煮 15 分钟，每日 1 剂，分 3 次服。

二诊：焦虑烦躁略有好转，仍恶心呕吐，以前方加陈皮 24g，6 剂。

三诊：焦虑烦躁较前又有好转，以前方 6 剂继服。

四诊：脘腹胀满，仍口苦口腻，以前方变黄连为 6g，6 剂。

五诊：情绪较前又有好转，大便基本正常，以前方 6 剂继服。

六诊：情绪较前又有好转，脘腹痞满基本消除，仍手足不温，以前方变干姜为 10g，6 剂。

七诊：情绪较前又有明显好转，脘腹痞满基本消除，又以前方治疗 100 余剂，诸症悉除；之后，为了巩固疗效，又以前方变汤剂为散剂，每次 10g，每日分早、中、晚服。随访 1 年，一切尚好。

用方体会：根据焦虑烦躁、情绪低落辨为气郁，再根据脘腹痞满、大便溏泄辨为脾虚不运；因倦怠乏力、脉沉弱辨为气虚，又因舌质红、口苦、苔黄腻辨为湿热，更因手足不温辨为寒，以此辨为少阳胆热气郁，中虚寒热夹杂证。方以柴胡桂枝干姜汤清胆热，通阳气，兼益阴；以四逆散疏肝理气，调理气机；以半夏泻心汤清热燥湿，温中散寒，降逆散结。方药相互为用，以奏其效。

半夏泻心汤

半夏泻心汤是《伤寒杂病论》中辨治脾胃病证的重要基础代表方之一，张仲景运用半夏泻心汤既可辨治心下"但满而不痛者，此为痞"，又可辨治"呕而肠鸣，心下痞者"。但在临床中怎样理解半夏泻心汤辨治病变的基本适应证，又怎样扩大运用半夏泻心汤辨治许多疑难病？学好半夏泻心汤辨治病证的基本思路是什么，用活半夏泻心汤辨治病证的基本准则是什么，怎样才能更好地运用半夏泻心汤辨治基本适应证、扩大辨治范围及辨治疑难病而取得预期治疗效果？结合多年临床应用半夏泻心汤辨治体会，可从以下几个方面重点研究与深入探讨，对提高临床运用半夏泻心汤能力及辨治技能有一定帮助和借鉴。

一、方药思考

半夏泻心汤由半夏洗、半升（12g），黄芩三两（9g），人参三两（9g），干姜三两（9g），甘草三两（9g），黄连一两（3g），大枣擘、十二枚所组成，对此研究及应用半夏泻心汤只有从多方位、多角度、多层次研究其作用及病位、配伍及用量，才能学好用活半夏泻心汤辨治各科诸多疑难杂病。

诠释用药要点：方中黄连、黄芩清热燥湿；半夏醒脾燥湿降逆；干姜温中和胃；人参、大枣、炙甘草补益中气。又，方中用黄连、黄芩清热燥湿；人参、大枣、甘草补益中气，调荣养卫，兼以生津；半夏、干姜辛开苦降，半夏偏于降逆燥湿，干姜偏于温中散寒，方药相互为用，以寒热平调，消痞散结为主。

剖析方药配伍：黄连与黄芩，属于相须配伍，增强清热燥湿；干姜与半夏，属于相使配伍，干姜助半夏降逆止呕，半夏助干姜温中散寒；人参与大枣、甘草，属于相须配伍，健脾益气，生化气血；黄连、黄芩与干姜、半夏，属于相反配伍，黄连、黄芩苦寒清热燥湿，并制约干姜、半夏温中化热，干姜、半夏温中降逆，并制约黄连、黄芩苦寒伤阳；黄连、黄芩与人参、大枣、炙甘草，属于相反配伍，人参、大枣制约黄连、黄芩清热燥湿伤胃，黄连、黄芩制约人参、大枣补益助热；半夏、干姜与人参、大枣、甘草，属于相使配伍，半夏、干姜助人参、大枣、甘草益气化阳，人参、大枣、甘草助半夏、干姜健脾醒脾，益气开胃。

权衡用量比例：黄连与黄芩用量比例是 1：3，增强清热燥湿，以治湿热；半夏与干姜用量比例是 4：3，提示药效醒脾燥湿与温中散寒之间的用量调配关系，以治寒湿；黄连、黄芩与干姜、半夏用量比例是 1：3：3：4，提示药效清热燥湿与温阳燥湿之间的用量调配关系，以治寒热夹杂；黄连、黄芩与人参、大枣、甘草用量比例是 1：3：3：10：3，提示药效清热燥湿与健脾益气之间的用量调配关系，以治湿热气虚；干姜、半夏与人参、大枣、甘草用量比例是 3：4：3：10：3，提示药效温中燥湿与健脾益气之间的用量调配关系，以治寒伤阳气。又，方中用药 7 味，清热药 2 味如黄连、黄芩，用量总和是 12g；辛开苦降药 2 味如半夏、干姜，用量总和是 21g；益气药 3 味如人参、大枣、甘草，用量总和是 48g；其用量比例是 4：7：16。从用量分析方药主治，病是中虚寒热错杂痞证。

根据半夏泻心汤组成，既可辨治中虚湿热证，又可辨治中虚寒湿证，还可辨治中虚寒热夹杂证。辨治中虚湿热证，可加大黄连、黄芩用量，干姜、半夏之温可制约黄连、黄芩苦寒伤胃；辨治中虚寒湿证，可加大干姜、半夏用量，黄连、黄芩之寒可制约干姜、半夏温热化燥；辨治中虚寒热夹杂证，因病变证机可调整黄连、黄芩与干姜、半夏用量。

二、方证探索

1.权衡病证表现"但满而不痛"

张仲景指出半夏泻心汤主治"但满而不痛"，其病变证机是湿热蕴结，脾气不升，胃气不降，浊气壅滞，故心下满而不痛。结合多年临床诊治慢性萎缩性胃炎体会，若其症状表现符合半夏泻心汤主治心下"但满而不痛"，以此选用半夏泻心汤，并重视方药煎煮及服用方法，常常能取得预期治疗效果。

2.思辨"呕而肠鸣"

张仲景论半夏泻心汤辨治呕而肠鸣的病变属性,既可能是以湿热为主之呕而肠鸣,又可能是寒湿为主之呕而肠鸣,更可辨治外感内伤夹杂之呕而肠鸣。在临床中无论是辨治湿热为主之呕而肠鸣,还是辨治寒湿之呕而肠鸣的病变证机都是脾气不升,胃气不降。半夏泻心汤辨治呕而肠鸣的作用特点是运脾升清,降逆和胃,运用半夏泻心汤必须重视方药用量以切中病变证机主次方面。

3.思辨"心下满痛"

运用半夏泻心汤,既能主治心下(胃脘)满而不痛,又能主治心下满且痛,更能主治胃脘嘈杂等。运用半夏泻心汤主治的重点不是心下痛与不痛,满与不满,而是重在辨清病变证机是不是中虚湿热,气机壅滞,如慢性非萎缩性胃炎(胃窦炎、胃体胃炎与全胃炎)、萎缩性胃炎(多灶萎缩性胃炎与自身免疫性胃炎)和特殊类型胃炎(感染性胃炎、化学性胃炎、Ménétrier 病以及嗜酸细胞性胃炎、淋巴细胞性胃炎、非感染性肉芽肿性胃炎、放射性胃炎、痘疮性胃炎)、慢性肠炎,以及胃及十二指肠溃疡等,无论其病证表现是否疼痛,只要审明病变证机是中虚湿热,即可选用半夏泻心汤。

4.重视鉴别诊断

张仲景运用半夏泻心汤并指出"柴胡不中与之"的辨证重点有二:①中虚湿热痞证的病证表现比较复杂,既有可能影响到胸,又有可能影响到胁下;②运用半夏泻心汤主治证与柴胡汤主治证有诸多类似表现,临证辨治用方必须重视同中求异,才能不被类似症状所困惑。

三、运用须知

张仲景设半夏泻心汤用法,先以水煎煮方药约20分钟,去滓,再煎药汤约15分钟;或1次煎煮约40分钟,去滓,每日分3次服。

四、方证辨病

(1)慢性胃炎、慢性肠炎、慢性胆囊炎、慢性胰腺炎、慢性肝炎等病变证机以寒为主，临床表现以脘腹疼痛，恶心，呕吐，舌质淡，苔白或腻为主，其治应酌情加大干姜、半夏用量。

（2）慢性胃炎、慢性肠炎、慢性胆囊炎、慢性胰腺炎、慢性肝炎等病变证机以热为主，临床表现以脘腹疼痛，恶心，呕吐，舌质红，苔黄或腻为主，其治应酌情加大黄连、黄芩用量。

（3）慢性胃炎、慢性肠炎、慢性胆囊炎、慢性胰腺炎、慢性肝炎等病变证机以虚为主，临床表现以脘腹疼痛，恶心，呕吐，倦怠乏力，舌质淡红，苔薄，脉虚弱为主，其治应酌情加大人参、大枣、甘草用量。

（4）慢性胃炎、慢性肠炎、慢性胆囊炎、慢性胰腺炎、慢性肝炎等病变证机以寒热夹杂为主，临床表现以脘腹疼痛，喜温怕冷，倦怠乏力，舌质红，苔薄黄，脉虚弱为主，其治应根据寒热而调整黄连、黄芩与干姜、半夏用量比例。

五、案例解读

1. 慢性胰腺炎、慢性肠炎

詹某，男，53 岁。有多年慢性胰腺炎、慢性胃炎病史，近由病友介绍前来诊治。刻诊：脘腹胀痛、大便溏泄因情绪异常加重，不思饮食，倦怠乏力，手足不温，怕冷，肠鸣夹水声，口苦口腻，舌质淡红，苔腻黄白夹杂，脉沉弱。辨为中虚寒热夹肝郁证，其治当清热散寒，疏肝解郁，健脾益气，给予半夏泻心汤、桂枝人参汤与四逆散合方，黄连 3g，黄芩 10g，干姜 10g，生半夏 12g，红参 10g，柴胡 12g，枳实 12g，白芍 12g，大枣 12 枚，桂枝 12g，白术 10g，炙甘草 12g。6 剂，以水 800～1000mL，浸泡 30 分钟，大火烧开，小火煎煮 40 分钟，每次服用 150mL；第 2 次煎煮 15 分钟；第 3 次煎煮若水少可酌情加水，煎煮 15 分钟，每日 1 剂，分 3 次服。

二诊：脘腹胀痛减轻，大便溏泄好转，又以前方 6 剂继服。

三诊：脘腹胀痛较前又有减轻，仍口苦，以前方变黄连为 10g，6 剂。

四诊：脘腹胀痛较前又有减轻，倦怠乏力好转，以前方 6 剂继服。

五诊：脘腹胀痛较前又有减轻，大便溏泄基本消除，以前方 6 剂继服。

六诊：诸症基本消除，又以前方治疗 40 余剂，诸症悉除。随访 1 年，未再复发。

用方体会：根据脘腹胀痛、大便溏泄因情绪异常加重辨为肝郁，再根据倦怠乏力、脉沉弱辨为气虚，因手足不温辨为寒，又因口苦口腻辨为湿热，更因苔腻黄白夹杂辨为寒热夹杂，以此辨为中虚寒热夹肝郁证。方中半夏泻心汤清热散寒，消痞散结；桂枝人参汤温中健脾，益气止泻；四逆散疏肝理气，调理气机。方药相互为用，以取得预期治疗效果。

2. 妊娠呕吐

商某，女，32 岁。怀孕 40 余天，妊娠呕吐剧烈，服用中西药但未能有效控制病情，近由同事介绍前来诊治。刻诊：妊娠恶心呕吐，口苦，心胸烦热，倦怠乏力，手足不温，胸胁胀闷，情绪低落，舌质红，苔黄腻，脉虚弱。辨为中虚寒热夹肝郁证，治当补益中气，疏肝理气，给予半夏泻心汤与四逆散合方加味，清半夏 12g，黄芩 10g，红参 10g，干姜 10g，黄连 3g，大枣 12 枚，柴胡 12g，枳实 12g，白芍 12g，炒白术 24g，砂仁 10g，炙甘草 10g。6 剂，以水 800~1000mL，浸泡 30 分钟，大火烧开，小火煎煮 40 分钟，每次服用 150mL；第 2 次煎煮 15 分钟；第 3 次煎煮若水少可酌情加水，煎煮 15 分钟，每日 1 剂，分 3 次服。

二诊：恶心呕吐减轻，情绪好转，以前方 6 剂继服。

三诊：恶心呕吐较前又有减轻，情绪较前又有好转，以前方 6 剂继服。

四诊：诸症基本消除，以前方 6 剂继服。

五诊：诸症消除，又以前方 6 剂继服，以巩固治疗效果。随访 3 个月，一切正常。

用方提示：根据恶心呕吐辨为胃气上逆，再根据倦怠乏力、脉虚弱辨为气虚，因心胸烦热、苔黄腻辨为湿热，又因情绪低落辨为肝郁，更因手足不温辨为寒，以此辨为中虚寒热夹肝郁证。方以半夏泻心汤健脾益气，清热和中，兼防寒药伤中；以四逆散疏肝理气，加白术健脾益气安胎，砂仁理气安胎。方药相互为用，以奏其效。

3. 胃下垂、慢性胃炎

谢某，女，34 岁。有多年胃下垂、慢性胃炎病史，近由病友介绍前来诊治。刻诊：脘腹坠胀（胃下垂 6cm），食后沉闷，嗳气，倦怠乏力，手足不温，怕冷，身体困重，大便干结，脘腹灼热，口苦，舌质红，苔黄厚腻，脉虚弱。辨为中虚寒热夹阳虚证，治当温中清热，温阳益气，给予半夏泻心汤、桂枝人参汤与附子泻心汤合方，生半夏12g，黄芩10g，红参10g，干姜10g，黄连3g，桂枝12g，白术10g，制附子5g，大黄6g，大枣12枚，炙甘草12g。6剂，以水800～1000mL，浸泡30分钟，大火烧开，小火煎煮40分钟，每次服用150mL；第2次煎煮15分钟；第3次煎煮若水少可酌情加水，煎煮15分钟，每日1剂，分3次服。

二诊：胃脘坠胀略有好转，手足较前温和，以前方6剂继服。

三诊：脘腹灼热，大便干结好转，仍倦怠乏力，以前方变红参为12g，6剂。

四诊：食后沉闷较前好转，脘腹灼热消除，以前方6剂继服。

五诊：脘腹坠胀较前减轻，手足不温、怕冷基本消除，以前方6剂继服。

六诊：诸症趋于缓解，以前方6剂继服。

七诊：诸症基本消除，又以前方治疗80余剂，诸症悉除。为了巩固疗效，又以前方治疗30余剂。复经X线检查，胃下垂2cm。随访1年，一切尚好。

用方提示：根据脘腹坠胀、食后沉闷辨为气虚下陷，再根据口苦、脘腹灼热辨为郁热，因身体困重、苔黄腻辨为湿热，又因怕冷、手足不温辨为阳虚，以此辨为中虚寒热夹阳虚证。方中以半夏泻心汤健脾益气，清热温中，以桂枝人参汤温补阳气；以附子泻心汤温阳泻热。方药相互为用，以奏其效。

4.反流性食管炎、慢性浅表性胃炎

夏某，女，55岁。有多年反流性食管炎、慢性浅表性胃炎病史，近由病友介绍前来诊治。刻诊：胃脘胀满疼痛，胸骨后灼热疼痛，急躁易怒，倦怠乏力，不喜冷食，口苦口腻，大便干结，舌质略红，苔黄略腻，脉沉弱。辨证为中虚寒热夹郁结证，其治当清热燥湿，温中散寒，行气解郁，以半夏泻心汤、四逆散与附子泻心汤合方，生半夏12g，黄芩10g，红参10g，干姜10g，黄连6g，制附子5g，大黄6g，大枣12枚，柴胡12g，枳实

12g，白芍 10g，炙甘草 10g。6 剂，以水 800～1000mL，浸泡 30 分钟，大火烧开，小火煎煮 40 分钟，每次服用 150mL；第 2 次煎煮 15 分钟；第 3 次煎煮若水少可酌情加水，煎煮 15 分钟，每日 1 剂，分 3 次服。

二诊：胃脘胀满疼痛减轻，胸骨后灼热疼痛好转，以前方 6 剂继服。

三诊：胃脘胀满疼痛较前又有减轻，胸骨后灼热疼痛较前又好转，以前方 6 剂继服。

四诊：诸症基本消除，又以前方治疗 30 余剂，诸症悉除。随访 1 年，一切尚好。

用方体会：根据灼热疼痛、苔黄腻辨为湿热，又根据倦怠乏力、脉沉弱辨为气虚，因急躁易怒辨为肝郁，又因大便干结辨为热结，更因不喜冷食辨为寒，以此辨为中虚寒热夹郁结证。方中以半夏泻心汤清热燥湿，温中益气；以四逆散疏肝解郁；以附子泻心汤温阳泻结。方药相互为用，以建其功。

5. 慢性萎缩性胃炎伴肠化生

蔡某，男，69 岁，郑州人。有多年慢性萎缩性胃炎病史，3 年前又诊断为萎缩性胃炎伴肠化生，近由病友介绍前来诊治。刻诊：胃脘痞满胀闷，偶尔轻微疼痛，饥不思食，食凉加重，恶心呕吐，口苦口腻，大便时溏时干，舌质暗红夹瘀紫少苔，脉沉弱略涩。辨证为中虚寒热，阴虚夹瘀证，其治当清热温中，滋阴和胃，调气活血，以半夏泻心汤、麦门冬汤与失笑散合方，黄连 3g，黄芩 10g，干姜 10g，生半夏 24g，红参 10g，大枣 12 枚，麦冬 170g，粳米 10g，五灵脂 10g，蒲黄 10g，炙甘草 10g。6 剂，以水 800～1000mL，浸泡 30 分钟，大火烧开，小火煎煮 40 分钟，每次服用 150mL；第 2 次煎煮 15 分钟；第 3 次煎煮若水少可酌情加水，煎煮 15 分钟，每日 1 剂，分 3 次服。

二诊：胃脘痞满胀闷略有减轻，仍饥不思食，以前方加生山楂 24g，6 剂。

三诊：胃脘痞满胀闷较前又有减轻，饮食转佳，以前方 6 剂继服。

四诊：胃脘痞满胀闷较前又有减轻，恶心呕吐消除，仍口苦口腻，以前方变黄连为 10g，6 剂。

五诊：诸症基本消除，又以前方治疗 70 余剂，诸症悉除；之后，以前方变汤剂为散剂，每次 10g，每日分早、中、晚服，经纤维胃镜复查，萎缩性胃炎伴肠化生基本恢复正常。随访 1 年，一切尚好。

用方体会：根据胃脘痞满胀闷、食凉加重辨为寒，又根据口苦辨为热，因舌质暗红夹瘀紫辨为瘀，又因恶心呕吐辨为胃气上逆，更因饥不思食、少苔辨为阴虚，以此辨为中虚寒热，阴虚夹瘀证。方中以半夏泻心汤清热温中，健脾益气；以麦门冬汤滋阴益胃，降逆和中；以失笑散活血化瘀止痛。方药相互为用，以建其功。

小陷胸汤

　　小陷胸汤是《伤寒论》中辨治痰热病变的重要基础用方之一，张仲景对此既明确指出病是"小结胸病"，又重点强调病变部位"正在心下"，还明确指出病证表现是"按之则痛"，但在临床中怎样理解小陷胸汤辨治病变的基本适应证，又怎样扩大运用小陷胸汤辨治许多疑难病？学好小陷胸汤辨治病证的基本思路是什么，用活小陷胸汤辨治病证的基本准则是什么，怎样才能更好地运用小陷胸汤辨治基本适应证，扩大辨治范围及辨治疑难病而取得预期治疗效果？结合多年临床应用小陷胸汤辨治体会，可从以下几个方面重点研究与深入探讨，对提高临床运用小陷胸汤能力及辨治技能有一定帮助和借鉴。

一、方证思考

　　小陷胸汤由黄连一两（3g），半夏半升（12g），栝楼实大者一枚（30g）所组成，对此研究及应用小陷胸汤只有从多方位、多角度、多层次研究其作用及病位、配伍及用量，才能学好用活小陷胸汤辨治诸多疑难杂病。

　　1. 方药作用及病位

　　黄连清热燥湿，可治：①上焦病证，如《金匮要略》："心气不足，吐血，衄血，泻心汤主之。"②中焦病证，如《伤寒论》："心下满而不痛者，此为痞，柴胡不中与之，宜半夏泻心汤。"③治下焦病证，如《伤寒论》："热利，下重者，白头翁汤主之。"

　　半夏燥湿化痰，可治：①上焦病证，如《金匮要略》："心下悸者，半夏麻黄丸主之。"又如"胸痹，不得卧，心痛彻背者，栝楼薤白半夏汤主之"。②中焦病证，如《金匮要略》："诸呕吐，谷不得入者，小半夏汤主之。"③下焦病证，如《金匮要略》："问曰：妇人年五十所，病下利数十日不止，暮即发热，少腹里急，腹满，手掌烦热，唇口干燥，何也？师曰：

224

此病属带下，何以故？曾经半产，瘀血在少腹不去，何以知之？其证唇口干燥，故知之，当以温经汤主之。"④中焦下焦病相兼，如《金匮要略》："病者脉伏，其人欲自利，利反快，虽利，心下续坚满，此为留饮欲去故也，甘遂半夏汤主之。"

栝楼实清热化痰，可治：①上焦病证，如《金匮要略》："胸痹之病，喘息咳唾，胸背痛，短气，寸口脉沉而迟，关上小紧数，栝楼薤白白酒汤主之。"②中焦病证，如《伤寒论》第138条曰："小结胸病，正在心下，按之则痛，脉浮滑者，小陷胸汤主之。"

因黄连、半夏、栝楼实各自作用的特殊性、组方合用的聚合性、临证针对痰热的切机性，所以辨治痰热病变部位具有广泛性和不确定性，以此才能用活小陷胸汤辨治诸多疑难杂病。

2. 解读方药及配伍

诠释用药要点：方中黄连清热燥湿，杜绝痰从湿生。半夏醒脾燥湿，降逆化痰，治痰求本。栝楼实清热化痰涤饮，标本兼顾。又，方中用黄连、栝楼实清热，黄连偏于燥湿；栝楼实偏于化痰；半夏温降燥湿化痰，方药相互为用，以清热涤痰开结为主。

剖析方药配伍：黄连与栝楼实，属于相使配伍，黄连清热燥湿，栝楼实清热化痰；黄连、栝楼实与半夏，属于相反相使配伍，相反者，寒热同用，半夏制约黄连、栝楼实寒清凝滞，相使者，黄连、栝楼实清热化痰得半夏则温化消散。

权衡用量比例：黄连与栝楼实用量比例是1：10，提示药效清热与化痰之间的用量调配关系，以治痰热；黄连、栝楼实与半夏用量比例是1：10：4，提示药效清热化痰与苦温化痰之间的用量调配关系，以治痰热蕴结。又，方中用药3味，清热药2味如黄连、栝楼实，用量总和是33g；温降化痰药1味如半夏，用量是12g；其用量比例是11：4。从用量分析方药主治，病是胸脘痰热证。

二、方证探索

1. 权衡"小结胸病"

《注解伤寒论》认为小陷胸汤主治病变部位在胸中，即"与小陷胸汤，以除胸膈上结热也。"又如《医方考》："黄连能泻胸中之热，半夏能散胸中之结，栝楼能下胸中之气。"运用张仲景辨"结胸"的病位：①心胸之胸的病变部位在心，病变证机是痰热扰心，病证表现以心胸痞闷为主，方药以清心燥湿化痰为主；②肺胸之胸的病变部位在肺，病变证机是痰热蕴肺，病证表现以痰黄苔腻为主，方药以清肺降逆化痰为主；③胸膜之胸的病变部位在胸膜，病变证机是痰热胶结，病证表现以胸胁闷痛为主，方药以宽胸清热化痰通络为主。可见，运用小陷胸汤，无论其病变在心胸肺胸之胸，还是在胸膜之胸，关键是审明病变证机是痰热蕴结。

2.思辨"正在心下"

《伤寒来苏集》："正在心下未及胁腹，按之则痛，未曾石硬者，为小结胸。……小结胸是痰结于心下，故脉浮滑。""心下者，胃口也。"《伤寒发微》："方中用黄连以降上胃之热邪，用栝楼实以通胃中之积垢，与后文治痞之大黄黄连泻心汤相类。但此证为标热陷于心下，吸引痰涎水气，而腑滞稍轻，故以黄连半夏为主，而以栝楼实易大黄。"心下者，胃脘也，小陷胸汤可以辨治病变部位在胃脘，病变证机是痰热蕴结，病证表现以心下痞满或胀闷，按之则痛为审证要点。运用张仲景辨"心下"的病位：①"正在心下"，如慢性胃炎、胃溃疡等；②"正在心下"之右，如慢性胆囊炎、胆结石等；③"正在心下"之左，如慢性胰腺炎。

三、运用须知

张仲景设小陷胸汤用法，先煎栝楼实约 15 分钟，再纳入半夏、黄连煎煮约 5 分钟，去滓，每日分 3 次服。

四、方证辨病

（1）慢性胃炎、胃下垂、慢性肠胃炎、消化性溃疡、肠系膜淋巴结核、慢性肝炎、慢性胆囊炎、慢性胰腺炎等，临床表现以脘腹痞满，按之则痛，舌质红，苔黄腻为用方辨治要点。

（2）心血管神经症、β 受体过敏综合征、心律不齐、室上性心动过速、心脏传导阻滞、冠心病、风湿性心脏病等，临床表现以心悸，心烦，心痛，舌质红，苔黄腻为用方辨治要点。

（3）支气管炎、支气管哮喘、支气管扩张、慢性阻塞性肺疾病等，临床表现以咳嗽，气喘，舌质红，苔黄腻为用方辨治要点。

（4）胸膜炎、腹膜炎等，临床表现以疼痛，胸闷，舌质红，苔黄腻为用方辨治要点。

五、案例解读

1.头昏头沉头蒙

李某，女，38岁。有多年头昏头沉头蒙病史，经多家医院检查未发现明显器质性病变，服用中西药但未能改善症状，近由病友介绍前来诊治。刻诊：头昏头沉头昏，嗜卧，身体发热且体温正常，肢体困重，手足不温，怕冷，舌质淡红，苔黄腻略厚，脉沉略弱。辨为痰热阻窍夹阳虚证，治当清热化痰，温阳醒神，给予小陷胸汤与茯苓四逆汤合方，黄连3g、姜半夏12g、全栝楼30g、生附子5g、干姜5g、茯苓12g、红参6g、炙甘草6g。6剂，以水800~1000mL，浸泡30分钟，大火烧开，小火煎煮40分钟，每次服用150mL；第2次煎煮15分钟；第3次煎煮若水少可酌情加水，煎煮15分钟，每日1剂，分3次服。

二诊：头昏头沉头蒙略有减轻，以前方6剂继服。

三诊：头昏头沉头蒙较前又有减轻，仍嗜卧，以前方变红参为10g，6剂。

四诊：诸症基本消除，又以前方治疗12剂，诸症悉除。随访1年，一切正常。

用方提示：根据头昏头沉头蒙辨为痰阻，又根据舌红苔黄腻辨为痰热，因肢体困重辨为湿热壅滞，又因手足不温、怕冷辨为阳虚，以此辨为痰热阻窍夹阳虚证。方以小陷胸汤清热燥湿，行气化痰；以茯苓四逆汤温壮阳气，益气安神。方药相互为用，以奏其效。

2.冠心病

梁某，田，63岁。有多年冠心病病史，近由病友介绍前来诊治。刻诊：心胸闷痛如塞，胸中似有物阻，情绪低落，不欲言语，下肢困重，倦怠乏力，手足不温，怕冷，舌质红，苔黄腻略厚，脉沉弱。辨为痰热阻结，肝郁夹虚证，治当清热化痰，疏肝解郁，温阳益气，给予小陷胸汤、四逆散与茯苓四逆汤合方，黄连 3g，生半夏 12g，全栝楼 30g，柴胡 15g，枳实 15g，白芍 15g，生附子 5g，干姜 5g，茯苓 12g，红参 3g，炙甘草 10g。6剂，以水 800～1000mL，浸泡 30 分钟，大火烧开，小火煎煮 40 分钟，每次服用 150mL；第 2 次煎煮 15 分钟；第 3 次煎煮若水少可酌情加水，煎煮 15分钟，每日 1 剂，分 3 次服。

二诊：心胸闷痛如塞减轻，仍倦怠乏力，以前方变红参为 6g，6 剂。

三诊：心胸闷痛如塞较前又有减轻，仍手足不温，以前方变生附子、干姜为各 9g，6 剂。

四诊：心胸闷痛如塞较前又有减轻，情绪较前好转，倦怠乏力基本消除，以前方 6 剂继服。

五诊：心胸闷痛如塞较前又有减轻，胸中似有物阻，以前方 6 剂继服。

六诊：诸症基本趋于缓解，又以前方治疗 100 余剂，诸症基本消除；为了巩固疗效，以前方变汤剂为散剂，每次 6g，每日分早、中、晚服。随访 1年，一切尚好。

用方提示：根据心胸闷痛如塞，舌质红，苔黄腻辨为痰热，又根据下肢沉重辨为痰热下注，因不欲言语，表情沉默辨为肝郁，再因倦怠乏力、手足不温，怕冷辨为阳虚，以此辨为痰热阻结，肝郁夹虚证。方以小陷胸汤清热燥湿，行气化痰，以四逆散疏肝解郁，调理气机；以茯苓四逆汤温阳益气。方药相互为用，以奏其效。

3.慢性胆囊炎、慢性胃炎、抑郁症

徐某，女，47 岁。有多年慢性胆囊炎、慢性胃炎、抑郁症病史，近由病友介绍前来诊治。刻诊：胃脘隐痛沉闷，按之痛甚，右胁下拘急，急躁易怒，失眠多梦，不思饮食，倦怠乏力，大便干结，舌质暗红夹瘀紫，苔黄腻，脉沉弱略涩。辨为痰热夹虚，气郁夹瘀证，治当清热化痰，疏肝健脾，行气化瘀，给予小陷胸汤、小柴胡汤与失笑散合方加味，黄连 3g，生半夏 12g，全栝楼 30g，柴胡 24g，黄芩 10g，生姜 10g，红参 10g，五灵脂 10g，蒲黄 10g，大枣 12 枚，龙骨 24g，牡蛎 24g，炙甘草 10g。6 剂，以水

800~1000mL，浸泡 30 分钟，大火烧开，小火煎煮 40 分钟，每次服用150mL；第 2 次煎煮 15 分钟；第 3 次煎煮若水少可酌情加水，煎煮 15 分钟，每日 1 剂，分 3 次服。

二诊：胃脘隐痛沉闷好转，仍不思饮食，以前方加生山楂30g，6 剂。

三诊：胃脘隐痛沉闷较前又有好转，大便正常，以前方 6 剂继服。

四诊：胃脘隐痛沉闷较前又有好转，急躁易怒好转，以前方 6 剂继服。

五诊：胃脘隐痛沉闷基本消除，急躁易怒、失眠多梦较前又有好转，以前方 6 剂继服。

六诊：诸症基本稳定，以前方治疗 60 余剂，诸症悉除；为了巩固治疗效果，又以前方变汤剂为散剂，每次 6g，每日分早、中、晚服。随访 1 年，一切尚好。

用方提示：根据胃脘隐痛沉闷辨为痰，再根据舌质红，苔黄腻辨为痰热，因急躁易怒辨为肝郁化火，又因不思饮食、倦怠乏力辨为脾气虚弱，更因舌质暗红夹瘀紫辨为瘀，以此辨为痰热夹虚，气郁夹瘀证。方以小陷胸汤清热燥湿，行气化痰；以小柴胡汤清热行气，补益中气；以失笑散活血化瘀止痛。方药相互为用，以奏其效。

4.慢性浅表性胃炎、抑郁症

徐某，女，40 岁。有多年慢性胆囊炎、抑郁症病史，近由病友介绍前来诊治。刻诊：胃脘隐痛沉闷，按之痛甚，情绪低落，烦躁易怒，失眠多梦，手足不温，倦怠乏力，大便溏泄受凉加重，口苦，舌质淡红夹瘀紫，苔黄腻，脉沉弱略涩。辨为痰热阳虚，肝郁夹瘀证，治当清热化痰，疏肝健脾，温阳化瘀，给予小陷胸汤、四逆散、茯苓四逆汤与失笑散合方加味，黄连 3g，生半夏 12g，全栝楼 30g，柴胡 12g，枳实 12g，白芍 12g，茯苓 12g，生附子 5g，干姜 5g，红参 6g，五灵脂 10g，蒲黄 10g，炙甘草 12g。6 剂，以水 800~1000mL，浸泡 30 分钟，大火烧开，小火煎煮 40 分钟，每次服用150mL；第 2 次煎煮 15 分钟；第 3 次煎煮若水少可酌情加水，煎煮 15 分钟，每日 1 剂，分 3 次服。

二诊：胃脘隐痛沉闷好转，仍失眠多梦，以前方加龙骨、牡蛎各 24g，6 剂。

三诊：胃脘隐痛沉闷较前又有好转，失眠多梦较前略有好转，以前方6剂继服。

四诊：胃脘隐痛沉闷较前又有好转，烦躁易怒减轻，以前方6剂继服。

五诊：胃脘隐痛沉闷基本消除，烦躁易怒、失眠多梦较前又有好转，仍倦怠乏力，以前方变红参为10g，6剂。

六诊：诸症基本稳定，以前方治疗40余剂，诸症悉除；为了巩固治疗效果，又以前方变汤剂为散剂，每次6g，每日分早、中、晚服。随访1年，一切尚好。

用方提示：根据胃脘隐痛沉闷，按之痛甚辨为痰阻，再根据口苦，苔黄腻辨为痰热，因情绪低落、烦躁易怒辨为肝郁，又因大便溏泄因受凉加重辨为阳虚，更因舌质淡红夹瘀紫辨为瘀，以此辨为痰热阳虚，肝郁夹瘀证。方以小陷胸汤清热燥湿，行气化痰；以四逆散疏肝解郁；以茯苓四逆汤温阳散寒，益气安神；以失笑散活血化瘀止痛。方药相互为用，以奏其效。

薯蓣丸

薯蓣丸是《伤寒杂病论》中辨治"虚劳，诸不足，风气百疾"的重要治病用方，张仲景对此既然明确指出病是"虚劳"，又重点强调病变证机"诸不足"，还明确指出病证表现是"风气百疾"，但在临床中怎样理解薯蓣丸辨治病变的基本适应证，又怎样扩大运用薯蓣丸辨治许多疑难病？学好薯蓣丸辨治病证的基本思路是什么，用活薯蓣丸辨治病证的基本准则是什么，怎样才能更好地运用薯蓣丸辨治基本适应证，扩大辨治范围及辨治疑难病而取得预期治疗效果？结合多年临床应用薯蓣丸辨治体会，可从以下几个方面重点研究与深入探讨，对提高临床运用薯蓣丸能力及辨治技能有一定帮助和借鉴。

一、方药思考

薯蓣丸由薯蓣三十分（90g），当归、桂枝、曲、干地黄、豆黄卷各十分（各30g），甘草二十八分（84g），人参七分（21g），川芎、芍药、白术、麦门冬、杏仁各六分（各18g），柴胡、桔梗、茯苓各五分（各15g），阿胶七分（21g），干姜三分（9g），白蔹二分（6g），防风六分（18g），大枣百枚为膏所组成，对此研究及应用薯蓣丸只有从多方位、多角度、多层次研究其作用及病位、配伍及用量，才能学好用活薯蓣丸辨治诸多疑难杂病。

诠释用药要点：方中薯蓣（山药）平补三焦；当归补血活血；桂枝温阳通经；曲消食和胃；干地黄滋补阴津；豆黄卷开胃醒脾；人参补益中气；川芎理血行气；芍药补血敛阴；白术健脾益气；麦冬滋阴润燥；杏仁降肺利气；柴胡疏利气机；桔梗宣畅气机；茯苓益气渗湿；阿胶滋补阴血；干姜温中散寒；白蔹散结气，除烦热；防风疏散透达；大枣、甘草、蜂蜜，益气和中。又，方中薯蓣、人参、白术、茯苓、大枣、甘草、蜂蜜补气，山药偏于固涩，人参偏于大补元气，白术偏于健脾燥湿，茯苓偏于益气渗利，大枣、蜂蜜、甘草偏于平补中气；当归、干地黄、芍药、阿胶补血，当归偏于活血，干地黄偏于凉血，芍药偏于敛阴；麦冬滋补阴津；干姜温阳散寒；桂枝、防风、柴胡、白薇辛散透达，桂枝偏于辛温通经，防风偏于辛温柔筋，柴胡偏于辛凉理气，白薇偏于辛凉散结；川芎活血行气；杏仁、桔梗宣降气机，杏仁偏于降泄，桔梗偏于宣畅；豆黄卷、（神）曲消食，豆黄卷醒脾，（神）曲偏于和胃；方药相互为用，以益气助阳，补血化阴为主，兼以疏散透达。

方中既用辛温解表药如桂枝、防风，又用辛凉解表药如柴胡、白薇。①若病是风寒侵袭，以桂枝、防风辛温解表散寒；若无表证，辛温解表药即发挥辛温助阳之功且无解表之用。②若病是风热侵袭，以柴胡、白薇辛凉疏散风热；若无表证，辛凉解表药即发挥辛凉助阴之功且无解表之用。可见，方药发挥治疗作用因病证表现而宜。

剖析方药配伍：山药、大枣、人参、白术、茯苓与甘草，属于相须配伍，增强健脾益气，化生气血，兼以渗利；阿胶、干地黄、芍药、当归与川芎，属于相须配伍，增强滋补阴血，兼以活血行气；桂枝与防风，属于相须配伍，辛温透散，有表解表，无表温通；桂枝与干姜，属于相使配伍，温阳通经；麦冬与干地黄，属于相须配伍，增强滋补阴津，兼以凉血；杏仁与桔梗，属于相使配伍，杏仁偏于降，桔梗偏于宣，宣降气机；曲与豆黄卷，属于相须配伍，消食和胃除烦；柴胡与桔梗、豆黄卷，属于相使配伍，辛散透热，疏利气机；山药、大枣、人参、白术、茯苓、甘草与桂枝、干姜，属于相使配伍，山药等六味助桂枝、干姜温阳化气，桂枝、干姜助山药等益气化阳，增强温补阳气；阿胶、干地黄、芍药、当归、川芎与麦冬，属于相使配伍，阿胶等五味助麦冬滋阴化血，麦冬助阿胶等补血化阴；曲、豆黄卷与桔梗、柴胡，属于相使配伍，消食和胃，调理气机；曲、豆黄卷、桔梗、柴胡与山药、大枣、人参、白术、茯苓、甘草、阿胶、干地黄、芍药、当归、川芎，属于相反配伍，消不伐正，补不浊腻。

权衡用量比例：山药、大枣、人参、白术、茯苓与甘草用量比例为 30：83：7：6：5：28，以治气虚；阿胶、干地黄、芍药、当归与川芎用量比例为 7：10：6：10：6，以治血虚；桂枝与防风用量比例为 5：3，提示辛温通经与辛温疏散间的用量关系；桂枝与干姜用量比例为 10：3，提示辛温通经与温阳和中间的用量关系，以治阴寒；麦冬与干地黄用量比例为 3：5，提示滋阴与凉血间的用量关系，以治阴虚；杏仁与桔梗用量比例为 6：5，提示降泄与宣发间的用量关系；曲与豆黄卷用量比例为 1：1，提示消食与清热消积间的用量关系；柴胡与桔梗、豆黄卷为 1：1：2，提示理气与消积除胀间的用量关系；山药、大枣、人参、白术、茯苓、甘草与桂枝、干姜用量比例为 30：83：7：6：5：28：10：3，提示益气与温阳间的用量关系，以治阳虚；阿胶、干地黄、芍药、当归、川芎与麦冬用量比例为 7：10：6：10：6：6，提示补血与滋阴间的用量关系，以治阴血虚；曲、豆黄卷与桔梗、柴胡用量比例为 2：2：1：1，提示消食与行气间的用量关系。

二、方证探索

1. 思辨"虚劳"

何谓"虚劳"，《伤寒杂病论字词句大辞典》："一切虚弱性疾病，经久而不愈。"亦即非久而不愈之虚弱性疾病，一般不称为虚劳，但可称为虚证，辨识虚劳之范围，巢元方《诸病源候论》："夫虚劳者，五劳、六极、七伤是也。"

何谓五劳，《素问·宣明五气篇》："五劳所伤，久视伤血（心），久卧伤气（肺），久坐伤肉（脾），久立伤骨（肾），久行伤筋（肝）。"此以阐述虚劳之因及病位在五脏所主。

何谓六极，《诸病源候论·虚劳候》："六极者，一曰气极，令人内虚，五脏不足，邪气多，正气少，不欲言。二曰血极，令人无颜色，眉毛堕落，忽忽喜忘。三曰筋极，令人数转筋，十指爪甲皆痛，苦倦不能久立。四曰骨极，令人酸削，齿苦痛，手足烦疼，不可以立，不欲行动。五曰肌极，令人羸瘦无润泽，饮食不生肌肤。六曰精极，令人少气噏噏然内虚，五脏气不足，发毛落，悲伤喜忘。"《伤寒杂病论字词句大辞典》："六极即气极、血极，筋极，骨极，肌极，精极。极者，极度劳损也。"此以阐述虚劳中六极之虚更甚于五劳。

何谓七伤：①"食伤，忧伤，饮伤，房室伤，饥伤，劳伤，经络营卫气伤"，七伤之病因；②"大饱伤脾，大怒气逆伤肝，强力举重、久坐湿地伤肾，形寒饮冷伤肺，忧愁思虑伤心，风雨寒湿伤形，大恐惧不节伤志"。此以阐述虚劳之因及病变部位在脏。

2.权衡"诸不足"

研究"诸不足"之"诸"：①诸脏腑之"诸"如心、肝、脾、肺、肾、胃、胆、膀胱、大小肠等；②诸气血阴阳之"诸"如五脏六腑各有之气、血、阴、阳；③诸内外之"诸"如内伤有五脏六腑之气血阴阳亏损，外感有非时之寒热侵袭，亦即内伤疾病与外感疾病相互夹杂为病。

辨识"不足"的病变证机乃次于虚弱；"虚劳"即虚损性疾病，非治难以维持正常生活秩序；"不足"即虚弱性状态（亚健康状态），非治还未影响正常生活秩序。

3.探索"风气百疾"

风者，百病之长；风气者，非时之邪风之气；百疾者，内伤外感之诸疾；"风气百疾"者，即病变既有外感又有内伤，亦即外感疾病与内伤杂病相互兼夹，外感疾病若病变证机是以风寒侵袭为主，方中以桂枝等为主旨在辛温解表；若病变证机是以风热侵入为主，方中以柴胡等为主辛凉透表。

4.归纳"薯蓣丸主之"

根据薯蓣丸方药组成及其特点，既可作为治疗性用方以辨治五脏六腑之"虚劳"，又可作为保健性用方以防治五脏六腑之"不足"，所以应用薯蓣丸不能仅仅局限于虚损性疾病。

三、运用须知

张仲景设薯蓣丸用法，将方药研为细粉状，以蜜调制为丸剂，每丸约5g，每次以酒少许送服1丸，可根据病情而决定服用方法。根据治病需要，若病轻或缓者，可用丸剂；若病重或急者，可用汤剂。

四、方证辨病

（1）心肌缺血、心律不齐、房室传导阻滞、心肌炎、血液病变等病在其演变过程中出现心悸，倦怠乏力，心痛，舌质淡红，苔薄，脉虚弱为符合辨治要点。

（2）慢性支气管炎、慢性阻塞性肺疾病等病在其演变过程中出现咳嗽，气喘，舌质淡红，苔薄为符合辨治要点。

（3）慢性肾炎、肾病综合征等病在其演变过程中出现小便不利，舌质淡红，苔薄，脉虚弱为符合辨治要点。

（4）慢性胃炎、慢性肝炎、慢性胰腺炎等病在其演变过程中出现脘腹疼痛或不适，舌质淡红，苔薄，脉虚弱为符合辨治要点。

（5）内分泌失调、免疫功能低下等病在其演变过程中出现低热，倦怠乏力，精神疲惫，舌质淡红，苔薄，脉虚弱为符合辨治要点。

五、案例解读

1.反复感冒、低热

郑某，女，68岁。有多年反复感冒、低热病史，近由病友介绍前来诊治。刻诊：反复感冒，发热（体温37.1℃左右），轻微怕冷，头痛，头晕目眩，肢体酸困、手足不温，心胸烦热，时时咳嗽，腰酸腿软，口渴不欲饮水，舌质淡红，苔薄白，脉沉弱。辨为气血阴阳营卫俱虚证，治当滋补阴阳，调和营卫，给予薯蓣丸变汤剂，薯蓣45g，当归15g，桂枝15g，神曲15g，淡豆豉6g，生地黄15g，生甘草40g，红参10g，川芎10g，白芍10g，白术10g，麦冬10g，杏仁10g，柴胡8g，桔梗8g，茯苓8g，阿胶10g，干姜5g，白蔹3g，防风10g，大枣30枚。6剂，以水800~1000mL，浸泡30分钟，大火烧开，小火煎煮40分钟，每次服用150mL；第2次煎煮15分钟；第3次煎煮若水少可酌情加水，煎煮15分钟，每日1剂，分3次服。

二诊：感冒基本消除，仍有低热，以前方6剂继服。

三诊：手足温和，仍有低热，以前方6剂继服。

四诊：心胸烦热基本消除，低热未再发作，以前方6剂继服。

五诊：未再感冒，低热未再发作，以前方6剂继服。

六诊：诸症基本消除，以前方6剂继服，诸症悉除；为了巩固疗效，以前方变汤剂为散剂，每次6g，每日分早、中、晚服，治疗3个月。随访1年，一切尚好。

用方体会：根据手足不温辨为阳虚，再根据心胸烦热辨为阴虚，因倦怠乏力辨为气虚，又因口渴不欲饮水辨为寒热夹杂，更因反复感冒辨为营卫不固，以此辨为阴阳气血营卫俱虚证。方以薯蓣丸（因无豆黄卷，以淡豆豉代），滋补阴津，温补阳气，化生气血，宣利气机。方药相互为用，以奏其效。

2.肝癌术后综合征

许某，男，65岁。有多年慢性乙肝病史，1年前经检查诊断为肝癌，即手术治疗，术后全身不适，虽经中西药治疗但未能控制症状表现，近由病友介绍前来诊治。刻诊：两胁怕冷胀痛，头晕目眩，头沉头昏，倦怠乏力，嗜卧，四肢酸软，失眠多梦，盗汗，潮热，心悸，咳嗽，腰酸腿软，大便时干时溏，小便不畅，忽冷忽热，舌质淡红，苔薄白，脉虚弱。辨为气血营卫阴阳俱虚证，治当滋补阴阳，调和营卫，给予薯蓣丸变汤剂，薯蓣45g，当归15g，桂枝15g，神曲15g，淡豆豉6g，生地黄24g，生甘草40g，红参10g，川芎10g，白芍10g，白术10g，麦冬10g，杏仁6g，柴胡8g，桔梗6g，茯苓8g，阿胶20g，干姜5g，白蔹3g，防风6g，大枣30枚。6剂，以水800~1000mL，浸泡30分钟，大火烧开，小火煎煮40分钟，每次服用150mL；第2次煎煮15分钟；第3次煎煮若水少可酌情加水，煎煮15分钟，每日1剂，分3次服。

二诊：头晕目眩好转，以前方6剂继服。

三诊：心悸、腰酸好转，以前方6剂继服。

四诊：诸症较前又有好转，以前方6剂继服。

五诊：诸症较前又有好转，以前方6剂继服。

六诊：诸症较前又有好转，以前方6剂继服。

七诊：诸症基本消除，以前方6剂继服。

八诊：诸症消除，以前方12剂继服；之后，以前方变汤剂为散剂，每次6g，每日分早、中、晚服，以巩固治疗效果。随访1年，一切正常。

用方体会：根据两胁怕冷胀痛辨为阳虚，再根据盗汗、潮热辨为阴虚，因头晕目眩、倦怠乏力辨为气虚，又因忽冷忽热辨为营卫俱虚，以此辨为阴阳气血营卫俱虚证。方以薯蓣丸（因无豆黄卷，以淡豆豉代）补益气血，调补营卫，滋补阴阳，调理气机。方药相互为用，以奏其效。

3. 原因不明血小板减少症、颈椎增生

赵某，女，62 岁。有 6 年原因不明血小板减少病史，还有 10 余年颈椎增生病史，经西药治疗在通常下血小板值在 $(30 \sim 45) \times 10^9/L$，用中西药结合治疗在 $(40 \sim 60) \times 10^9/L$，停用中西药血小板则在 $(8 \sim 16) \times 10^9/L$，近由病友介绍前来诊治。刻诊：血小板 $9 \times 10^9/L$，倦怠乏力，手心发热、身体怕冷，失眠，头晕目眩活动后加重，多梦，牙龈轻度出血，腰酸腿软，颈部不适，口干舌燥不欲饮水，易感冒，舌质红，苔薄白，脉虚弱。辨为气血阴阳俱虚证，治当滋补阴阳，调和营卫，给予薯蕷丸变汤剂，薯蕷 45g，当归 15g，桂枝 15g，神曲 15g，淡豆豉 6g，生地黄 24g，生甘草 40g，红参 10g，川芎 10g，白芍 10g，白术 10g，麦冬 10g，杏仁 6g，柴胡 8g，桔梗 6g，茯苓 8g，阿胶 20g，干姜 5g，白蔹 3g，防风 6g，大枣 30 枚。6 剂，以水 800 ~ 1000mL，浸泡 30 分钟，大火烧开，小火煎煮 40 分钟，每次服用 150mL；第 2 次煎煮 15 分钟；第 3 次煎煮若水少可酌情加水，煎煮 15 分钟，每日 1 剂，分 3 次服。

二诊：诸症有所缓解，以前方 6 剂继服。

三诊：血小板 $12 \times 10^9/L$，乏力好转，以前方 6 剂继服。

四诊：血小板 $21 \times 10^9/L$，手心发热基本消除，以前方变生地黄为 15g，6 剂。

五诊：血小板 $28 \times 10^9/L$，倦怠乏力又有好转，以前方 6 剂继服。

六诊：血小板 $42 \times 10^9/L$，诸症较前均有好转，以前方 6 剂继服。

七诊：血小板 $46 \times 10^9/L$，诸症又有明显好转，以前方 12 剂继服。

八诊：血小板 $72 \times 10^9/L$，以前方 12 剂继服。

九诊：血小板 $91 \times 10^9/L$，以前方 6 剂继服。之后，以前方变汤剂为散剂，每次 6g，每日三服，以巩固治疗效果。随访 1 年，血小板值恢复正常。

用方体会：根据全身怕冷辨为阳虚，再根据手心发热辨为阴虚，因倦怠乏力辨为气虚，又因头晕目眩活动后加重辨为气血虚，以此辨为阴阳气血俱虚证。方以薯蕷丸（因无豆黄卷，以淡豆豉代），加阿胶用量旨在补血止血，舌质红加大生地黄用量旨在凉血补血止血，减少防风用量旨在减弱透散之力。方药相互为用，以奏其效。

十枣汤

　　十枣汤是《伤寒杂病论》中辨治"悬饮""支饮"的重要用方之一，张仲景对此既明确指出治疗的病变是悬饮支饮，又明确指出病变部位在头即"头痛"；既指出病变部位在肺"咳家"，又指出病变部位在心"烦"，还指出病变部位在心肺"胸中痛"。但在临床中怎样理解十枣汤辨治病变的基本适应证，又怎样扩大运用十枣汤辨治许多疑难病？学好十枣汤辨治病证的基本思路是什么，用活十枣汤辨治病证的基本准则是什么，怎样才能更好地运用十枣汤辨治基本适应证，扩大辨治范围及辨治疑难病而取得预期治疗效果？结合多年临床应用十枣汤辨治体会，可从以下几个方面重点研究与深入探讨，对提高临床运用十枣汤能力及辨治技能有一定帮助和借鉴。

一、方证思考

　　十枣汤由大戟、甘遂、芫花、大枣所组成，对此研究及应用十枣汤只有从多方位、多角度、多层次研究其作用及病位、配伍及用量，才能学好用活十枣汤辨治诸多疑难杂病。

　　1. 方药作用及病位

　　（1）甘遂可治全身上下水结病证：①张仲景论十枣汤可治头痛，胸中痛，咳家，烦；甘遂半夏汤可治"其人欲自利，利反快，虽利，心下续坚满，此为留饮欲去故也"。②《本草经疏》论甘遂"主疝瘕腹满、面目浮肿及留饮，利水道谷道，下五水，散膀胱留热，皮中痞气肿满者，谓诸病皆从湿水所生，水去饮消湿除，是拔其本也"。③《本草崇原》论甘遂主治"土气不和则大腹，隧道不利则疝瘕。大腹则腹满，由于土不胜水，外则面目浮肿，内则留饮宿食，甘遂治之，泄土气也"等。

　　（2）芫花可治全身上下水结病证：①如十枣汤主治病证范围。②《名医别录》论芫花主治"消胸中痰水，喜唾，水肿，五水在五藏皮肤及腰痛，下寒毒、肉毒"。③《药性论》论芫花主治"治心腹胀满，去水气，利五脏寒痰，涕唾如胶者。主通利血脉，治恶疮风痹湿，一切毒风，四肢挛急，不能行步，能泻水肿胀满"等。

（3）大戟可治全身上下水结病证：①如十枣汤主治病证范围。②《神农本草经》论大戟可"主十二水，腹满急痛，积聚，中风皮肤疼痛，吐逆"。③《药性论》论大戟可"下恶血癖块，腹内雷鸣，通月水，善治瘀血，能堕胎孕"。

（4）大枣可用于：①气血虚弱以气虚主者。②可缓和峻猛药伤正弊端。③可解百药之毒等。

因甘遂、大戟、芫花、大枣各自作用的特殊性、组方合用的聚合性、证针对水湿痰饮的切机性，所以辨治水湿痰饮病变部位具有广泛性和不确定性，并不局限于某一病变部位，以此才能用活十枣汤辨治诸多疑难杂病。

2.解读方药及配伍

深入研究十方药及用量（大戟、甘遂、芫花、大枣），并从多方位、多角度、多层次研究其内在相互关系，达到引导学习思路与运用技巧的目的。

诠释用药要点：方中大戟偏于泻脏腑之水饮；甘遂偏于泻经隧之水饮；芫花偏于泻胸胁脘腹之水饮；大枣补益中气，缓急解毒。方药相互为用，以攻逐水饮，兼益正气为主。

剖析方药配伍：大戟与甘遂、芫花，属于相须配伍，增强攻逐全身上下内外之水饮；大枣与大戟、甘遂、芫花，属于相反配伍，大戟、甘遂、芫花攻水饮，大枣既能顾护胃气，又能缓解攻逐药毒性峻性。

权衡用量比例：大戟、甘遂与芫花用量为相等，以治水结；大戟、甘遂、芫花与大枣用量比例是1：1：1：50，提示药效攻饮与益气缓急之间的用量调配关系。又，方中用药4味，逐水药3味如大戟、甘遂、芫花，每次其总用量一钱匕（1.5g）；益气药1味如大枣十枚，用量是25g；从用量分析方药主治，病是悬饮证以实证为主，或实邪夹气虚。

二、方证探索

1.权衡"其人漐漐汗出，发作有时，头痛，心下痞硬满，引胁下痛，干呕，短气，汗出"

①根据张仲景辨治精神有二，一是重点突出辨悬饮证基本脉证的重要性；二是重点强调辨悬饮证有类似太阳病，应重视鉴别诊断。②辨识"其人漐漐汗出，发作有时"的病变证机是水饮内盛，充斥于外，水饮乘势而外溢。③辨识"头痛"的病变证机是水饮逆乱于头。④辨识"心下痞硬满"的病变证机是水饮相结于胸而阻塞于心下，浊气壅滞不通。⑤辨识"引胁下痛"的病变证机是水饮内盛，阻塞气机，经脉拘急，浊饮随气而逆行经脉；病证表现以咳嗽或用力牵引疼痛加剧为要点。⑥辨识"干呕"的病变证机是水饮遏制胃气而不降。水饮内停浸溢内外，肆虐上下。

2. 辨析"咳家，其脉弦，为有水"

①张仲景论"咳家"的辨证精神有二，一是久治不愈，二是病久失治。②张仲景论"咳家"而强调"其脉弦"，重点突出久病不愈，病变证机以实为主。③张仲景论"咳家"的病变证机为"有水"，重点突出水气内结，病变证机即使有虚，且以实为主，其治当泻实。

3. 斟酌"夫有支饮家，咳烦，胸中痛者"

①辨识"夫有支饮家"的临床意义有二，一是病证顽固难治，二是病证经久不愈。②辨识"咳烦"的临床意义有二，一是咳嗽、心烦；二是以烦形容咳嗽非常剧烈；病变证机是饮邪支结于肺，肺气不利而逆乱。③辨识"胸中痛"的病变证机是饮结胸中，脉络阻塞，经气不通。

4. 辨别"不卒死，至一百日或一岁"

①张仲景论"不卒死"的目的是强调支饮是一种慢性消耗性疾病，病证以复杂、顽固、难治为特点，如结核性胸膜炎等病。②张仲景论"至一百日或一岁"的目的是突出确立治疗必须坚持数月，且不能半途而废，否则前功尽弃。

5. 辨识"病悬饮者"

张仲景论"病悬饮者"的辨证精神有，一是辨治疾病必须辨基本脉证；二是辨治疾病必须辨特殊脉证，只有相互结合，才能辨清悬饮病变本质。

三、运用须知

张仲景设十枣汤用法，先将大戟、甘遂、芫花研为细散状，或制为片剂，或制为胶囊剂，或制为水丸，并以大枣煎汤送服方药。服用十枣汤，因方药作用既能通利大便，又能通利小便，并且治病作用迅速峻猛，所以服用十枣汤的最佳时间应在平旦即早上服。假如在下午服用十枣汤，则会引起夜间频频解大便、小便，则不利于患者正常休息。

运用十枣汤主治病证，若以水煎煮大戟、甘遂、芫花，则会引起方药毒性增强而疗效减弱；若将大戟、甘遂、芫花研为散剂，或制为片剂，或制为胶囊，则能减弱方药毒性而提高疗效，所以服用十枣汤，大戟、甘遂、芫花最好作为散剂服用。

四、方证辨病

（1）胸膜炎、腹膜炎、恶性胸腔积液等在其演变过程中出现疼痛，舌质淡，苔白腻为符合十枣汤辨治要点。

（2）心脏病水肿、肾脏病水肿、内分泌水肿、脑囊虫病等在其演变过程中出现肢体水肿，或肿胀，舌质淡，苔腻为符合十枣汤辨治要点。

（3）肥胖症、皮质醇增多症等在其演变过程中出现肥胖，肿胀，舌质淡，苔腻为符合十枣汤辨治要点。

五、案例解读

1. 内分泌失调水肿（痰水蕴结夹阳虚）

冯某，女，53岁。有多年内分泌失调水肿病史，曾多次检查均未发现明显器质性病变，多次治疗但未能有效消除水肿，近由病友介绍前来诊治。刻诊：手背足踝足背肿胀，握手紧硬，足部重着，手足冰凉，全身怕冷，口淡不渴，舌质淡，苔白腻，脉沉弱。辨为痰水蕴结夹阳虚证，治当涤饮逐痰，温阳利水，给予十枣汤与茯苓四逆汤合方加味，大戟1.5g，甘遂1.5g，芫花1.5g，茯苓12g，生附子5g，干姜5g，红参3g，大枣10枚，炙甘草6g。6剂，以水800~1000mL，浸泡30分钟，大火烧开，小火煎煮40分钟，每次服用150mL；第2次煎煮15分钟；第3次煎煮若水少可酌情加水，煎煮15分钟，每日1剂，分3次服。

二诊：肿胀减轻，仍怕冷，以前方变生附子、干姜为各6g，6剂。

三诊：肿胀较前又有减轻，怕冷好转，以前方 6 剂继服。

四诊：肿胀较前又有减轻，以前方 6 剂继服。

五诊：肿胀较前又有减轻，怕冷、手足冰凉基本消除，以前方 6 剂继服。

六诊：肿胀消除，以前方治疗 6 剂。随访 1 年，一切尚好。

用方提示：根据肿胀、重着辨为痰湿，再根据怕冷、手足冰凉辨为阳虚，因脉沉弱辨为气虚，以此辨为痰水蕴结夹阳虚证。方以十枣汤攻逐水饮；以茯苓四逆汤温阳益气，利水消肿。方药相互为用，以奏其效。

2. 内分泌失调水肿（痰水蕴结夹阴虚）

田某，男，35 岁。有多年内分泌失调水肿病史，曾多次检查均未发现明显器质性病变，虽多次治疗但未能有效消除水肿，近由病友介绍前来诊治。刻诊：手背足踝足背肿胀，两手发胀，足部沉重，倦怠乏力，五心烦热，盗汗，口渴，舌红少苔，脉沉细弱。辨为痰水蕴结夹阴虚证，治当涤饮逐痰，滋补阴津，给予十枣汤、芍药甘草汤与百合地黄汤合方加味，大戟 1.5g，甘遂 1.5g，芫花 1.5g，百合 15g，生地黄 50g，红参 10g，大枣 10 枚，海藻 24g，白芍 10g，炙甘草 10g。6 剂，以水 800～1000mL，浸泡 30 分钟，大火烧开，小火煎煮 40 分钟，每次服用 150mL；第 2 次煎煮 15 分钟；第 3 次煎煮若水少可酌情加水，煎煮 15 分钟，每日 1 剂，分 3 次服。

二诊：水肿减轻，仍盗汗，以前方变白芍为 30g，加牡蛎 30g，6 剂。

三诊：水肿较前减轻，以前方 6 剂继服。

四诊：水肿较前又有减轻，仍口渴，以前方加天花粉 12g，6 剂。

五诊：水肿较前又有减轻，口渴基本消除，以前方 6 剂继服。

六诊：水肿基本消除，以前方治疗 20 余剂，诸症悉除。随访 1 年，一切尚好。

用方提示：根据肿胀、重着辨为痰湿，再根据盗汗、五心烦热辨为阴虚，因倦怠乏力辨为气虚，以此辨为痰水蕴结夹阴虚证。方以十枣汤攻逐水饮；以芍药甘草汤益气补血；以百合地黄滋补阴津，加红参补益中气。方药相互为用，以奏其效。

3. 内分泌失调水肿（痰水夹湿热）

许某，男，60 岁，郑州人。有多年内分泌失调水肿病史，曾多次检查均未发现明显器质性病变，虽多次治疗但未能有效消除水肿，近由病友介绍前来诊治。刻诊：腹部及下肢水肿，困重烦热，倦怠乏力，小便短少，口渴不欲饮水，舌质红，苔黄腻，脉沉弱。辨为痰水夹湿热证，治当清热利湿，涤饮逐痰，给予十枣汤与牡蛎泽泻散合方加味，大戟1.5g，甘遂1.5g，芫花1.5g，牡蛎15g，泽泻15g，天花粉15g，红参10g，大枣10枚，海藻15g，商陆15g，葶苈子15g，蜀漆15g，炙甘草10g。6剂，以水800～1000mL，浸泡30分钟，大火烧开，小火煎煮40分钟，每次服用150mL；第2次煎煮15分钟；第3次煎煮若水少可酌情加水，煎煮15分钟，每日1剂，分3次服。

二诊：水肿减轻，仍倦怠乏力，以前方加白术15g，6剂。

三诊：水肿较前减轻，以前方6剂继服。

四诊：水肿较前又有减轻，以前方6剂继服。

五诊：水肿基本消退，以前方6剂继服。

六诊：水肿消退，以前方治疗12剂，诸症悉除。随访1年，一切尚好。

用方提示：根据水肿、困重烦热辨为水饮湿热，再根据小便短少辨为湿热蕴结，因倦怠乏力辨为气虚，以此辨为湿热痰水证。方以十枣汤攻逐水饮；以牡蛎泽泻散清热利湿，软坚利水，加红参补益中气，炙甘草益气和中。方药相互为用，以奏其效。

肾气丸

肾气丸是《伤寒杂病论》中辨治肾阴阳俱虚证的重要用方之一，张仲景对此既论可辨治腰痛，又论可辨治消渴；既可辨治微饮，又可辨治转胞，更可辨治脚气，但在临床中怎样理解肾气丸辨治病变的基本适应证，又怎样扩大运用肾气丸辨治许多疑难病？学好肾气丸辨治病证的基本思路是什么，用活肾气丸辨治病证的基本准则是什么，怎样才能更好地运用肾气丸辨治基本适应证，扩大辨治范围及疑难病而取得预期治疗效果？结合多年临床应用肾气丸辨治体会，可从以下几个方面重点研究与深入探讨，对提高临床运用肾气丸能力及辨治技能有一定帮助和借鉴。

一、方药思考

肾气丸由干地黄八两（24g），薯蓣（即山药）四两（12g），山茱萸四两（12g），泽泻三两（9g），茯苓三两（9g），牡丹皮三两（9g），桂枝一两（3g），附子炮、一两（3g）所组成。对此研究及应用肾气丸只有从多方位、多角度、多层次研究其作用及病位、配伍及用量，才能学好用活肾气丸辨治诸多疑难杂病。

诠释用药特点：方中干地黄滋补阴津，清热凉血；附子温壮阳气；桂枝温阳通经；山药健脾益气；山茱萸温阳固精；泽泻渗利浊腻；茯苓益气渗利；牡丹皮清热凉血，酒助阳行血，蜜益气化阴。又，方中用生地黄清热滋补阴血；附子、桂枝辛热，附子偏于壮阳，桂枝偏于温阳通阳；山药补益中气；山茱萸温阳固精；牡丹皮清热凉血；茯苓、泽泻渗利，茯苓偏于益气，泽泻偏于清热。方药相互为用，以温补肾阳，滋补肾阴为主。

剖析配伍作用：附子与桂枝，属于相须配伍，增强温壮阳气；重用干地黄属于单行用药，滋补阴津；干地黄与附子、桂枝，属于相反相使配伍，相反者，干地黄滋阴，附子、桂枝温阳，相使者，干地黄滋阴助附子、桂枝温阳化阴，附子、桂枝温阳助干地黄滋阴化阳；干地黄与山药，属于相使配伍，使阴得气而化生；附子、桂枝与山药，属于相使配伍，山药助附子、桂枝温阳益气化阳；干地黄与牡丹皮，属于相使配伍，滋阴凉血；干地黄与泽泻、茯苓，属于相反相畏配伍，相反者，干地黄滋补，茯苓、泽泻渗利，相畏者，茯苓、泽泻制约干地黄浊腻；附子、桂枝与牡丹皮，属于相反相畏配伍，相反者，附子、桂枝温阳，牡丹皮凉血，相畏者，牡丹皮制约附子、桂枝温热伤血；山药与山茱萸，属于相使配伍，气以固精，精以化气；酒与附子、桂枝，属于相使配伍，增强温壮阳气；蜜与干地黄，属于相使配伍，增强滋补阴津。

权衡用量比例：附子与桂枝用量比例为 1：1，以治阳虚；干地黄与山药用量比例为 2：1，提示滋阴与益气间的用量关系；附子、桂枝与山药用量比例为 1：1：4，提示温阳与益气间的用量关系，以治阳气虚弱；干地黄与牡丹皮用量比例为 8：3，提示滋阴与凉血间的用量关系，以治阴虚生热；干地黄与泽泻、茯苓用量比例为 8：3：3，提示滋阴与渗利间的用量关系；附子、桂枝与牡丹皮用量比例为 1：1：3，提示温阳与凉血间的用量关系；干地黄与附子、桂枝用量比例为 8：1：1，提示滋阴与温阳间的用量关系；山药与山茱萸用量比例为 1：1，提示益气与温固间的用量关系。又，方中用药 8 味，滋补阴血药 1 味如生地黄，用量是 24g；温热药 2 味如附子、桂枝，用量总和是 6g；补气药 1 味如山药，用量是 12g；固精药 1 味如山茱萸，用量是 12g；凉血药 1 味如牡丹皮，用量是 9g；渗利药 2 味如茯苓、泽泻，用量总和是 18g；其用量比例是 8：2：4：4：3：6；又，寒性药（干地黄、牡丹皮、泽泻）、温性药（附子、桂枝、山茱萸）、平性药（山药、茯苓）用量比例是 14：6：7；又，附子、桂枝辛热，山药益气，气可化阳，辛甘化阳，故益阴药、助阳药用量比例是 7：5。从用量分析方药主治，病是肾阴阳俱虚证，或腰痛，或脚气，或转胞，或痰饮，或消渴。

二、方证探索

1. 思辨"脚气上入"

张仲景论肾气丸辨治脚气上入即少腹心胸的病变属性，既可能是肾病

变之脚气上入即少腹心胸，又可能是心肾病变之脚气上入即少腹心胸，更
可辨治外感内伤夹杂脚气上入即少腹心胸。在临床中无论是辨治肾病变之
脚气上入即少腹心胸，还是辨治心肾病变脚气上入即少腹心胸的病变证机
都是肾气不固，浊气上逆；肾气丸辨治脚气上入即少腹心胸的作用特点是
温补肾气，固守内藏。

2. 权衡"少腹不仁""少腹拘急"

张仲景论肾气丸辨治少腹不仁或少腹拘急的病变属性，既可能是阴阳
俱虚病变之少腹不仁或少腹拘急，又可能是寒湿病变之少腹不仁或少腹拘
急，更可辨治外感内伤夹杂少腹不仁或少腹拘急。在临床中无论是辨治阴
阳俱虚少腹不仁或少腹拘急，还是辨治寒湿少腹不仁或少腹拘急的病变证
机都是阳虚不温，阴津不滋。肾气丸辨治少腹不仁的作用特点是温补肾阳，
滋补肾阴。

3. 审度"腰痛"

张仲景论肾气丸辨治腰痛的病变属性，既可能是腰椎病变之腰痛，又
可能是生殖系统病变之腰痛，更有可能是泌尿病变之腰痛，还有可能是腰
肌病变之腰痛。在临床中无论是辨治腰椎疼痛，还是辨治泌尿系统或生殖
系统或腰肌的病变证机都是经气脉络不荣。肾气丸辨治腰痛的作用特点是
既温补又滋阴。

4. 思辨"小便不利"

张仲景论肾气丸辨治小便不利的病变属性，既可能是肾膀胱病变之小
便不利，又可能是妇科、男科病变之小便不利，更可辨治外感内伤夹杂小
便不利。在临床中无论是辨治肾膀胱病变之小便不利，还是辨治妇科、男
科病变小便不利的病变证机都是肾气不化，水气内停；肾气丸辨治小便不
利的作用特点是既温化又渗利。

5. 权衡"短气有微饮"

张仲景论肾气丸辨治短气有微饮的病变属性，既可能是阴阳俱虚病变
之短气有微饮，又可能是水湿病变之短气有微饮，更可辨治外感内伤夹杂
短气有微饮。在临床中无论是辨治阴阳俱虚短气有微饮，还是辨治水湿短
气有微饮的病变证机都是阳虚不支，水气浸淫。肾气丸辨治短气有微饮的

作用特点是温补肾阳,渗利水气。

6. 审度"消渴"

张仲景论肾气丸辨治消渴的病变属性,既可能是以阳虚为主病变之消渴,又可能是阴虚为主病变之消渴,更有可能是阴阳俱虚病变之消渴。在临床中无论是辨治阳虚消渴,还是辨治阴虚消渴,还是阴阳俱虚消渴的病变证机都是阳虚不化,阴虚不滋。肾气丸辨治消渴的作用特点是既温补气化又滋阴化生。

7. 思辨"烦热不得卧"

张仲景论肾气丸辨治烦热不得卧的病变属性,既可能是阴阳俱虚病变之烦热不得卧,又可能是阳虚病变之烦热不得卧,更可辨治阴虚之烦热不得卧。在临床中无论是辨治阴阳俱虚病变之烦热不得卧,还是辨治阳虚或阴虚病变烦热不得卧的病变证机都是阴虚生热或虚阳浮越;肾气丸辨治烦热不得卧的作用特点是温化固摄,清滋化阴。

8. 权衡"而反倚息"

张仲景论肾气丸辨治而反倚息即端坐呼吸的病变属性,既可能是阴阳俱虚病变而反倚息即端坐呼吸,又可能是水湿浸淫病变而反倚息即端坐呼吸,更可辨治外感内伤夹杂而反倚息即端坐呼吸。在临床中无论是辨治阴阳俱虚而反倚息即端坐呼吸,还是辨治水湿浸淫而反倚息即端坐呼吸的病变证机都是阴阳不固,水气浸淫。肾气丸辨治而反倚息即端坐呼吸的作用特点是温化阳气,渗利水气。

9. 审度"转胞"

张仲景论肾气丸辨治转胞的病变属性,既可能是泌尿病变之转胞,又可能是生殖病变之转胞,更有可能是内伤外感夹杂病变之转胞。在临床中无论是辨治泌尿转胞,还是辨治生殖病变转胞的病变证机都是阳虚不化,水气肆虐。肾气丸辨治消渴的作用特点是既温补气化又渗利水气。

三、思辨方证

1. 思辨辨治基本病证及运用思维

张仲景论述肾气丸辨治杂病主要有:①虚劳腰痛:"虚劳,腰痛,少腹拘急，小便不利者，八味肾气丸主之。"辨治腰痛包括运动系腰椎和腰肌、妇科、男科、泌尿系统等病变出现以腰痛为主的症状。②消渴："男子消渴，小便反多，以饮一斗，小便一斗，肾气丸主之。"辨治消渴包括糖尿病、甲状腺功能亢进症、尿崩症等病变出现以口渴为主的症状。③脚气："崔氏八味丸，治脚气上入，少腹不仁。"辨治脚气包括脚癣、水肿，肌肉萎缩等病变。④微饮："夫短气有微饮，当从小便去之，苓桂术甘汤主之；肾气丸亦主之。"辨治微饮包括泌尿系统、脑动脉、心血管等病变出现以小便不利或心悸或头晕目眩为主的症状。⑤转胞："问曰：妇人病，饮食如故，烦热不得卧，而反倚息者，何也？师曰：此名转胞，不得溺也，以胞系了戾，故致此病，但利小便则愈，宜肾气丸主之。"辨治转胞包括妇科、男科、泌尿系统等病变出现以少（小）腹疼痛或拘急为主的症状。结合多年临床运用肾气丸辨治杂病体会，临证审明病变证机即可用之，并能取得预期治疗效果。

　　2. 基于用药用量是辨治肾阴阳俱虚证

　　肾气丸由干地黄八两（24g），薯蓣（即山药）四两（12g），山茱萸四两（12g），泽泻三两（9g），茯苓三两（9g），牡丹皮三两（9g），桂枝一两（3g），附子炮、一两（3g）所组成。方中用寒凉药如干地黄即生地黄具有清热凉血滋阴作用，牡丹皮具有清热凉血散瘀作用，泽泻具有清热渗利湿浊作用，清热药用量总和是十四两即42；温热药如附子具有温壮阳气散寒作用，桂枝具有温阳散寒通经作用，山茱萸具有温阳固精止遗作用，散寒药用量总和是六两即18g；平性药如山药具有益气化阴作用，茯苓具有益气利湿作用，其用量总和是七两即21g，众所周知，平性药既可从阳化阳又可从阴化阴，旨在因配伍及病变而发挥治疗作用。从用量分析用药辨治病变属性，清热滋阴药与温阳散寒药之间用量比例为7：3，亦即温热药用量不及清热药用量的1/2。若从用药性能而言，附子、桂枝温热作用较寒凉药作用明显一些，又知干地黄、牡丹皮、泽泻用量总和的清热作用应与附子、桂枝、山茱萸用量总和的温热药作用基本相当；再从清热药用量与温阳散寒药用量比较，清热药用量在方中具有重要的滋阴清热作用，温阳药用量在方中同样具有重要的温阳作用。可见，肾气丸功用是既滋补肾阴又温补肾阳，是辨治肾阴阳俱虚证的最佳基础用方。

3. 变化肾气丸可辨治肾阴虚证

肾气丸原方用药用量可主导其辨治肾阴阳俱虚证，在临床实际中怎样变化运用肾气丸辨治肾阴虚证，一是肾阴虚证比较重或比较顽固，选用肾气丸可酌情加大干地黄用量为40g或50g，牡丹皮用量加大为15g或24g，亦可不变干地黄、牡丹皮用量而酌情增添其他滋阴凉血药，以增强清热凉血滋阴作用；方中附子、桂枝用量不变，为何方中用附子、桂枝量没有酌情减少？因重用滋阴凉血药，尤其是滋阴凉血量大有浊腻壅滞气机弊端，用附子、桂枝旨在制约滋阴凉血药浊腻壅滞。又因用干地黄、牡丹皮量已加大，用附子、桂枝减量则不能达到制约寒凉药弊端，所以方中附子、桂枝可仍用原方用量。二是肾阴虚证经久不愈且比较轻比较顽固难治，可用干地黄、牡丹皮、泽泻原方用量，并酌情减少附子、桂枝用量，用附子、桂枝者有利于阴得阳化生。在临床中辨治肾阴虚病变，若仅用滋阴药而忽视用温阳药，阴虚未必能滋，反而还会出现滋阴药壅滞气机，气机壅滞又不利于阳气气化，可见辨治阴虚病变仅用滋阴药很难取得最佳治疗作用。结合多年临床用方治病体会，辨治肾阴虚证只有重用滋阴药再酌情配伍温阳药，才能使滋阴药更好更快地发挥治病作用。

4. 变化肾气丸可辨治肾阳虚证

肾气丸原方用药用量主导其可辨治肾阴阳俱虚证，可在临床实际中运用肾气丸可辨治肾阳虚证，一是肾阳虚证比较重或比较明显，应用肾气丸可加大附子、桂枝用量为5g或10g，亦可不加大附子、桂枝用量再酌情增添其他温热药，以增强温阳散寒作用；干地黄用量可酌情减少为12g或15g，牡丹皮用量可酌情减少为3g或6g，加大附子、桂枝用量温阳散寒，又因张仲景用干地黄量偏大，若未能合理地减少干地黄用量，则会引起寒凉药遏制阳气化生或恢复，所以要酌情减少干地黄用量。二是肾阳虚证经久不愈且比较轻比较顽固难治，可用附子、桂枝原方之量，并酌情减少干地黄用量。再则，肾气丸既然可辨治病变是肾阳虚证，为何还要用干地黄，因加大附子、桂枝用量，其治虽可温阳散寒，但又有伤阴化燥，若能酌情减少干地黄用量既可制约附子、桂枝温热燥化，又可促进阳从阴中化生，更有利于阳气生化有源。运用肾气丸辨治肾阳虚病变，若仅用温阳药而忽视用滋阴药，阳虚未必能复，还会出现温阳药燥化伤阴。可见辨治阳虚病变仅用温阳药常常不能达到预期温阳散寒的作用。结合数年临床治病体会，辨治肾阳虚证运用肾气丸，只有酌情调整温阳药及滋阴药用量或增添相关用药用量，才能更好地运用肾气丸辨治阳虚证。

四、运用须知

张仲景设肾气丸用法，先将方药研为细粉状，以蜜制为丸剂，并以酒送服，可根据病情而渐渐加大用量，每日分 2 次服。

根据临床治病需要，可用肾气丸变汤剂，以原方用量辨治肾阴阳俱虚证，也可调整用量治疗变化的病变证机，水煎 40 分钟，每日分早、中、晚服。

五、方证辨病

1. 急慢性肾小球肾炎、肾功能不全、膀胱颈部硬变、尿毒症、神经性膀胱炎等，辨证要点为小便异常，手足不温，舌质红，少苔。

2. 冠心病心动过缓、高血压、高脂血症、中风后遗症、脑血管病等，辨证要点为头晕目眩，五心烦热，舌质淡，苔薄白。

3. 甲状腺功能减退症、腺垂体功能减退症、醛固酮增多症、糖尿病等，辨证要点为手足不温，舌质红，苔薄。

4. 前列腺肥大、精子活动率低下、精子减少症、性神经衰弱等，辨证要点为畏寒怕冷，舌质红，苔薄。

5. 围绝经期综合征、功能性子宫出血、不孕症、子宫肌瘤等，辨证要点为五心烦热，舌质淡，苔薄。

六、案例解读

1. 慢性前列腺炎（小便频数）

许某，男，49 岁。有多年慢性前列腺炎病史，近由病友介绍前来诊治。刻诊：少腹拘急怕冷，腰部酸困，小便频数，五心烦热，盗汗，口渴不欲饮水，舌质淡，苔白腻，脉沉细弱。辨为阴阳俱虚夹痰湿证，治当温补阳气，滋补阴津，燥湿化痰，给予肾气丸与小半夏汤合方加味，生地黄 24g，山药 12g，山茱萸 12g，茯苓 10g，泽泻 12g，牡丹皮 10g，附子 3g，桂枝 3g，生半夏 24g，生姜 24g，红参 10g，生甘草 6g。6 剂，以水 800~1000mL，浸泡 30 分钟，大火烧开，小火煎煮 40 分钟，每次服用 150mL；第 2 次煎煮 15 分钟；第 3 次煎煮若水少可酌情加水，煎煮 15 分钟，每日 1 剂，分 3 次服。

二诊：少腹拘急减轻，仍怕冷，以前方变附子、桂枝为各 6g，6 剂。

三诊：小便频数减少，腰部酸困好转，仍轻微盗汗，以前方变山茱萸为 24g，6 剂。

四诊：少腹拘急较前又有减轻，盗汗止，仍有轻微怕冷，以前方变附子、桂枝为各 9g，6 剂。

五诊：少腹拘急、小便频数基本消除，未再怕冷，以前方 6 剂继服。

六诊：诸症基本趋于缓解，以前方 6 剂继服。

七诊：诸症基本消除，以前方治疗 30 余剂。为了巩固疗效，又以前方变汤剂为散剂，每次 6g，每日分早、中、晚服。随访 1 年，一切尚好。

用方提示：根据少腹拘急怕冷辨为阳虚，再根据五心烦热、舌红少苔辨为阴虚，因舌质淡、苔白腻辨为痰湿，以此辨为阴阳俱虚夹痰湿证。方以肾气丸温补阳气，滋补阴津；小半夏汤醒脾燥湿化痰，加红参益气固摄，生甘草益气缓急。方药相互为用，以奏其效。

2. 慢性前列腺炎（小便短少）

郑某，男，68 岁。有多年慢性前列腺炎病史，近由病友介绍前来诊治。刻诊：少腹拘急怕冷，腰部酸困，小便短少，夜间潮热，盗汗，口渴欲饮热水，舌质淡，苔白腻，脉沉细弱。辨为阴阳俱虚夹痰湿证，治当温补阳气，滋补阴津，燥湿化痰，给予肾气丸与小半夏汤合方加味，生地黄 24g，山药 12g，山茱萸 12g，茯苓 10g，泽泻 12g，牡丹皮 10g，附子 3g，桂枝 3g，生半夏 24g，生姜 24g，红参 10g，生甘草 6g。6 剂，以水 800~1000mL，浸泡 30 分钟，大火烧开，小火煎煮 40 分钟，每次服用 150mL；第 2 次煎煮 15 分钟；第 3 次煎煮若水少可酌情加水，煎煮 15 分钟，每日 1 剂，分 3 次服。

二诊：少腹拘急减轻，仍发热，以前方变生地黄为 30g，6 剂。

三诊：少腹拘急较前又有减轻，仍有小便短少，以前方变泽泻、茯苓为各24g，6剂。

四诊：少腹拘急较前又有减轻，小便短少好转，潮热、盗汗好转，以前方6剂继服。

五诊：少腹拘急较前又有明显减轻，仍有小便短少，以前方变泽泻、茯苓为各35g，6剂。

六诊：小便短少基本消除，潮热、盗汗止，以前方6剂继服。

七诊：诸症基本趋于缓解，以前方治疗50余剂，诸症悉除。为了巩固疗效，又以前方变汤剂为散剂，每次6g，每日分早、中、晚服。随访1年，一切尚好。

用方提示：根据少腹拘急怕冷辨为阳虚，再根据潮热、舌红少苔辨为阴虚，因舌质淡、苔白腻辨为痰湿，以此辨为阴阳俱虚夹痰湿证。方以肾气丸温补阳气，滋补阴津；小半夏汤醒脾燥湿化痰，加红参益气气化水津，生甘草益气缓急。方药相互为用，以奏其效。

3. 糖尿病（高血糖）

谢某，女，56岁。有多年糖尿病病史，近由病友介绍前来诊治。刻诊：头晕目眩（空腹血糖21.5mmol/L），倦怠乏力，小便频数，五心烦热，盗汗，手指颤抖，口渴欲饮水，口苦口腻，舌质淡，苔薄白，脉沉弱。辨为阴阳俱虚夹湿热证，治当温补阳气，滋补阴津，清热燥湿，给予肾气丸、黄连粉方与栝楼牡蛎散合方加味，生地黄24g，山药12g，山茱萸12g，茯苓10g，泽泻12g，牡丹皮10g，附子3g，桂枝3g，黄连24g，天花粉12g，牡蛎12g，红参10g，藜芦1.5g。6剂，以水800~1000mL，浸泡30分钟，大火烧开，小火煎煮40分钟，每次服用150mL；第2次煎煮15分钟；第3次煎煮若水少可酌情加水，煎煮15分钟，每日1剂，分3次服。

二诊：头晕目眩减轻，仍口腻，以前方加生半夏6g，6剂。

三诊：头晕目眩（空腹血糖18.3mmol/L）较前减轻，五心烦热好转，以前方6剂继服。

四诊：口渴减轻，头晕目眩较前好转，仍手指颤抖，以前方变藜芦为2g，6剂。

五诊：头晕目眩（空腹血糖13.6mmol/L）、盗汗止，仍小便频数，以前方变附子为生附子、桂枝为各6g，12剂。

六诊：头晕目眩（空腹血糖9.7mmol/L）较前又有减轻，小便频数好转，以前方12剂继服。

七诊：头晕目眩（空腹血糖7.5mmol/L）较前又有好转，小便正常，以前方12剂继服。

八诊：诸症基本消除（空腹血糖6.4mmol/L），又以前方治疗30余剂，诸症悉除；为了巩固疗效，又以前方变汤剂为散剂，每次6g，每日分早、中、晚服。随访1年，空腹血糖在6.1mmol/L左右。

用方提示：根据头晕目眩、五心烦热辨为阴虚，再根据头晕目眩、舌质淡，苔薄白辨为阳虚，因口苦口腻辨为湿热，又因手指颤抖辨为风，以此辨为阴阳俱虚夹湿热证。方以肾气丸温补阳气，滋补阴津；黄连粉方清热燥湿；以栝楼牡蛎散清热燥湿，敛阴生津，加红参补益中气，化生阴阳，藜芦息风化痰。方药相互为用，以奏其效。

4. 低血糖

夏某，女，48岁。有多年低血糖病史，经多次检查原因不明，近由病友介绍前来诊治。刻诊：头晕目眩（空腹血糖2.3mmol/L），小便频数，手足不温，自汗，恶心呕吐，倦怠乏力，手指颤抖，口苦口腻，舌红少苔，脉沉细弱。辨为阴阳俱虚，湿热夹虚证，治当温补阳气，滋补阴津，清热燥湿，给予肾气丸、黄连粉方、藜芦甘草汤与茯苓四逆汤合方，生地黄24g，山药12g，山茱萸12g，茯苓10g，泽泻12g，牡丹皮10g，生附子5g，桂枝3g，黄连12g，藜芦1.5g，干姜5g，红参3g，炙甘草6g。6剂，以水800~1000mL，浸泡30分钟，大火烧开，小火煎煮40分钟，每次服用150mL；第2次煎煮15分钟；第3次煎煮若水少可酌情加水，煎煮15分钟，每日1剂，分3次服。

二诊：头晕目眩减轻，仍恶心呕吐，以前方加生半夏12g，6剂。

三诊：头晕目眩（空腹血糖2.6mmol/L）较前减轻，仍倦怠乏力，以前方变红参为6g，6剂。

四诊：头晕目眩较前又有减轻，恶心呕吐止，以前方6剂继服。

　　五诊：头晕目眩（空腹血糖 3.0mmol/L），自汗止，倦怠乏力仍有，以前方变红参为 10g，6 剂。

　　六诊：头晕目眩（空腹血糖 3.2mmol/L）较前又有减轻，倦怠乏力较前明显好转，以前方 6 剂继服。

　　七诊：头晕目眩（空腹血糖 3.9mmol/L）较前又有减轻，手指颤抖基本消除，以前方 6 剂继服。

　　八诊：头晕目眩基本消除（空腹血糖 4.6mmol/L），又以前方治疗 20 余剂，诸症悉除。随访 1 年，一切正常。

　　用方提示：根据头晕目眩、手足不温辨为阳虚，再根据头晕目眩、舌红少苔辨为阴虚，因口苦口腻辨为湿热，以手指颤抖辨为风，以此辨为阴阳俱虚，湿热夹风证。方以肾气丸温补阳气，滋补阴津；以黄连粉方清热燥湿；以四逆加人参汤温壮阳气；以藜芦甘草汤平息内风，化生阴阳。方药相互为用，以奏其效。

桂枝芍药知母汤

桂枝芍药知母汤是《伤寒杂病论》中辨治肌肉关节疼痛肿胀的著名用方之一，张仲景既论可辨治肢节疼痛，又论可辨治脚肿如脱；既论可辨治肿大，又论可辨治消瘦；既论可辨治头晕目眩，又论可辨治呕吐，但在临床中怎样理解桂枝芍药知母汤辨治病变的基本适应证，又怎样扩大运用桂枝芍药知母汤辨治许多疑难病？学好桂枝芍药知母汤辨治病证的基本思路是什么，用活桂枝芍药知母汤辨治病证的基本准则是什么，怎样才能更好地运用桂枝芍药知母汤辨治基本适应证、扩大辨治范围及辨治疑难病而取得预期治疗效果？结合多年临床应用桂枝芍药知母汤辨治体会，可从以下几个方面重点研究与深入探讨，对提高临床运用桂枝芍药知母汤能力及辨治技能有一定帮助和借鉴。

一、方药思考

桂枝芍药知母汤由桂枝四两（12g），芍药三两（9g），甘草二两（6g），麻黄二两（6g），生姜五两（15g），白术五两（15g），知母四两（12g），防风四两（12g），附子炮、二枚（10g）所组成。对此研究及应用桂枝芍药知母汤只有从多方位、多角度、多层次研究其作用及病位、配伍及用量，才能学好用活桂枝芍药知母汤辨治诸多疑难杂病。

诠释用药要点：方中桂枝温阳通经；芍药酸寒敛阴，缓急止痛；知母清解郁热；麻黄辛温散寒通络；生姜辛散通阳止痛；防风疏散风寒；附子温阳散寒止痛；白术健脾益气燥湿；甘草益气缓急。又，方中用附子、麻黄、桂枝、防风、生姜辛散温通，附子偏于壮阳散寒，麻黄偏于宣散，桂枝偏于通经，防风偏于祛风，生姜偏于透散；白术、甘草益气，白术偏于健脾，甘草偏于缓急；芍药补血敛阴，缓急止痛；知母清热益阴。方药相互为用，以温阳通经，清热益阴，祛风止痛为主。

剖析方药配伍：桂枝与生姜、麻黄、防风，属于相须配伍，增强温阳散寒，通经止痛；芍药与附子，属于相反相使配伍，相反者，寒热同用，芍药益阴清热，附子温阳散寒，相使者，芍药使附子温阳缓急止痛，附子使芍药敛阴和阳止痛；知母与芍药，属于相使配伍，增强清热益阴；白术与甘草，属于相须配伍，增强健脾益气；附子与甘草，属于相使配伍，益气温阳化阳；附子与桂枝、生姜、麻黄、防风，属于相使配伍，辛温壮阳，逐寒止痛。

权衡用量比例：桂枝与生姜、麻黄、防风用量比例为 4：5：2：4，提示解肌与散寒间的用量关系，以治风寒；桂枝与附子用量比例为 6：5，提示解肌与温阳间的用量关系，以治寒痛；芍药与知母用量比例为 3：4，提示敛阴与清热间的用量关系，以治郁热；麻黄与附子用量比例为 3：5，提示辛温散寒与温阳散寒间的用量关系，以治不通；白术与附子用量比例为 3：2，提示益气与温阳间的用量关系，以治阳虚。又，方中用药 9 味，辛散温通药 5 味如附子、麻黄、桂枝、防风、生姜，用量总和是 55g；益气药 2 味如白术、甘草，用量总和是 21g；补血缓急药 1 味如芍药，用量是 9g；清热药 1 味如知母，用量是 12g；其用量比例是近 18：7：3：4。从用量分析方药主治，病是阳虚热郁痹证。

二、方证探索

1. 权衡"诸肢节疼痛"

权衡桂枝芍药知母汤辨治"诸肢节疼痛"包括四肢、颈椎、胸椎、腰椎诸关节疼痛，相当于风湿性关节炎、骨质增生、椎间管狭窄等病变，运用桂枝芍药知母汤并非针对所有病变引起的肢节疼痛，而是针对所有肢节疼痛必须具备阳虚热郁痹证，以此才能运用桂枝芍药知母汤，以此才能取得良好效果，否则是不能运用桂枝芍药知母汤。

2. 思辨"身体魁羸"

辨识"身体魁羸"，魁者，关节肿大；羸者，肌肉消瘦，相当于类风湿关节炎、肢端肥大性关节炎、关节腔积液、关节变形等病变，其病变证机是病久不愈而暗耗气血，寒湿乘机侵袭肌肉关节，壅滞经气脉络，气血阻滞不通。

3. 辨析"脚肿如脱"

辨识"脚肿如脱",脚者,足也,小腿;肿者,肿大;如者,犹如;脱者,脱离,脱散,相当于风湿性关节炎、骨质增生、股骨头坏死、强直性脊椎炎等病变,其病变证机是阳虚不得温,而郁热肆虐其间。

4. 辨识"头眩短气"

辨识"头眩"的病变证机是郁热上扰上攻;辨识"短气"的病变证机是阳虚而不能温养。可见,辨治肢体关节病变的症状表现并不局限于关节,既有邪郁又有正气不足,其病变正邪斗争,相互影响可引起头晕目眩及气短乏力等症状表现。

5. 思辨"温温欲吐"

思辨"温温欲吐"的病变证机是寒湿郁热浸淫而影响胃气不降。在临床实际中肢体关节疼痛出现胃气上逆的症状表现的病变证机有邪气内扰而影响胃气通降,或因用药不当而损伤胃气。可见,辨治肢体关节病变必须重视兼顾阳明胃气,以此才能更好地辨治肢体关节病变而取得最佳治疗效果。

6. 辨治寒热病变准则

运用桂枝芍药知母汤主治阳虚热郁证,其疼痛常常因寒湿加重;可疼痛或有夹郁热,或下午低热,或舌质偏红,或口干等。再则,辨"寒"的病变部位常常固定在关节,而辨"热"的病证表现则具有不固定性。

三、运用须知

张仲景设桂枝芍药知母汤用法,以水煎煮方药约25分钟,去滓,先以小量服用,然后渐渐加大汤剂用量,每日分3次服。

四、方证辨病

(1) 肌肉风湿、风湿性关节炎、骨质增生、腰胸颈椎狭窄等病在其演变过程中出现疼痛,畏寒,舌质淡红,苔黄白夹杂且符合桂枝芍药知母汤辨治要点。

（2）干燥综合征、混合性结缔组织病、未分化结缔组织病等病在其演变过程中出现关节疼痛，僵硬，畏寒，舌质淡红，苔黄白夹杂且符合桂枝芍药知母汤辨治要点。

五、案例解读

1. 未分化结缔组织病、风湿性关节炎

蒋某，男，55 岁。有多年风湿性关节炎病史，3 年前又诊断为未分化结缔组织病，近由病友介绍前来诊治。刻诊：皮肤盘状红斑夹瘀紫，双手弥漫肿胀，皮下肌肉结节，全身关节疼痛晨僵，因寒加重，皮肤黯红夹紫，口渴欲饮水，舌质淡红夹瘀紫，苔黄白夹杂，脉沉弱涩。辨为阳虚寒凝夹瘀证，治当温阳散寒，清泻郁热，活血化瘀，给予桂枝芍药知母汤与桂枝茯苓丸合方加味，桂枝 12g，白芍 12g，麻黄 6g，生姜 15g，白术 15g，知母 18g，防风 12g，附子 10g，桃仁 12g，牡丹皮 12g，茯苓 12g，赤芍 24g，生地黄 24g，炙甘草 6g。6 剂，以水 800～1000mL，浸泡 30 分钟，大火烧开，小火煎煮 40 分钟，每次服用 150mL；第 2 次煎煮 15 分钟；第 3 次煎煮若水少可酌情加水，煎煮 15 分钟，每日 1 剂，分 3 次服。

二诊：关节疼痛晨僵略有减轻，以前方 6 剂继服。

三诊：皮肤夹紫略有减轻，仍黯红，以前方变生地黄为 30g，6 剂。

四诊：关节僵硬晨僵较前又有减轻，皮肤黯红夹紫有好转，以前方 6 剂继服。

五诊：关节僵硬晨僵较前又有减轻，皮肤黯红夹紫又有好转，以前方 6 剂继服。

六诊：诸症较前均有好转，以前方 6 剂继服。

七诊：诸症较前又有好转，以前方治疗 100 余剂。之后，为了巩固疗效，以前方变汤剂为散剂，每次 6g，每日分早、中、晚服。随访 1 年，一切尚好。

用方体会：根据肿胀、僵硬、因寒加重辨为寒凝，再根据皮肤黯红、口渴欲饮水辨为郁热，因关节疼痛僵硬因寒加重辨为阳虚，又因舌质淡红夹瘀紫辨为瘀，以此辨为阳虚寒凝夹瘀证。方以桂枝芍药知母汤温阳通经，

兼清郁热；以桂枝茯苓丸活血化瘀消肿，加赤芍凉血散瘀，生地黄清解血热。方药相互为用，以奏其效。

2. 强直性脊柱炎、类风湿关节炎

马某，男，38岁。有多年强直性脊柱炎、类风湿关节炎病史，近由病友加重前来诊治。刻诊：手指关节变形肿痛，腰背颈及下肢关节疼痛，活动受限，遇冷加重，似有身体关节欲脱散，大便干结，肛门灼热，舌质淡红，苔黄腻，脉沉。辨为阳虚热郁，经脉郁滞证，治当温阳通经，泻热益阴，给予桂枝芍药知母汤与泻心汤合方，桂枝12g，生白芍10g，麻黄6g，生姜15g，白术15g，知母18g，防风12g，附子10g，大黄12g，黄连6g，黄芩6g，生甘草6g。6剂，以水800～1000mL，浸泡30分钟，大火烧开，小火煎煮40分钟，每次服用150mL；第2次煎煮15分钟；第3次煎煮若水少可酌情加水，煎煮15分钟，每日1剂，分3次服。

二诊：大便通畅，肛门灼热减轻，以前方6剂继服。

三诊：手指关节疼痛好转，大便溏泄，以前方变大黄为10g，6剂。

四诊：手指关节变形肿痛、腰背颈及下肢关节疼痛较前减轻，仍遇冷加重，以前方变附子为生附子10g，6剂。

五诊：手指关节变形肿痛、腰背颈及下肢关节疼痛较前又有减轻，以前方6剂继服。

六诊：诸症基本趋于缓解，以前方治疗120余剂，诸症悉除；之后，以前方变汤剂为散剂，每次6g，每日分早、中、晚服，以巩固治疗效果。随访1年，一切尚好。

用方体会：根据关节疼痛、遇冷加重辨为寒，再根据大便干结、肛门灼热辨为热，因苔黄腻辨为湿热，又因遇冷加重辨为寒，以此辨为阳虚热郁，经脉郁滞证。方以桂枝芍药知母汤温阳散寒，兼清热益阴；以泻心汤清泻热结。方药相互为用，以取其效。

3. 股骨头缺血性坏死、慢性胃炎

詹某，男，42岁。有多年股骨头缺血性坏死、慢性胃炎病史，近由病情加重前来诊治。刻诊：腰胯及下肢关节疼痛，活动受限，遇冷加重，似有身体关节僵硬似脱散，倦怠乏力，胃脘痞满胀痛，食凉加重，舌质红，苔黄腻，脉沉弱。辨为阳虚湿热夹气虚证，治当温阳通经，泻热益气，给予桂枝芍药知母汤与半夏泻心汤合方：桂枝12g，生白芍10g，麻黄6g，生姜15g，白术15g，知母18g，防风12g，附子10g，生半夏12g，黄连3g，黄芩10g，红参10g，干姜10g，大枣12枚，炙甘草10g。6剂，以水800~1000mL，浸泡30分钟，大火烧开，小火煎煮40分钟，每次服用150mL；第2次煎煮15分钟；第3次煎煮若水少可酌情加水，煎煮15分钟，每日1剂，分3次服。

二诊：腰胯及下肢关节疼痛减轻，以前方6剂继服。

三诊：胃脘痞满胀痛好转，腰胯及下肢关节疼痛较前又有减轻，以前方6剂继服。

四诊：胃脘痞满胀痛基本消除，腰胯及下肢关节疼痛较前又有减轻，以前方6剂继服。

五诊：胃脘痞满胀痛未再发作，腰胯及下肢关节疼痛较前又有减轻，以前方6剂继服。

六诊：腰胯及下肢关节疼痛基本趋于缓解，以前方6剂继服。

七诊：诸症基本趋于缓解，以前方治疗150余剂，诸症悉除；之后，以前方变汤剂为散剂，每次6g，每日分早、中、晚服，以巩固治疗效果。随访1年，一切尚好。

用方体会：根据腰胯及下肢关节疼痛、遇冷加重辨为寒，再根据胃脘痞满胀痛、食凉加重辨为寒，因舌质红、苔黄腻辨为湿热，又因倦怠乏力、脉沉弱辨为气虚，以此辨为阳虚湿热夹气虚证。方以桂枝芍药知母汤温阳散寒，兼清热益阴；以半夏泻心汤清泻温阳，消痞散结，健脾益气。方药相互为用，以取其效。

桂枝茯苓丸

桂枝茯苓丸是《伤寒杂病论》中辨治"妇人宿有癥病"的重要用方之一，张仲景对此既论可辨治"妇人宿有癥病"，又论可辨治"漏下不止"；既论可辨治"前三月经水利时，胎也"，又论可辨治"下血者，后断三月衃"。但在临床中怎样理解桂枝茯苓丸辨治病变的基本适应证，又怎样扩大运用桂枝茯苓丸辨治许多疑难病？学好桂枝茯苓丸辨治病证的基本思路是什么，用活桂枝茯苓丸辨治病证的基本准则是什么，怎样才能更好地运用桂枝茯苓丸辨治基本适应证，扩大辨治范围及辨治疑难病而取得预期治疗效果？结合多年临床应用桂枝茯苓丸辨治体会，可从以下几个方面重点研究与深入探讨，对提高临床运用桂枝茯苓丸能力及辨治技能有一定帮助和借鉴。

一、方证思考

1. 方药作用及病位

桂枝茯苓丸由桂枝、茯苓、桃仁、芍药、牡丹皮所组成。对此研究及应用桂枝茯苓丸只有从多方位、多角度、多层次研究其作用及病位、配伍及用量，才能学好用活桂枝茯苓丸辨治诸多疑难杂病。

（1）桂枝可治：①心病证，如桂枝甘草汤中用桂枝治心悸，枳实薤白桂枝汤中用桂枝治胸痹。②肺病证，如小青龙汤中用桂枝治咳逆，泽漆汤中用桂枝治咳喘。③脾胃病证，如黄连汤中用桂枝治腹痛，苓桂术甘汤中用桂枝治心下逆满。④肾病证，如肾气丸中桂枝治腰痛。⑤水气病证，如五苓散中用桂枝治小便不利。⑥妇科病证，如温经汤中用桂枝治带下病。⑦关节病证，如桂枝附子汤中用桂枝治关节疼痛等。

（2）茯苓可治：①心病证，如茯苓杏仁甘草汤中用茯苓治胸痹。②肺病证，如苓甘五味姜辛汤中用茯苓治咳嗽痰饮。③脾胃病证，如小半夏加茯苓汤中用茯苓治呕吐，茯苓甘草汤中用茯苓治胃脘悸动。④咽喉病证，如半夏厚朴汤中用茯苓治咽中如有炙脔。⑤水气病证，如葵子茯苓丸中用茯苓治小便不利。⑥妇科病证，如桂枝茯苓丸中用茯苓治瘀血漏下不止。⑦黄疸病证，如茵陈五苓散中用茯苓治黄疸等。

（3）桃仁可治：①如狂病证，如桃核承气汤中用桃仁治如狂。②腹痛病证，如下瘀血汤中用桃仁治产后腹痛，大黄牡丹汤中用桃仁治肠痈腹痛。③癥瘕病证，如鳖甲煎丸中用桃仁治疟母，桂枝茯苓丸中用桃仁治瘀血漏下。

（4）芍药可治：①心病证，如黄连阿胶汤中用芍药治失眠。②肺病证，如小青龙汤中用芍药治咳喘。③脾胃病证，如小建中汤、桂枝加芍药汤中用芍药治腹痛。④肝郁病证，如四逆散中用芍药治肝气郁滞。⑤奔豚病证，如奔豚汤中用芍药治气上冲。⑥妇科病证，如温经汤中用芍药治血虚，当归芍药散中芍药治腹痛。⑦手足厥逆病证，如当归四逆汤中用芍药治手足厥逆等。

（5）牡丹皮可治：①肾病证，如肾气丸中用牡丹皮治腰痛。②肠痈病证，如大黄牡丹汤中用牡丹皮治腹痛。③妇科病证，如温经汤中用牡丹皮治经血不调。④癥瘕病证，如鳖甲煎丸中用牡丹皮治疟母，桂枝茯苓丸中用牡丹皮治瘀血漏下等。

因桂枝、茯苓、桃仁、芍药、牡丹皮各自作用的特殊性、组方合用的聚合性、临证针对瘀血的切机性，所以辨治瘀血病变部位具有广泛性和不确定性，以此才能用活桂枝茯苓丸辨治诸多疑难杂病。

2. 解读方药及配伍

深入研究桂枝茯苓丸方药及用量［桂枝，茯苓，牡丹去心，芍药，桃仁去皮尖、熬、各等分（各12g）］，并从多方位、多角度、多层次研究其内在相互关系，达到引导学习思路与运用技巧的目的。

诠释用药要点：方中桂枝通经散瘀；茯苓渗利瘀浊；桃仁活血化瘀；牡丹皮凉血散瘀；芍药敛阴兼防化瘀药伤血。又，方中用桂枝、桃仁、牡丹皮化瘀，桂枝偏于通经消散，桃仁偏于破血攻散，牡丹皮偏于凉血消瘀；茯苓渗利瘀浊；芍药补血敛阴。方药相互为用，以活血化瘀，消癥散结为主。

剖析方药配伍：桂枝与茯苓，属于相使配伍，通经利水，渗利瘀浊；桂枝与芍药，属于相反配伍，桂枝通经散瘀，芍药敛阴益血；桃仁与牡丹皮，属于相使配伍，增强活血祛瘀；桃仁与芍药，属于相反配伍，补泻同用，芍药制约桃仁破瘀伤血，桃仁制约芍药敛阴留瘀；桂枝与桃仁，属于相使配伍，通经破瘀。

权衡用量比例：桂枝、茯苓、桃仁、牡丹皮与芍药用量为相等，提示药效通经、利水、活血破瘀与益血之间的用量调配关系，以治癥瘕。又，方中用药 5 味，化瘀药 3 味如桂枝、桃仁、牡丹皮，用量总和是 36g；渗利药 1 味如茯苓，用量是 12g；补血药 1 味如芍药，用量是 12g；其用量比例是 3∶1∶1。从用量分析方药主治，病是（胞宫）癥积证。

二、方证探索

1. 权衡"妇人宿有癥病，经断未及三月，而得漏下不止"

①辨"妇人宿有癥病"的临床意义有二，一是辨治妇科疾病必须重视病是新病还是旧病，或是新病旧病夹杂；二是辨识女子夙有旧疾且不影响怀孕，可必须重视孕后相关注意事项。②辨"经断未及三月"的临床意义有三，一是妊娠期间应当经停；二是妊娠前三个月可有月经；三是妊娠期间有月经必须在三个月内停止。③辨"而得漏下不止"的临床意义有三，一是妊娠期间前三个月出现月经，必须是量少，有规律性、周期性；二是妊娠期间前三个月经血漏下持续不断即为病；三是妊娠期间三个月后仍然漏下不止，理当积极治疗。

2. 辨析"漏下不止""血不止"

①运用桂枝茯苓丸治疗"漏下不止""血不止"的病变证机是瘀血水气相互，阻滞经脉，血不得归经而溢于脉外，即漏下不止，其治当活血化瘀而达到止血之目的。②辨治瘀血出血证，其治非用止血药则能达到止血目的，突出针对病变证机而选用方药的重要性，结合临床治病需要，可酌情配伍止血药以提高治疗效果。

3. 斟酌"胎动在脐上者，为癥痼害"

①张仲景论"胎动在脐上"，一是辨妊娠胎动不安证，病变证机是瘀血

水气阻滞经气经脉，血不得滋养于胎，以此可演变为胎动不安，其治当活血化瘀，瘀血得去则胎自安。二是辨识"胎动在脐上"，其治非用安胎药而能达到安胎之目的，突出辨治胎动不安不能仅用安胎药，可酌情配伍安胎药。②辨识"癥痼"的病变部位在胞宫，病变证机是水血相结之癥瘕，病证表现是经水不利，或腹痛，或胎动不安等。可运用桂枝茯苓丸主治"癥痼"的病变部位并不局限于胞宫，只要病变证机是水血相结之癥瘕，病证表现是痞块，或疼痛，或胀满等，即可用之。

4. 辨别"妊娠六月动者，前三月经水利时，胎也；下血者，后断三月衃也，所以血不止者，其癥不去故也，当下其癥"

①辨别"妊娠六月动者，前三月经水利时，胎也"的临床意义有二，一是妊娠六个月即会出现胎动，为妊娠正常现象；二是妊娠期间前三个月有经血，经量少，为妊娠正常现象。②辨别"下血者，后断三月衃也"，即妊娠三个月后仍然下血不止，血夹瘀块，病变证机是瘀血阻滞，新血不得归经。③辨别"所以血不止者，其癥不去故也，当下其癥"，即妊娠期间病变证机是瘀血，其治可用下瘀血方药，用下瘀血方药治病而不伤胎；若病证得解而未停药，则必伤胎，对此必须引起高度重视。

三、运用须知

张仲景设桂枝茯苓丸用法，先将方药研为细粉状，以蜜调制为丸剂，饭前服用，每日分3次服。先以小量为始，可渐渐加大用量。

运用桂枝茯苓丸，若病情比较缓，病证比较轻，可用丸剂；若病情比较重，或病证比较急，可用汤剂。汤剂用法：取方药各12g，以水煎煮约30分钟，去滓，每日分3次服。

四、方证辨病

（1）子宫肌瘤、卵巢囊肿、子宫内膜异位症、子宫腺肌病、乳腺增生等在其演变过程中出现疼痛，月经不调，舌质暗或瘀紫，苔薄为符合桂枝茯苓丸辨治要点。

（2）肿大增生性疾病或癌变如肝大、脂肪肝、肝硬化、脾大、前列腺增生、脂肪瘤等在其演变过程中出现疼痛，肿胀，舌质暗或瘀紫，苔薄为符合桂枝茯苓丸辨治要点。

（3）心脑血管疾病如高血压、高脂血症、冠心病、心脑动脉硬化、房室传导阻滞等在其演变过程中出现疼痛，肿胀，舌质暗或瘀紫，苔薄为符合桂枝茯苓丸辨治要点。

五、案例解读

1.高血压、高脂血症

夏某，女，47岁。有多年高血压、高脂血症病史，服用中西药但未能有效控制病情，近由病友介绍前来诊治。刻诊：头痛头胀（血压175/110mmHg），头晕目眩，失眠多梦，心胸烦热，耳鸣，口苦，舌质暗红夹瘀紫，苔薄黄，脉沉弱涩。辨为瘀血阻滞，心肾不交证，治当活血化瘀，清心育肾，给予桂枝茯苓丸、桂枝加龙骨牡蛎汤与黄连阿胶汤合方加味，桂枝15g，茯苓15g，桃仁15g，牡丹皮15g，生白芍30g，黄连12g，阿胶珠10g，川牛膝30g，龙骨24g，牡蛎24g，炙甘草6g。6剂，以水800～1000mL，浸泡30分钟，大火烧开，小火煎煮40分钟，每次服用150mL；第2次煎煮15分钟；第3次煎煮若水少可酌情加水，煎煮15分钟，每日1剂，分3次服。

二诊：头痛头胀减轻，以前方6剂继服。

三诊：头痛头胀（血压158/104mmHg）较前减轻，头晕目眩好转，仍耳鸣，以前方变龙骨、牡蛎为各30g，6剂。

四诊：头痛头胀（血压153/98mmHg）较前又有减轻，仍口苦，以前方变黄连为15g，6剂。

五诊：头痛头胀（血压142/96mmHg）较前又有好转，失眠多梦减轻，以前方6剂继服。

六诊：头晕目眩基本消除，头痛头胀（血压128/91mmHg），以前方治疗60余剂，诸症悉除；之后，为了巩固疗效，以前方变汤剂为散剂，每次6g，每日分早、中、晚服。随访1年，一切尚好。

用方提示：根据头痛头胀、舌质暗红瘀紫辨为瘀血，再根据失眠多梦、心胸烦热辨为心热，因耳鸣辨为肾阴不足，又因口苦辨为湿热，以此辨为瘀血阻滞，心肾不交证。方以桂枝茯苓丸活血化瘀；以黄连阿胶汤清心热，育肾阴；以桂枝加龙骨牡蛎汤潜阳安神。方药相互为用，以奏其效。

2. 乳腺纤维瘤术后复发

谢某，女，36岁。3年前经检查诊断为乳腺纤维瘤即进行手术治疗，1年半前又复发，近由病友介绍前来诊治。刻诊：乳房坚硬胀痛发热，因情绪异常加重，经期刺痛窜痛，表情沉默，经期夹血块，大便干结，口苦咽干，舌质红，苔薄黄，脉沉细略涩。辨为少阳阳明郁瘀热证，其治当清热郁热，行气化瘀，给予桂枝茯苓丸与大柴胡汤合方加味，桂枝12g，茯苓12g，桃仁12g，牡丹皮12g，白芍12g，柴胡24g，黄芩10g，生半夏12g，大黄6g，枳实5g，生姜15g，大枣12枚，炙甘草10g。6剂，第1次煎50分钟，第2次煎20分钟，合并分3次服，每日1剂。

二诊：乳房坚硬胀痛发热略有好转，以前方6剂继服。

三诊：乳房坚硬胀痛发热较前又有好转，经期未夹血块，以前方6剂继服。

四诊：乳房坚硬胀痛发热较前又有好转，大便仍干结，以前方变大黄为10g，6剂。

五诊：乳房坚硬胀痛发热较前又有好转，大便正常，以前方6剂继服。

六诊：诸症较前趋于缓解，又以前方治疗120余剂，诸症基本消除。之后，以前方变汤剂为散剂，每次10g，每日分早、中、晚服，以巩固治疗半年，经复查乳腺纤维瘤基本痊愈。随访1年，一切正常。

用方体会：根据乳房坚硬胀痛发热，表情沉默辨为少阳气郁，再根据经期刺痛辨为瘀，因口苦咽干，舌红苔黄辨为郁热，又因大便干结辨为阳明热结，以此辨为少阳阳明瘀热证。方以桂枝茯苓丸活血化瘀消肿；以大柴胡汤清少阳、泻阳明。方药相互为用，以取得预期治疗效果。

3. 慢性胰腺炎伴假性囊肿

孙某，女，51岁。有多年慢性胰腺炎伴假性囊肿病史，近由病友介绍前来诊治。刻诊：脘腹肋下疼痛，因劳累加重或诱发，不思饮食，大便不爽，手足不温，怕冷，口苦口腻，舌质暗红夹瘀紫，苔黄腻，脉沉弱涩。辨为瘀血阻滞，寒热夹虚证，治当活血化瘀，温阳健脾，清热散结，给予桂枝茯苓丸与半夏泻心汤合方加味，桂枝 15g，茯苓 15g，桃仁 15g，牡丹皮 15g，白芍 15g，生半夏 12g，黄芩 10g，干姜 10g，红参 10g，五灵脂 12g，大枣 12 枚，黄连 3g，炙甘草 12g。6 剂，以水 800～1000mL，浸泡 30 分钟，大火烧开，小火煎煮 40 分钟，每次服用 150mL；第 2 次煎煮 15 分钟；第 3 次煎煮若水少可酌情加水，煎煮 15 分钟，每日 1 剂，分 3 次服。

二诊：脘腹胁下疼痛减轻，仍不思饮食，以前方加生山楂 24g，6 剂。

三诊：脘腹胁下疼痛较前减轻，以前方 6 剂继服。

四诊：脘腹胁下疼痛较前又有减轻，手足温和，以前方 6 剂继服。

五诊：脘腹胁下疼痛较前又有减轻，仍有口苦，以前方变黄连为 6g，6 剂。

六诊：诸症基本消除，以前方治疗 100 余剂，诸症悉除。经 CT 检查胰腺假性囊肿消失，又以前方治疗 20 剂，以巩固疗效。随访 1 年，一切尚好。

用方提示：根据脘腹胁下疼痛、因劳累加重辨为气虚，再根据手足不温、舌质淡辨为寒，因舌质暗红夹瘀紫、脉沉涩辨为瘀，又因口苦口腻、苔黄腻辨为湿热，以此辨为瘀血阻滞，寒热夹虚证。方以桂枝茯苓丸化瘀消癥；以半夏泻心汤清热温中，益气散结，加五灵脂活血化瘀止痛。方药相互为用，以奏其效。

4. 结节性甲状腺肿

郑某，女，45 岁。3 年前经检查诊断为结节性甲状腺肿，1 年前复查病情加重，虽服用中西药但未能有效控制病情发展，近由病友介绍前来诊治。刻诊：喉节拘紧不适，呼吸不畅，吞咽不利，声音嘶哑，情绪急躁，不欲言语，手指颤抖，心胸烦热，舌质暗红夹瘀紫，口腻，苔黄腻，脉沉弱涩。辨为瘀血阻滞，痰热夹风证，治当活血行气，清热化痰，息风止抽，给予桂枝茯苓丸、四逆散、藜芦甘草汤与小陷胸汤合方，桂枝 15g，茯苓 15g，桃仁 15g，牡丹皮 15g，白芍 15g，生半夏 12g，黄连 3g，全栝楼 30g，藜芦 1.5g，柴胡 12g，枳实 12g，海藻 12g，炙甘草 12g。6 剂，以水 800～1000mL，浸泡 30 分钟，大火烧开，小火煎煮 40 分钟，每次服用 150mL；第 2 次煎煮 15 分钟；第 3 次煎煮若水少可酌情加水，煎煮 15 分钟，每日 1 剂，分 3 次服。

二诊：喉节拘紧不适略有减轻，仍呼吸不畅，以前方加浙贝母 10g，6 剂。

三诊：喉节拘紧不适较前又有减轻，呼吸较前略有通畅，以前方 6 剂继服。

四诊：喉节拘紧不适较前又有减轻，声音嘶哑好转，仍心胸烦热，以前方变黄连为 10g，6 剂。

五诊：喉节拘紧不适较前又有减轻，吞咽不利较前好转，以前方 6 剂继服。

六诊：诸症基本趋于缓解；以前方治疗 90 余剂，诸症悉除；经检查结节性甲状腺肿基本消失。随访 1 年，一切尚好。

用方提示：根据喉节拘紧不适、舌质暗红夹瘀紫辨为瘀热，再根据情绪急躁、不欲言语辨为肝郁，因手指颤抖辨为风，又因口腻、苔黄腻辨为湿热，以此辨为瘀血阻滞，痰热夹风证。方以桂枝茯苓丸化瘀消癥；以四逆散疏肝解郁；以藜芦甘草汤化痰息风；以小陷胸汤清热化痰散结，加海藻软坚散结消肿。方药相互为用，以奏其效。

甘遂半夏汤

甘遂半夏汤是《伤寒杂病论》中辨治"病者脉伏，其人欲自利，利反快，虽利，心下续坚满，此为留饮欲去故也"的重要用方之一，张仲景对此既明确指出病变部位在下焦即"其人欲自利，利反快"，又明确强调病变部位在中焦即"虽利，心下续坚满"，还突出病变证机是"此为留饮欲去故也"。但在临床中怎样理解甘遂半夏汤辨治病变的基本适应证，又怎样扩大运用甘遂半夏汤辨治许多疑难病？学好甘遂半夏汤辨治病证的基本思路是什么，用活甘遂半夏汤辨治病证的基本准则是什么，怎样才能更好地运用甘遂半夏汤辨治基本适应证，扩大辨治范围及辨治疑难病而取得预期治疗效果？结合多年临床应用甘遂半夏汤辨治体会，可从以下几个方面重点研究与深入探讨，对提高临床运用甘遂半夏汤能力及辨治技能有一定帮助和借鉴。

一、方证思考

甘遂半夏汤由甘遂大者、三枚（5g），半夏以水一升、煮取半升、去滓、十二枚（12g），芍药五枚（15g），甘草炙、如指大一枚（5g）所组成。对此研究及应用甘遂半夏汤只有从多方位、多角度、多层次研究其作用及病位、配伍及用量，才能学好用活甘遂半夏汤辨治诸多疑难杂病。

1. 方药作用及病位

学用甘遂半夏汤，首先要辨清方中甘遂、半夏、芍药、甘草的作用部位及特点，然后才能更好地运用甘遂半夏汤辨治诸多疑难杂病。

（1）甘遂可治：①悬饮或水结病变者，如十枣汤治疗："头痛，心下痞硬满，引胁下痛，干呕，短气，汗出。""咳，烦，胸中痛者。"②结胸病变者，如大陷胸汤治疗膈内剧痛、心中懊憹、心下痛如石硬。③水饮蕴结病变者，如甘遂半夏汤治疗："其人欲自利，利反快，虽利，心下续坚满，此为

269

留饮欲去故也。"④水血相结证，如大黄甘遂汤治疗："腹满如敦状，小便微难而不渴。"

（2）半夏可治：①上焦病证，如"心下悸者，半夏麻黄丸主之"。又如"胸痹，不得卧，心痛彻背者，栝楼薤白半夏汤主之"。②中焦病证，如"诸呕吐，谷不得人者，小半夏汤主之"。③下焦病证，如"问曰：妇人年五十所，病下利数十日不止，暮即发热，少腹里急，腹满，手掌烦热，唇口干燥，何也？师曰：此病属带下，何以故？曾经半产，瘀血在少腹不去，何以知之？其证唇口干燥，故知之，当以温经汤主之"。④中焦、下焦病相兼，如"病者脉伏，其人欲自利，利反快，虽利，心下续坚满，此为留饮欲去故也，甘遂半夏汤主之"。

（3）芍药可治：①如肺病证，如小青龙汤治疗"伤寒表不解，心下有水气，干呕，发热而咳"。②心肾病证，如黄连阿胶汤治疗"少阴病，得之二三日以上，心中烦，不得卧"。③太阴脾病证，如桂枝加芍药汤治疗"因尔腹满时痛者，属太阴也，桂枝加芍药汤主之"。④辨治肝气郁滞病变者，如四逆散治疗"四逆，其人或咳，或悸，或小便不利，或腹中痛，或泄利下重者"。⑤奔豚病证，如奔豚汤中用芍药治气上冲。⑥妇科病证，如温经汤中用芍药治血虚，当归芍药散中用芍药治腹痛。⑦手足厥逆病证，如当归四逆汤中用芍药治手足厥逆等。

（4）甘草可治：①心病证，如炙甘草汤治疗心悸。②肺病证，如甘草干姜汤治疗肺痿。③脾胃病证，如甘草泻心汤治疗脾胃不和。④咽喉病证，如桔梗汤、甘草汤治疗咽痛等。

因甘遂、半夏、芍药、甘草各自作用的特殊性、组方合用的聚合性、临证针对水结夹虚的切机性，所以辨治水结夹虚病变部位具有广泛性和不确定性，以此才能用活甘遂半夏汤辨治诸多疑难杂病。

2. 解读方药及配伍

诠释用药要点：方中甘遂攻逐水饮；半夏燥湿化饮；芍药益阴缓急；蜜、甘草，益气和中。

剖析方药配伍：甘遂与半夏，属于相使配伍，醒脾燥湿攻饮；甘遂与甘草、蜂蜜，属于相反相畏配伍，相反者，补泻同用，相畏者，甘草、蜂

270

蜜制约甘遂攻逐伤气；半夏与芍药，属于相反相畏配伍，相反者，燥湿敛阴同用，相畏者，芍药制约半夏燥湿伤阴；甘遂与芍药，属于相反相畏配伍，相反者，补泻同用，相畏者，芍药制约甘遂攻逐水饮伤津，甘遂制约芍药敛阴恋湿。

权衡用量比例：甘遂与半夏用量比例为1：2，提示益气逐饮与燥湿间的用量关系，以治饮结；甘遂与芍药用量比例为1：3，提示攻饮与敛阴间的用量关系；甘遂与甘草用量比例为1：1，提示攻饮与缓急间的用量关系；半夏与芍药用量比例为4：5，提示燥湿与敛阴间的用量关系。

二、方证探索

1.权衡"病者脉伏，其人欲自利，利反快"

辨识"脉伏"的病变证机是痰饮胶结，阻遏经脉，经气郁滞。辨识"其人欲自利，利反快"的病变证机是痰饮内结，肆虐于下，痰饮下迫；病证表现是利下急迫，下后腹中舒服。

2.思辨"虽利，心下续坚满"

辨识"虽利，心下续坚满"的病变证机是痰饮胶结，浸淫于下，壅滞于中；病证表现是虽利后舒服，但痰饮胶结不去，移时痰饮复作又出现心下坚满。

3.辨识"此为留饮欲去故也"

张仲景论"此为留饮欲去故也"的目的是强调下利及心下坚满病变证机是留饮郁结，突出病变证机顽固胶结，对此只有审证求机，以法论治，才能取得预期治疗效果。

三、运用须知

张仲景设甘遂半夏汤用法，先煎煮方药约8分钟，去滓，再以蜜调和药汁，煎煮约5分钟，1次顿服。服用甘遂半夏汤，若达到预期治疗目的，则止后服；若病证仍在，当根据病情而决定服药方法。

张仲景设甘遂半夏汤用法，用蜜煎煮药液约10分钟，因蜜性甘缓，既能缓和甘遂峻猛之性，又能顾护脾胃，以防止峻药伤正。

四、方证辨病

（1）慢性结肠炎、慢性溃疡性结肠炎、肠结核、乳腺增生等在其演变过程中出现腹痛，腹泻，舌质淡，苔白腻为符合辨治要点。

（2）肿大增生性疾病或癌变如甲状腺肿大、乳腺增生、前列腺增生等在其演变过程中出现肿块，或肿痛，或小便不利，舌质淡，苔白腻为符合辨治要点。

（3）高血压、高脂血症、冠心病、心脑动脉硬化、房室传导阻滞等在其演变过程中出现头痛，头晕，头沉，舌质淡，苔白腻为符合辨治要点。

五、案例解读

1. 慢性肠胃炎、慢性胆囊炎

马某，女，64岁。有多年慢性肠胃炎、慢性胆囊炎病史，服用中西药但未能有效控制症状表现，近由病友介绍前来诊治。刻诊：脘腹满闷阻塞，胁肋胀痛，大便溏泄胶结不爽4~5次/日，因情绪异常或遇凉或食油腻加重，不思饮食，腹中水气逆行夹水声，时时腹痛，倦怠乏力，口苦，舌质淡，苔腻黄白夹杂，脉沉弱。辨为痰饮胶结，少阳郁热，气虚夹寒证，治当攻逐痰饮，清泻郁热，温阳益气，给予甘遂半夏汤与小柴胡汤合方加味，甘遂5g，生半夏12g，白芍15g，柴胡24g，黄芩10g，大枣12枚，红参10g，生姜10g，生附子5g，炙甘草6g。6剂，以水800~1000mL，浸泡30分钟，大火烧开，小火煎煮40分钟，每次服用150mL；第2次煎煮15分钟；第3次煎煮若水少可酌情加水，煎煮15分钟，每日1剂，分3次服。

二诊：脘腹满闷阻塞、胁肋胀痛减轻，大便溏泄胶结不爽好转，以前方6剂继服。

三诊：脘腹满闷阻塞、胁肋胀痛较前减轻，大便溏泄胶结不爽较前好转，仍不思饮食，以前方加砂仁6g，6剂。

四诊：脘腹满闷阻塞、胁肋胀痛较前又有减轻，大便溏泄胶结不爽较前又有好转，饮食好转，以前方6剂继服。

五诊：脘腹满闷阻塞、胁肋胀痛基本消除，大便溏泄胶结不爽较前又有好转，以前方6剂继服。

六诊：大便溏泄胶结不爽基本消除，以前方6剂继服。

七诊：诸症基本趋于缓解，又以前方60余剂，诸症悉除；之后，为了巩固疗效，又以前方治疗20余剂。随访1年，一切尚好。

用方提示：根据大便胶结、腹中夹水声辨为痰饮，再根据脘腹满闷阻塞、胁肋胀痛、因情绪异常加重辨为气郁，因倦怠乏力、脉沉弱辨为气虚，又因遇凉加重辨为寒，以此辨为痰饮胶结，少阳郁热，气虚夹寒。方以甘遂半夏汤攻逐痰饮；以小柴胡汤清热调气，温中益气，加生附子温阳散寒。方药相互为用，以奏其效。

2. 缩窄性心包炎、慢性胃炎

詹某，男，57岁。有多年缩窄性心包炎、慢性胃炎病史，服用中西药但未能有效控制症状表现。近由病友介绍前来诊治。刻诊：心悸，呼吸困难，因劳加重，胸闷，倦怠乏力，动则气喘，肢体困重，头昏头沉，脘腹胀满，舌质淡，苔白厚腻，脉沉。辨为痰饮胶结，心肺气虚证，其治当攻逐痰饮，温补心肺，给予甘遂半夏汤、桂枝人参汤、茯苓四逆汤与麻黄汤合方，甘遂5g，生半夏12g，白芍15g，茯苓12g，红参10g，白术10g，生附子5g，桂枝12g，干姜5g，麻黄10g，杏仁15g，炙甘草10g。6剂，以水800~1000mL，浸泡30分钟，大火烧开，小火煎煮40分钟，每次服用150mL；第2次煎煮15分钟；第3次煎煮若水少可酌情加水，煎煮15分钟，每日1剂，分3次服。

二诊：呼吸不利好转，脘腹胀满减轻，以前方6剂继服。

三诊：心悸好转，肢体困重减轻，仍胸闷，以前方加薤白24g，6剂。

四诊：头昏头沉减轻，心悸、呼吸困难较前又有好转，以前方6剂继服。

五诊：肢体困重基本消除，脘腹胀满未再出现，以前方6剂继服。

六诊：头昏头沉基本消除，仍倦怠乏力，以前方变红参为12g，6剂。

七诊：诸症基本趋于缓解，以前方治疗70余剂，诸症基本消除；之后，又以前方变汤剂为散剂，每次6g，每日分早、中、晚服，巩固治疗3个月，诸症悉除，经复查缩窄性心包炎痊愈，胃炎基本消除。随访1年，一切正常。

用方体会：根据胸闷、苔白厚腻辨为痰，再根据心悸、呼吸困难辨为心肺不利，因倦怠乏力、动则气喘辨为气虚，又因胸闷、肢体沉重辨为痰阻气机，以此辨为痰饮胶结，心肺不利。方中甘遂半夏汤攻涤痰饮；以桂枝人参健脾益气，温中化阳；以茯苓四逆汤温壮阳气；以麻黄汤宣利肺气。方药相互为用，以奏其效。

3.前列腺增生

孙某，男，45岁。有多年前列腺增生病史，近由病友介绍前来诊治。刻诊：小腹酸沉坠胀困痛，小便不利，不欲言语，情绪低落，肢体沉重，怕冷，舌质暗淡夹瘀紫，苔白厚腻，脉沉涩。辨为痰饮阻滞，气滞瘀阻证，治当攻逐痰浊，行气解郁，活血化瘀，给予甘遂半夏汤、四逆散与桂枝茯苓丸合方加味，甘遂5g，生半夏12g，白芍15g，柴胡12g，枳实12g，桂枝12g，茯苓12g，桃仁12g，牡丹皮12g，海藻24g，天花粉12g，炙甘草12g。6剂，以水800～1000mL，浸泡30分钟，大火烧开，小火煎煮40分钟，每次服用150mL；第2次煎煮15分钟；第3次煎煮若水少可酌情加水，煎煮15分钟，每日1剂，分3次服。

二诊：小腹酸沉坠胀困痛略有减轻，情绪较前好转，以前方6剂继服。

三诊：小腹酸沉坠胀困痛较前减轻，仍小便不利，以前方变茯苓为24g，6剂。

四诊：小便较前通利，肢体沉重较前减轻，以前方6剂继服。

五诊：小腹酸沉坠胀困痛较前又有减轻，仍怕冷，以前方加生附子5g，6剂。

六诊：小腹酸沉坠胀困痛较前又有减轻，又以前方治疗130余剂，诸症悉除，经复查前列腺增生基本痊愈。随访1年，一切尚好。

用方提示：根据小腹酸沉坠胀困痛、苔白腻辨为痰湿，再根据急躁易怒、不欲言语辨为气郁，因舌质暗淡夹瘀紫、脉沉涩辨为瘀，以此辨为痰饮阻滞，气滞瘀阻证。方以甘遂半夏汤攻逐痰饮，以四逆散疏肝解郁，以桂枝茯苓丸活血化瘀消癥，加海藻、天花粉软坚散结。方药相互为用，以奏其效。

甘姜苓术汤

甘姜苓术汤是《伤寒杂病论》中辨治肾着证的重要代表方，张仲景既论可辨治身体沉重，又论可辨治腹重如带五千钱；既论可辨治腰中冷，又论可辨治腰中痛，还论可辨治身体潮湿及汗出。但在临床中怎样理解甘姜苓术汤辨治病变的基本适应证，又怎样扩大运用甘姜苓术汤辨治许多疑难病？学好甘姜苓术汤辨治病证的基本思路是什么，用活甘姜苓术汤辨治病证的基本准则是什么，怎样才能更好地运用甘姜苓术汤辨治基本适应证，扩大辨治范围及辨治疑难病而取得预期治疗效果？结合多年临床应用甘姜苓术汤辨治体会，可从以下几个方面重点研究与深入探讨，对提高临床运用甘姜苓术汤能力及辨治技能有一定帮助和借鉴。

一、方证思考

1. 方药作用及病位

甘姜苓术汤由甘草、白术各二两（各 6g），干姜、茯苓各四两（各 12g）所组成。对此研究及应用甘姜苓术汤只有从多方位、多角度、多层次研究其作用及病位、配伍及用量，才能学好用活甘姜苓术汤辨治诸多疑难杂病。

白术具有健脾燥湿及通利关节，开胃，消痰，逐水，补腰膝，截疟，降逆等作用。如《本经》："主风寒湿痹，死肌，痉，疽，止汗，除热消食。"《名医别录》："主大风在身面，风眩头痛，目泪出，消痰水，逐皮间风水结肿。"《日华子本草》："治一切风疾，五劳七伤，冷气腹胀，补腰膝，消痰，治水气，利小便，止反胃呕逆，及筋骨弱软，痃癖气块，妇人冷症瘕，温疾，山岚瘴气，除烦长肌。"《医学启源》："除湿益燥，和中益气，温中，去脾胃中湿，除胃热，强脾胃，进饮食，和胃，生津液，主肌热，四肢困倦，目不欲开，怠惰嗜卧，不思饮食，止渴，安胎。"综合历代医家治病经验而得知白术可辨治头目、关节、肝、肾、肺、脾等病证，病变证机涉及虚、湿、水、瘀，故用白术不能仅仅局限于在脾之健脾燥湿。

干姜具有温肺止咳，温胃止呕，温脾止泻，温肾治着等作用，《本经》："主胸满咳逆上气，温中，止血，出汗，逐风湿痹，肠澼下痢。生者尤良。"《名医别录》："治寒冷腹痛，中恶、霍乱、胀满，风邪诸毒，皮肤间结气，止唾血。"《药性论》："治腰肾中疼冷，冷气，破血，去风，通四肢关节，开五脏六腑，去风毒冷痹，夜多便。"《长沙药解》："燥湿温中，行郁降浊，下冲逆，平咳嗽，提脱陷，止滑泄。"综合历代医家治病经验而得知干姜可辨治五脏六腑病证，亦即干姜可治全身上下内外之寒湿。

茯苓具有渗湿利水，健脾益气，宁心安神，通调水道，开心益智，安舍魂魄，开胸调气等作用，《神农本草经》曰："主风寒湿痹，乳难，消水，养五脏，益气力，肥健。久服耳目聪明，不饥，延年，轻身，面生光，能行水上。"《日华子本草》："补五劳七伤，安胎，暖腰膝，开心益智，止健忘。"《药性论》："开胃，止呕逆，善安心神。主肺痿痰壅。治小儿惊痫，心腹胀满，妇人热淋。"《本草正》："茯苓，能利窍去湿，利窍则开心益智，导浊生津；去湿则逐水燥脾，补中健胃；祛惊痫，厚肠藏，治痰之本，助药之降。以其味有微甘，故曰补阳。"《本草求真》："茯苓入四君，则佐参术以渗脾家之湿，入六味，则使泽泻以行肾邪之余，最为利水除湿要药。"综合历代医家治病经验而得知茯苓既可泻又可补，辨治病变部位涉及五脏六腑之虚实。

甘草具有生则泻火，解毒消肿，炙则温中，益气助阳，益心和脉，益肺止咳，益脾和胃，通经脉，利血气，解百药毒等作用，《神农本草经》："主五脏六腑寒热邪气，坚筋骨，长肌肉，倍力，金创九重，解毒。久服轻身延年。"《本草汇言》："和中益气，补虚解毒之药也。健脾胃，固中气之虚羸，协阴阳，和不调之营卫。故治劳损内伤，脾气虚弱，元阳不足，肺气衰虚，其甘温平补。"《药品化义》："生用凉而泻火，主散表邪，消痈肿，利咽痛，解百药毒，除胃积热，去尿管痛，此甘凉除热之力也。炙用温而补中，主脾虚滑泻，胃虚口渴，寒热咳嗽，气短困倦，劳役虚损，此甘温助脾之功也。"综合历代医家治病经验而得知甘草既可生用又可炙用，辨治病变部位涉及五脏六腑之寒热。

因甘草、干姜、茯苓、白术各自作用的特殊性、组方合用的聚合性、临证针对寒湿的切机性，所以辨治寒湿的病变部位具有广泛性和不确定性，以此深入学习才能用活甘姜苓术汤辨治诸多疑难杂病。

2. 解读方药及配伍

诠释用药要点：方中甘草益气和中；干姜温中散寒；茯苓健脾渗湿；白术健脾燥湿。又，方中用白术、茯苓、甘草健脾益气，白术偏于燥湿，茯苓偏于利湿，甘草偏于生津；干姜辛散温通，助阳散寒。方药相互为用，以温补散寒除湿为主。

剖析方药配伍：甘草与干姜，属于相使配伍，益气温阳化阳；甘草与茯苓，属于相使配伍，益气健脾利湿；白术与干姜，属于相使配伍，温阳散寒，健脾燥湿；甘草与白术，属于相须配伍，健脾益气燥湿。

权衡用量比例：甘草与白术用量比例是 1：1，提示药效益气缓急与健脾之间的用量调配关系，以治气虚；甘草与茯苓用量比例是 1：2，提示药效益气缓急与利湿之间的用量调配关系，以治湿困；白术与干姜用量比例是 1：2，提示药效健脾益气与温阳散寒之间的用量调配关系，以治寒湿；甘草与干姜用量比例是 1：2，提示药效益气缓急与散寒之间的用量调配关系，以治阳虚；白术与茯苓用量比例是 1：2，提示药效燥湿与利湿之间的用量调配关系，以治湿著。又，方中用药 4 味，益气药 3 味白术、茯苓、甘草，用量总和是 24g；辛散温通药 1 味如干姜，用量是 12g；其用量比例是 2：1。从用量分析方药主治，病是寒热证且不能仅仅局限于肾着证。

二、方证探索

1. 权衡"肾着之病""身体重，腰中冷""腰以下冷痛"

①张仲景论"肾着之病"的目的是突出辨肾着寒湿证基本脉证的重要性。②辨识"身体重，腰中冷""腰以下冷痛"的病变证机是寒湿浸淫，阳气不温，湿性重浊，寒凝经脉。③辨析"如坐水中，形如水状"的病证表现是形体如在水中浸泡一样，病变证机是寒湿浸淫充斥肌肤，湿浊困重。

2. 权衡"反不渴，小便自利，饮食如故，病属下焦"

①辨识"反不渴"的病变证机是寒湿充盛，阴津尚能布行。②辨识

"小便自利",即寒湿浸淫于肾,肾仍能温煦,尚未影响气化水津。③辨识"饮食如故",即病变证机尚未影响于脾胃,脾能运,胃能纳。④张仲景论"病属下焦"的目的是强调病变部位以下焦为主。

3. 权衡"衣里冷湿""身劳汗出"

①辨识"衣里冷湿"的病证表现是身体寒冷、潮湿,加衣加被不能缓解,病变证机是阳虚不温,寒湿浸淫,病变以潮湿为主。②运用甘姜苓术汤辨治寒湿证,因寒主凝,湿主滞,病以无汗为主;张仲景特设汗出在疲劳或劳累之后,重点阐述病变证机不仅有寒湿,更有阳虚,动则伤气,阳虚不能固护,组方用药必须选用益气药。

4. 权衡"腹重如带五千钱"

①寒湿在肾而浸淫于腹,病证表现以腹部沉重为主。②寒湿在肾,腰为肾之府,病以腰部沉重为主。张仲景阐述"腹重如带五千钱"的重点是指导临床实践应因人不同则有不同的病证表现,突出治病用方的灵活性与切机性。

三、运用须知

张仲景设甘姜苓术汤用法,煎煮方药10分钟,分3次温服。即"上四味,以水五升,煮取三升,分温三服,腰中即温"。

四、方证辨病

(1) 肌肉风湿、风湿性关节炎、骨质增生等病在其演变过程中出现骨节重痛,舌质淡,苔白腻为符合辨治要点。

(2) 慢性盆腔炎、慢性阴道炎、慢性附件炎、慢性子宫内膜炎等病在其演变过程中出现小腹少腹坠胀,带下色白,舌质淡,苔白腻为符合辨治要点。

(3) 慢性胃炎、慢性肠炎、慢性肝炎、慢性胆囊炎等病在其演变过程中出现脘腹胀满,不思饮食,舌质淡,苔白腻为符合辨治要点。

(4) 慢性肾小球肾炎、慢性肾盂肾炎、肾病综合征等病在其演变过程中出现腰痛,腰困,水肿,小便不利,舌质淡,苔白腻为符合辨治要点。

五、案例解读

1. 慢性盆腔炎、输卵管粘连不畅

曹某，女，33 岁。有多年慢性盆腔炎病史，2 年前又诊断为输卵管粘连不畅，近由病友介绍前来诊治。刻诊：带下量多色白，腰部沉重，小腹下坠，手足不温，大便溏泄，阴部潮湿，口苦，舌质红，苔黄腻，脉沉弱。辨为气虚寒湿夹热证，治当益气温阳，散寒除湿，兼以清利，给予甘姜苓术汤、附子汤与栀子柏皮汤合方，白术 12g，干姜 12g，茯苓 12g，附子 10g，红参 6g，白芍 10g，栀子 15g，黄柏 6g，炙甘草 6g。6 剂，以水 800～1000mL，浸泡 30 分钟，大火烧开，小火煎煮 40 分钟，每次服用 150mL；第 2 次煎煮 15 分钟；第 3 次煎煮若水少可酌情加水，煎煮 15 分钟，每日 1 剂，分 3 次服。

二诊：阴部潮湿减轻，仍口苦，以前方变黄柏为 10g，12 剂。

三诊：口苦基本消除，带下减少，大便正常，以前方 12 剂继服。

四诊：腰部沉重基本消除，以前方 12 剂继服。

五诊：诸症基本消除，又以前方治疗 50 余剂，诸症悉除。随访 1 年，一切尚好。

用方提示：根据带下色白、阴部潮湿辨为寒湿，再根据腰部沉重、小腹下坠辨为气虚不固，因手足不温、舌质淡辨为阳虚，又因口苦、苔黄腻辨为湿热，以此辨为气虚寒湿夹热证。方以甘姜苓术汤益气温阳，散寒除湿；以附子汤温阳散寒除湿，以栀子柏皮汤清热燥湿。方药相互为用，以奏其效。

2. 慢性浅表性胃炎、慢性结肠炎

马某，男，60 岁。有多年慢性浅表性胃炎、慢性结肠炎病史，近由病友介绍前来诊治。刻诊：胃痛，胃胀，不思饮食，手足不温，肢体困重，头沉头昏，大便溏泄 5 次/日，肠鸣如雷，腹部怕凉，口腻涎多，舌质暗淡略紫，苔白厚腻，脉沉滑，辨为脾胃寒痰夹瘀证，治当温补脾胃，燥湿化痰，活血化瘀，给予甘姜苓术汤、小半夏汤、附子粳米汤与失笑散合方加味，白术 12g，干姜 12g，茯苓 12g，附子 5g，生半夏 24g，生姜 24g，大枣

10 枚，粳米 12g，红参 10g，五灵脂 10g，蒲黄 10g，炙甘草 6g。6 剂，以水 800 ~ 1000mL，浸泡 30 分钟，大火烧开，小火煎煮 40 分钟，每次服用 150mL；第 2 次煎煮 15 分钟；第 3 次煎煮若水少可酌情加水，煎煮 15 分钟，每日 1 剂，分 3 次服。

二诊：胃痛减轻，大便溏泄好转，仍胃胀，以前方加木香 12g，6 剂。

三诊：胃痛、胃胀较前减轻，仍手足不温，以前方变附子为生附子 6g，6 剂。

四诊：胃痛、胃胀较前又有减轻，手足较前温和，以前方 6 剂继服。

五诊：诸症基本消除，又以前方治疗 40 余剂，诸症悉除。随访 1 年，一切尚好。

用方体会：根据口腻涎多、苔白厚腻辨为痰湿，再根据手足不温、腹部怕凉辨为寒，因不思饮食、脉沉弱辨为虚，又因舌质暗淡略紫辨为夹瘀，更因肠鸣如雷辨为水气内盛，以此辨为脾胃寒痰夹瘀证。方以甘姜苓术汤温补脾胃，散寒除湿；以小半夏汤醒脾燥湿化痰；以附子粳米汤温阳散寒，降逆燥湿；以失笑散活血化瘀止痛，加红参益气和中。方药相互为用，以奏其效。

3. 风湿性关节炎、肌肉风湿

郑某，男，43 岁。有多年风湿性关节炎病史，近由病友介绍前来诊治。刻诊：全身肌肉关节沉重疼痛，关节屈伸不利，手足不温，怕冷，倦怠乏力，大便溏泄，舌质淡，苔白腻，脉沉弱。辨为寒湿阻滞，阳虚不温证，治当温阳散寒，益气燥湿，给予甘姜苓术汤、小半夏汤与乌头汤合方加味，白术 24g，干姜 12g，茯苓 12g，制川乌 10g，黄芪 10g，麻黄 10g，白芍 10g，生半夏 24g，生姜 24g，红参 10g，炙甘草 10g。6 剂，以水 800 ~ 1000mL，浸泡 30 分钟，大火烧开，小火煎煮 40 分钟，每次服用 150mL；第 2 次煎煮 15 分钟；第 3 次煎煮若水少可酌情加水，煎煮 15 分钟，每日 1 剂，分 3 次服。

二诊：全身肌肉及关节沉重疼痛减轻，仍大便溏泄，以前方变茯苓为 24g，6 剂。

三诊：全身肌肉及关节沉重疼痛较前又有减轻，大便基本正常，以前方 6 剂继服。

四诊：全身肌肉及关节沉重疼痛较前又有减轻，关节屈伸较前好转，以前方 6 剂继服。

五诊：诸症基本消除，以前方治疗 60 余剂，诸症悉除；为了巩固疗效，以前方变汤剂为散剂，每次 6g，每日分早、中、晚服。随访 1 年，一切尚好。

用方体会：根据肌肉关节沉重疼痛辨为湿，再根据手足不温、怕冷辨为寒，因倦怠乏力辨为气虚，以此辨为寒湿阻滞，阳虚不温证。方以甘姜苓术汤温阳散寒燥湿；以乌头汤温阳散寒，补益气血；小半夏汤醒脾燥湿止痛，加红参补益中气。方药相互为用，以取其效。

4. 房性室性心动过缓、右束支不完全性传导阻滞

刘某，女，58 岁。有多年房性室性心动过缓病史，2 年前又诊断为右束支不完全性传导阻滞，脉搏 48 次/分，近由病友介绍前来诊治。刻诊：胸闷，胸痛，动则气喘，头胀困沉，怕冷，手足不温，舌质淡，苔白厚腻，脉沉弱。辨为气虚寒痰证，治当温阳益气，散寒化痰，给予甘姜苓术汤、桂枝人参汤、小半夏汤与赤丸合方加味，白术 12g，干姜 12g，茯苓 12g，桂枝 12g，红参 10g，制川乌 10g，生半夏 24g，细辛 6g，生姜 24g，枳实 6g，厚朴 24g，炙甘草 12g。6 剂，以水 800~1000mL，浸泡 30 分钟，大火烧开，小火煎煮 40 分钟，每次服用 150mL；第 2 次煎煮 15 分钟；第 3 次煎煮若水少可酌情加水，煎煮 15 分钟，每日 1 剂，分 3 次服。

二诊：胸闷，胸痛减轻，以前方 6 剂继服。

三诊：脉搏 51 次/分，仍倦怠乏力，以前方变红参为 12g，6 剂。

四诊：胸痛、胸闷较前又有减轻，仍怕冷，以前方加生附子 3g，6 剂。

五诊：胸痛、胸闷较前又有减轻，怕冷缓解，以前方 6 剂继服。

六诊：诸症基本趋于缓解，又以前方治疗 60 余剂，诸症悉除，脉搏 64 次/分；之后，为了巩固疗效，以前方治疗 30 余剂，脉搏 64 次/分。随访 1 年，一切尚好。

用方体会：根据胸闷、头胀困沉辨为湿，再根据动则气喘、脉沉弱辨为气虚，因怕冷，手足不温辨为寒，又因苔白厚腻辨为痰，以此辨为气虚

281

寒痰证。方以甘姜苓术汤温阳散寒除湿；以桂枝人参汤温阳散寒，健脾益气；以小半夏汤燥湿化痰；以赤丸温阳逐寒化痰，加枳实、厚朴行气宽胸。方药相互为用，以奏其效。

风引汤

风引汤是《伤寒杂病论》中辨治肝热生风证的重要治病用方之一，张仲景对此既论可辨治热，又论可辨治瘫，更论可辨治痫。但在临床中怎样理解风引汤辨治病变的基本适应证，又怎样扩大运用风引汤辨治许多疑难病？学好风引汤辨治病证的基本思路是什么，用活风引汤辨治病证的基本准则是什么，怎样才能更好地运用风引汤辨治基本适应证，扩大辨治范围及辨治疑难病而取得预期治疗效果？结合多年临床应用风引汤辨治体会，可从以下几个方面重点研究与深入探讨，对提高临床运用风引汤能力及辨治技能有一定帮助和借鉴。

一、方药思考

风引汤由大黄四两（12g），干姜四两（12g），龙骨四两（12g），桂枝三两（9g），甘草二两（6g），牡蛎二两（6g），寒水石六两（18g），滑石六两（18g），赤石脂六两（18g），白石脂六两（18g），紫石英六两（18g），石膏六两（18g）所组成。对此研究及应用风引汤只有从多方位、多角度、多层次研究其作用及病位、配伍及用量，才能学好用活风引汤辨治诸多疑难杂病。

诠释用药要点：方中大黄泻热息风；石膏、寒水石清热益阴息风；龙骨、牡蛎潜阳息风；滑石渗利湿浊；赤石脂、白石脂固涩收敛息风；紫石英重镇息风，潜阳安神；干姜、桂枝辛散温通透解；甘草益气缓急。

剖析方药配伍：大黄与桂枝，属于相反相畏配伍，相反者，大黄泻热，桂枝温阳通经，相畏者，桂枝制约大黄泻热凝滞，大黄制约桂枝通阳化热；石膏与寒水石，属于相须配伍，清热生津息风；大黄与石膏、寒水石，属于相使配伍，清泻盛热，益阴息风；龙骨与牡蛎，属于相须配伍，敛阴潜阳，息风安神；大黄与龙骨、牡蛎，属于相使配伍，大黄助龙骨、牡蛎潜阳息风，龙骨、牡蛎助大黄泻热息风；干姜与桂枝，属于相须配伍，温阳通经；白石脂与赤石脂，属于相须配伍，固涩阴津；滑石与甘草，属于相反配伍，滑石利湿，甘草生津，滑石兼防甘草生津助湿，甘草兼防滑石利湿伤津；紫石英与龙骨、牡蛎，属于相使配伍，清热息风，重镇安神；干姜、桂枝与石膏、寒水石，属于相反配伍，寒得温清热不凝滞，温得寒温通不助热；滑石与赤石脂、白石脂，属于相反相畏配伍，滑石利湿，并制约赤石脂、白石脂收敛浊腻，赤石脂、白石脂收涩，并制约滑石利湿伤阴。

权衡用量比例：大黄与桂枝用量比例为 4∶3，提示泻热与通经间的用量关系；石膏与寒水石用量比例为 1∶1，以治热盛；大黄与石膏、寒水石用量比例为 2∶3∶3，提示泻下与清热间的用量关系；龙骨与牡蛎用量比例为 2∶1，提示安神与潜阳间的用量关系；大黄与龙骨、牡蛎用量比例为 2∶2∶1，提示泻下与潜阳安神间的用量关系；干姜与桂枝用量比例为 4∶3，提示温阳与通经间的用量关系；白石脂与赤石脂用量比例为 1∶1，固涩阴津；滑石与甘草用量比例为 3∶1，提示利湿与益气间的用量关系；紫石英与龙骨、牡蛎用量比例为 3∶2∶1，提示重镇安神与潜阳安神间的用量关系；干姜、桂枝与石膏、寒水石用量比例为 4∶3∶6∶6，提示温通与清热间的用量关系；滑石与赤石脂、白石脂用量比例为 1∶1∶1，提示利湿与收敛间的用量关系。

二、方证探索

1. 风引汤主治"热"的辨证重点有三：①外感热病，病证表现以热为主，或热夹内风；②内伤杂病，病证表现以热为主，或热化夹风；③辨"热"基本脉证包括或高热，或烦躁，或口渴，或便结溲赤，或舌红苔黄等，但病证表现不一定都具备。

2. 风引汤主治"瘫"的辨证重点有三：①重症肌无力，或肌营养不良症，或多发性神经炎，病证表现是下肢无力，病变证机以热为主；②中风后遗症，病证表现是半身不遂，病变证机以热为主；③流行性脑膜炎，乙型脑炎，或脑炎后遗症，或脊髓灰质炎等，病证表现以身体某一部位功能受限或失常，病变证机以热为主。

3.风引汤主治"痫"的辨证重点有二:①发作性神志障碍,病证表现以短暂神志失常为主,病变证机以热为主;②癫痫,病证表现以抽搐、口吐白沫为主,病变证机是以热为主。

三、运用须知

张仲景设风引汤,虽以汤剂命方名,但具体运用则是以水煮散剂。即先将方药研为细散状,以水煎煮方药 3 ~ 5 分钟,然后根据病情变化而决定服用方法。

四、方证辨病

(1)感染性疾病、传染性疾病、高热性疾病等,临床表现以烦躁,舌质红,苔黄为用方辨治要点。

(2)多发性神经炎、末梢神经炎、神经性病变以及中风后遗症等,临床表现以肢体僵硬,肢体活动不便,舌质红,苔黄为用方辨治要点。

(3)高血压、高脂血症等,临床表现以烦躁,舌质红,苔黄为用方辨治要点。

(4)癫痫、运动神经元病、帕金森病等,临床表现以肢体抽搐麻木,活动不便,舌质红,苔黄为用方辨治要点。

五、案例解读

运用风引汤辨治诸多疑难杂病,除了用药恰到好处外,还必须重视用量调配,临证欲取得预期疗效,一两按3g计算符合临床实际。

1.高血压、高脂血症

马某,男,49 岁。有多年高血压、高脂血症病史,近由病友介绍前来诊治。刻诊:头痛(血压 180/115mmHg),头晕目眩,急躁易怒,大便干结,小便短赤,倦怠乏力,下肢肌肉抽搐,口渴,口苦,舌质红,苔黄腻,脉细数。辨为肝热阳郁夹风痰证,治当清泻肝热,通阳息风,给予风引汤与藜芦甘草汤加味,大黄 12g,干姜 12g,龙骨 12g,桂枝 9g,牡蛎 6g,寒水石 18g,滑石 18g,赤石脂 36g,紫石英 18g,石膏 18g,藜芦 1.5g,红参

10g，生甘草6g。6剂，以水800～1000mL，浸泡30分钟，大火烧开，小火煎煮40分钟，每次服用150mL；第2次煎煮15分钟；第3次煎煮若水少可酌情加水，煎煮15分钟，每日1剂，分3次服。

二诊：头痛、头晕目眩减轻，以前方6剂继服。

三诊：头痛（血压158/105mmHg）、头晕目眩减轻，急躁易怒好转，以前方6剂继服。

四诊：头痛（血压142/101mmHg）、头晕目眩减轻，大便正常，以前方6剂继服。

五诊：头痛（血压134/96mmHg）、头晕目眩减轻，下肢抽搐基本消除，以前方6剂继服。

六诊：头痛（血压123/90mmHg）、头晕目眩基本消除，以前方6剂继服。

七诊：诸症基本消除，又以前方治疗50余剂，血压正常，经检查血脂各项指标恢复正常；为了巩固疗效，又以前方变汤剂为散剂，每次6g，每日分早、中、晚服。随访1年，一切尚好。

用方提示：根据急躁易怒、口渴、舌质红、苔薄黄辨为肝热，再根据大便干结、小便短赤辨为阳郁，因倦怠乏力辨为气虚，又因下肢肌肉抽搐、苔腻辨为风痰，以此辨为肝热阳郁夹风痰证。方以风引汤清泻肝热，通阳降泄；以藜芦甘草汤息风化痰，加红参补益正气。方药相互为用，以奏其效。

2. 帕金森病、高脂血症

许某，男，56岁。有多年高脂血症病史，4年前经检查又诊断为帕金森病，服用中西药但未能有效控制症状，近由病友介绍前来诊治。刻诊：手指震颤，活动或劳累后加重，下肢软弱，步态不稳，渴欲饮水，身热汗多，手足烦热，口苦，烦躁易怒，大便干结，倦怠乏力，舌质淡红，苔薄白，脉沉弱。辨为肝热生风夹阳虚证，治当清肝泻热，息风止痉，温阳益气，给予风引汤、藜芦甘草汤与四逆加人参汤合方，大黄12g，干姜12g，龙骨12g，桂枝10g，牡蛎6g，寒水石18g，滑石18g，赤石脂36g，紫石英18g，石膏18g，生附子5g，红参3g，藜芦1.5g，甘草6g。6剂，以水800～1000mL，浸泡 30 分钟，大火烧开，小火煎煮 40 分钟，每次服用 150mL；第 2 次煎煮 15 分钟；第 3 次煎煮若水少可酌情加水，煎煮 15 分钟，每日 1 剂，分 3 次服。

二诊：渴欲饮水、身热汗多减轻，以前方 6 剂继服。

三诊：仍手指震颤、下肢无力，以前方变红参为 6g，藜芦为 2.5g，6 剂。

四诊：手指震颤、下肢无力略有好转，以前方变红参为 10g，6 剂。

五诊：手指震颤较前又有减轻，以前方 6 剂继服。

六诊：步态较前好转，口苦消除，以前方 6 剂继服。

七诊：手指震颤、下肢无力较前又有好转，渴欲饮水、身热汗出基本消除，以前方 6 剂继服。

八诊：诸症较前均有好转，又以前方治疗 120 余剂，诸症基本消除；之后，以前方因病证变化酌情加减用药又治疗 100 余剂，诸症悉除；为了巩固疗效，以前方变汤剂为散剂，每次 6g，每日分早、中、晚服。随访 1 年，一切尚好。

用方提示：根据手指震颤、步态不稳辨为肝风，再根据身热汗出、口苦、苔黄辨为肝热，因倦怠乏力、苔白、脉沉弱辨为阳虚，又因下肢软弱、劳累后加重辨为气虚，以此辨为肝热生风夹阳虚证。方以风引汤清肝泻热，潜阳息风；以藜芦甘草汤息风止抽；以四逆加人参汤温阳益气。方药相互为用，以奏其效。

3. 癫痫

孙某，女，19 岁。12 岁时癫痫病证发作，经检查诊断为癫痫，服用中西药但未能有效控制症状表现，近由病友介绍前来诊治。刻诊：癫痫每个月发作 3~5 次，每次发病两目上视，手足抽搐，肢体肌肉僵硬，两手握固，牙关紧闭，面红目赤，平时身热，心烦急躁，情绪低落，不欲言语，口渴欲饮水，舌质红，苔黄腻，脉沉紧，辨为肝热生风夹郁证，治当清肝泻热，育阴潜阳，息风止痉，疏肝解郁，给予风引汤、藜芦甘草汤与四逆散合方，大黄 12g，干姜 12g，龙骨 12g，桂枝 10g，牡蛎 6g，寒水石 18g，滑石 18g，赤石脂 36g，紫石英 18g，石膏 18g，柴胡 12g，白芍 12g，枳实 12g，藜芦

1.5g，炙甘草10g。6剂，以水800~1000mL，浸泡30分钟，大火烧开，小火煎煮40分钟，每次服用150mL；第2次煎煮15分钟；第3次煎煮若水少可酌情加水，煎煮15分钟，每日1剂，分3次服。

二诊：心烦急躁、身热略有减轻，以前方6剂继服。

三诊：癫痫发作，症状表现略有减轻，仍牙关紧闭，以前方变白芍、炙甘草为各30g，变藜芦为3g，6剂。

四诊：心烦急躁、身热较前又有减轻，以前方6剂继服。

五诊：情绪低落较前好转，口渴基本消除，以前方6剂继服。

六诊：诸症基本趋于缓解，以前方治疗60剂。

七诊：癫痫小发作，症状较前均有减轻，以前方治疗60剂。

八诊：癫痫未发作，又以前方治疗60剂。

九诊：癫痫小发作1次，症状较前又有明显减轻，以前方治疗60余剂；为了巩固疗效，以前方变汤剂为散剂，每次10g，每日分早、中、晚服。随访1年，癫痫未发作，一切尚好。

用方提示：根据抽搐、身热，急躁辨为肝热生风，再根据情绪低落、不欲言语辨为肝郁，因苔黄腻辨为痰，以此辨为肝热生风夹肝郁证。方以风引汤清泻肝热，育阴潜阳，息风止痉；以藜芦甘草汤息风化痰止抽；以四逆散疏肝理气，调理气机。方药相互为用，以奏其效。

4.肺癌术后高热不止

詹某，女，58岁。半年前经检查诊断为肺癌，术后高热不退，虽服用中西药但未能有效控制高热，近由病友介绍前来诊治。刻诊：高热（体温41℃左右）伴肌肉抽搐，手足麻木，大便干结，面红目赤，心烦急躁，倦怠乏力，精神萎靡不振，口渴欲饮水，舌质红，苔黄腻，脉沉弱，辨为肝热生风夹虚证，治当清肝泻热，育阴潜阳，补益中气，给予风引汤与藜芦甘草汤合方加味，大黄12g，干姜12g，龙骨12g，桂枝10g，牡蛎6g，寒水石18g，滑石18g，赤石脂36g，紫石英18g，石膏18g，红参10g，藜芦1.5g，炙甘草10g。6剂，以水800~1000mL，浸泡30分钟，大火烧开，小火煎煮40分钟，每次服用150mL；第2次煎煮15分钟；第3次煎煮若水少可酌情加水，煎煮15分钟，每日1剂，分3次服。

二诊：高热（体温 40.4℃）略有减轻，仍大便干结，以前方变大黄为 15g，6 剂。

三诊：高热（体温 39.2℃）较前又有减轻，面红目赤明显好转，以前方 6 剂继服。

四诊：高热（体温 37.7℃）较前又有减轻，以前方 6 剂继服。

五诊：高热消退，仍精神萎靡不振，以前方变红参为 12g，6 剂。

六诊：高热未再发作，又以前方 6 剂继服；之后，又根据肺癌术后症状表现因病变以泽漆汤为基础方加减治疗。随访半年，高热未再发作，病情稳定，一切尚好。

用方提示：根据高热，面红目赤辨为肝热生风，再根据肌肉抽搐、手足麻木辨为风，因苔黄腻辨为痰，又因倦怠乏力、脉沉弱辨为气虚，以此辨为肝热生风夹虚证。方以风引汤清泻肝热，育阴潜阳，息风止痉；以藜芦甘草汤息风化痰止抽，加红参补益中气。方药相互为用，以奏其效。

附：经方 260 首的组成及用法

一画

一物瓜蒂散

【组成】　瓜蒂二十个（6g）

【用法】　上锉，以水一升，煮取五合，去滓。顿服。

二画

十枣汤

【组成】　芫花熬　甘遂　大戟各等分

【用法】　上三味，等分，分别捣为散，以水一升半，先煮大枣肥者十枚，取八合，去滓。内药末，强人服一钱匕（1.5～1.8g），羸人服半钱，温服之，平旦服。若下少病不除者，明日更服，加半钱，得快下利后，糜粥自养。

三画

三物白散

【组成】　桔梗三分（9g）　巴豆去皮尖，熬黑，研如脂，一分（3g）贝母三分（9g）

【用法】　上三味，为散，内巴豆，更于白中杵之，与白饮和服。强人半钱匕，羸者减之。病在膈上必吐，在膈下必利，不利，进热粥一杯，利过不止，进冷粥一杯。身热皮粟不解，欲引衣自覆，若以水渍之、洗之，益令热劫不得出，当汗而不汗，则烦。假令汗出已，腹中痛，与芍药三两，如上法。

三物备急丸

【组成】　大黄　干姜　巴豆各等分（各3g）

【用法】　上皆须精新，多少随意。先捣大黄、干姜，下筛为散。别研巴豆，如脂，内散中，合捣千杵。即尔用之为散亦好，下蜜为丸，密器贮之，莫令歇气。若中恶客忤，心腹胀满刺痛，口噤气急，停尸卒死者，以暖水、苦酒服大豆许三枚，老小量之，扶头起，令得下喉，须臾未醒，更与三枚，腹中鸣转，得吐利便愈。若口已噤，可先和成汁，倾口中令从齿间得入至良。

干姜附子汤

【组成】　干姜一两（3g）　附子生用，去皮，切八片，一枚（5g）

【用法】　上二味，以水三升，煮取一升，去滓。顿服。

干姜黄连黄芩人参汤

【组成】　干姜　黄连　黄芩　人参各三两（各9g）

【用法】　上四味，以水六升，煮取二升，去滓。分温再服。

干姜人参半夏丸

【组成】　干姜　人参各一两（各3g）　半夏二两（6g）

【用法】　上三味，末之，以生姜汁糊为丸，如梧桐子大，饮服十丸，日三服。

土瓜根散

【组成】　土瓜根　芍药　桂枝　䗪虫各三两（各9g）

【用法】　上四味，杵为散，酒服方寸匕，日三服。

土瓜根汁方

【组成】 土瓜根二十两（60g）（编者注：剂量乃编者所加，仲景方无剂量）

【用法】 上一味，以水四升，煮取二升，去滓。本方之用有二法：温服一升，分二服。又纳灌肛门内，急抱，欲大便时乃去之。（编者注：用法乃编者所加，仲景方无用法）

下瘀血汤

【组成】 大黄二两（6g） 桃仁二十枚（4g） 䗪虫熬，去足，二十枚（10g）

【用法】 上三味，末之，炼蜜和为四丸，以酒一升，煎一丸，取八合，顿服之，新血下如豚肝。

己椒苈黄丸

【组成】 防己 椒目 葶苈熬 大黄各一两（各3g）

【用法】 上四味，末之，蜜丸如梧子大，先食，饮服一丸，日三服。稍增，口中有津液。渴者，加芒硝半两。

大承气汤

【组成】 大黄酒洗，四两（12g） 厚朴炙，去皮，半斤（24g） 枳实炙，五枚（5g） 芒硝三合（9g）

【用法】 上四味，以水一斗，先煮二物，取五升，去滓，内大黄，更煮取二升，去滓。内芒硝，更上微火一两沸，分温再服。得下，余勿服。

大柴胡汤

【组成】 柴胡半斤（24g） 黄芩三两（9g） 芍药三两（9g） 半夏洗，半升（12g） 生姜切，五两（15g） 枳实炙，四枚（4g） 大枣擘，十二枚 ［大黄二两（6g）］

【用法】 上七（八）味，以水一斗二升，煮取六升，去滓。再煎，温服一升，日三服。一方，加大黄二两，若不加，恐不为大柴胡汤。（编者注：方药用法后 10 字，可能是叔和批注文）

大青龙汤

【组成】 麻黄去节，六两（18g） 桂枝去皮，二两（6g） 甘草炙，二两（6g） 杏仁去皮尖，四十枚（7g） 生姜切，三两（9g） 大枣擘，十枚 石膏碎，如鸡子大（48g）

【用法】 上七味，以水九升，先煮麻黄，减二升，去上沫，内诸药，煮取三升，去滓，温服一升。取微似汗，汗出多者，温粉粉之。一服汗者，停后服。若复服，汗多亡阳，遂虚，恶风，烦躁，不得眠也。

大陷胸汤

【组成】 大黄去皮，六两（18g） 芒硝一升（24g） 甘遂一钱匕（1.5g）

【用法】 上三味，以水六升，先煮大黄，取二升，去滓。内芒硝，煮一两沸，内甘遂末，温服一升。得快利，止后服。

大陷胸丸

【组成】 大黄半斤（24g） 葶苈子熬，半升（12g） 芒硝半升（12g） 杏仁去皮尖，熬黑，半升（12g）

【用法】 上四味，捣筛二味，内杏仁、芒硝，合研如脂，和散，取如弹丸一枚，别捣甘遂一钱匕，白蜜二合，水二升，煮取一升，温，顿服之。一宿乃下，如不下，更服，取下为效，禁如药法。

大黄黄连泻心汤

【组成】 大黄二两（6g） 黄连一两（3g）

【用法】 上二味，以麻沸汤二升，渍之，须臾，绞去滓。分温再服。

大黄甘草汤

【组成】 大黄四两（12g）　甘草一两（3g）

【用法】 上二味，以水三升，煮取一升，分温再服。

大黄甘遂汤

【组成】 大黄四两（12g）　甘遂二两（6g）　阿胶二两（6g）

【用法】 上三味，以水三升，煮取一升，顿服之。其血当下。

大黄牡丹汤

【组成】 大黄四两（12g）　牡丹一两（3g）　桃仁五十个（8.5g）
瓜子半升（12g）　芒硝三合（9g）

【用法】 上五味，以水六升，煮取一升，去滓。内芒硝，再煎沸。顿
服之。有脓当下，如无脓，当下血。

大黄附子汤

【组成】 大黄三两（9g）　附子炮，三枚（15g）　细辛二两（6g）

【用法】 上三味，以水五升，煮取二升。分温三服。若强人煮取二升
半，分温三服。服后如人行四五里，进一服。

大黄硝石汤

【组成】 大黄四两（12g）　黄柏四两（12g）　硝石四两（12g）
栀子十五枚（15g）

【用法】 上四味，以水六升，煮取二升，去滓，内硝，更煮取一升，
顿服。

大建中汤

【组成】 蜀椒去汗，二合（5g）　干姜四两（12g）　人参二两
（6g）

【用法】　上三味，以水四升，煮取二升，去滓。内胶饴一升，微火煎取一升半，分温再服。如一炊顷，可饮粥二升，后更服，当一日食糜，温服之。

大半夏汤

【组成】　半夏（洗完用）二升（48g）　人参三两（9g）　白蜜一升（60mL）

【用法】　上三味，以水一斗二升，和蜜，扬之二百四十遍，煮取二升半，温服一升，余分再服。

小半夏汤

【组成】　半夏一升（24g）　生姜半斤（24g）

【用法】　上二味，以水七升，煮取一升半。分温再服。

小半夏加茯苓汤

【组成】　半夏一升（24g）　生姜半斤（24g）　茯苓三两（9g）

【用法】　上三味，以水七升，煮取一升五合。分温再服。

小青龙汤

【组成】　麻黄去节，三两（9g）　芍药三两（9g）　细辛三两（9g）干姜三两（9g）　甘草炙，三两（9g）　桂枝去皮，三两（9g）　五味子半升（12g）　半夏洗，半升（12g）

【用法】　上八味，以水一斗，先煮麻黄，减二升，去上沫，内诸药，煮取三升，去滓。温服一升。若渴，去半夏，加瓜蒌根三两；若微利，去麻黄，加芫花，如一鸡子，熬令赤色；若噎者，去麻黄，加附子一枚，炮；若小便不利，少腹满者，去麻黄，加茯苓四两；若喘，去麻黄，加杏仁半升，去皮尖。且芫花不治利，麻黄主喘，今此语反之，疑非仲景意。（编者注：后20字恐是叔和按语混入正文，当删）

小青龙加石膏汤

【组成】　麻黄去节，三两（9g）　芍药三两（9g）　细辛三两（9g）　干姜三两（9g）　甘草炙，三两（9g）　桂枝去皮，三两（9g）　五味子半升（12g）　半夏洗，半升（12g）　石膏二两（6g）

【用法】　上九味，以水一斗，先煮麻黄，去上沫，内诸药，煮取三升。强人服一升，羸者减之，日三服，小儿服四合。

小柴胡汤

【组成】　柴胡半斤（24g）　黄芩三两（9g）　人参三两（9g）　半夏洗，半升（12g）　甘草炙，三两（9g）　生姜切，三两（9g）　大枣擘，十二枚

【用法】　上七味，以水一斗二升，煮取六升，去滓。再煎取三升，温服一升，日三服。若胸中烦而不呕者，去半夏、人参，加全瓜蒌一枚；若渴，去半夏，加人参合前成四两半，瓜蒌根四两；若腹中痛者，去黄芩，加芍药三两；若胁下痞硬，去大枣，加牡蛎四两；若心下悸，小便不利者，去黄芩，加茯苓四两；若不渴，外有微热者，去人参，加桂枝三两，温覆微汗愈；若咳者，去人参、大枣、生姜，加五味子半升，干姜二两。

小承气汤

【组成】　大黄酒洗，四两（12g）　厚朴炙，去皮，二两（6g）　枳实大者，炙，三枚（5g）

【用法】　上三味，以水四升，煮取一升二合，去滓。分温二服。初服当更衣，不尔者，尽饮之，若更衣者，勿服之。

小建中汤

【组成】　桂枝去皮，三两（9g）　甘草炙，二两（6g）　芍药六两（18g）　生姜切，三两（9g）　大枣擘，十二枚　胶饴一升（70mL）

【用法】　上六味，以水七升，煮取三升，去滓。内饴，更上微火消

解。温服一升，日三服。呕家不可与建中汤，以甜故也。

小陷胸汤

【组成】　黄连一两（3g）　半夏洗，半升（12g）　全瓜蒌大者一枚（30g）

【用法】　上三味，以水六升，先煮栝楼，取三升，去滓。内诸药，煮取二升，去滓。分温三服。

小儿疳虫蚀齿方

【组成】　雄黄　葶苈

【用法】　上二味，末之，取腊日猪脂熔，以槐枝绵裹头四五枚，点药烙之。

四画

五苓散

【组成】　猪苓去皮，十八铢（2.3g）　泽泻一两六铢（3.8g）　白术十八铢（2.3g）　茯苓十八铢（2.3g）　桂枝去皮，半两（1.5g）

【用法】　上五味，捣为散，以白饮和，服方寸匕，日三服。多饮暖水，汗出愈，如法将息。

天雄散

【组成】　天雄炮，三两（9g）　白术八两（24g）　桂枝六两（18g）龙骨三两（9g）

【用法】　上四味，杵为散，酒服半钱匕。日三服。不知，稍增之。

王不留行散

【组成】　王不留行八月八采，十分（30g）　蒴藋细叶七月七采，十分（30g）　桑东南根白皮三月三采，十分（30g）　甘草十八分（54g）

川椒除目及闭口，去汗，三分（9g）　黄芩二分（6g）　干姜二分（6g）　厚朴二分（6g）　芍药二分（6g）

【用法】　上九味，桑根皮以上三味烧灰存性，勿令灰过；各别杵筛，合治之，为散，服方寸匕。小疮即粉之，大疮但服之，产后亦可服。如风寒，桑根勿取之。前三物皆阴干百日。

木防己汤

【组成】　木防己三两（9g）　石膏十二枚，鸡子大（48g）　桂枝二两（6g）　人参四两（12g）

【用法】　上四味，以水六升，煮取二升。分温再服。

木防己去石膏加茯苓芒硝汤

【组成】　木防己二两（6g）　桂枝二两（6g）　人参四两（12g）芒硝三合（8g）　茯苓四两（12g）

【用法】　上五味，以水六升，煮取二升，去滓。内芒硝，再微煎。分温再服，微利则愈。

文蛤散

【组成】　文蛤五两（15g）

【用法】　上一味，为散，以沸汤和方寸匕服。汤用五合。

文蛤汤

【组成】　文蛤五两（15g）　麻黄三两（9g）　甘草三两（9g）　生姜三两（9g）　石膏五两（15g）　杏仁五十个（8.5g）　大枣十二枚

【用法】　上七味，以水六升，煮取二升。温服一升，汗出即愈。

风引汤

【组成】　大黄四两（12g）　干姜四两（12g）　龙骨四两（12g）桂枝三两（9g）　甘草二两（6g）　牡蛎二两（6g）　寒水石六两（18g）

滑石六两（18g）　赤石脂六两（18g）　白石脂六两（18g）　紫石英六两（18g）　石膏六两（18g）

【用法】　上十二味，杵，粗筛，以韦囊盛之，取三指撮，井花水三升，煮三沸。温服一升。

乌头汤

【组成】　麻黄三两（9g）　芍药三两（9g）　黄芪三两（9g）　甘草炙，三两（9g）　川乌㕮咀，以蜜二升，煎取一升，即出乌头，五枚（10g 或 15g）

【用法】　上五味，㕮咀四味，以水三升，煮取一升，去滓。内蜜煎中，更煎之。服七合。不知，尽服之。

乌头煎（大乌头煎）

【组成】　乌头熬，去皮，不咀，大者五枚（15g）

【用法】　上以水三升，煮取一升，去滓。内蜜二升，煎令水气尽，取二升。强人服七合；弱人服五合。不差，明日更服，不可日再服。

乌头桂枝汤

【组成】　乌头五枚（10g）　桂枝去皮，三两（9g）　芍药三两（9g）　甘草炙，二两（6g）　生姜切，三两（9g）　大枣十二枚［按：仲景方中乌头无用量，本书引用剂量源于《医心方》］

【用法】　上一味（乌头），以蜜二升，煎减半，去滓。以桂枝汤五合解之，得一升后，初服二合，不知，即服三合；又不知，复加至五合。其知者，如醉状，得吐者，为中病。

上五味（桂枝汤），锉，以水七升，微火煮取三升，去滓。

乌头赤石脂丸

【组成】　蜀椒一两（3g）　乌头一分（0.8g）　附子炮，半两（1.5g）　干姜一两（3g）　赤石脂一两（3g）

【用法】 上五味，末之，蜜丸如桐子大，先服食一丸，日三服。不知，稍加服。

乌梅丸

【组成】 乌梅三百枚（500g） 黄连十六两（48g） 细辛六两（18g） 干姜十两（30g） 当归四两（12g） 黄柏六两（18g） 桂枝去皮，六两（18g） 人参六两（18g） 附子炮，去皮，六两（18g） 蜀椒出汗，四两（12g）

【用法】 上十味，异捣筛，合治之，以苦酒渍乌梅一宿，去核，蒸之五斗米下，饭熟捣成泥，和药令相得，内白中，与蜜，杵二千下。丸如梧桐子大。先食饮，服十丸，日三服。稍加至二十丸，禁生冷、滑物、食臭等。

升麻鳖甲汤

【组成】 升麻二两（6g） 当归一两（3g） 蜀椒炒，去汗，一两（3g） 甘草二两（6g） 雄黄研，半两（1.5g） 鳖甲炙，手指大，一枚（10g）

【用法】 上六味，以水四升，煮取一升。顿服之。老小再服，取汗。

升麻鳖甲去雄黄蜀椒汤

【组成】 升麻二两（6g） 当归一两（3g） 甘草二两（6g） 鳖甲炙，手指大，一枚（10g）

【用法】 上四味，以水四升，煮取一升。顿服之。老小再服，取汗。

五画

四逆汤

【组成】 甘草炙，二两（6g） 干姜一两半（4.5g） 附子生用，去皮，破八片，一枚（5g）

【用法】 上三味，以水三升，煮取一升二合，去滓。分温再服，强人可大附子一枚，干姜三两。

四逆加人参汤

【组成】 甘草炙，二两（6g） 干姜一两半（4.5g） 附子生用，去皮，破八片，一枚（5g） 人参一两（3g）

【用法】 上四味，以水三升，煮取一升二合，去滓。分温再服。

四逆散

【组成】 柴胡 枳实破，水渍，炙干 芍药 甘草（炙）

【用法】 上四味，各十分，捣筛，白饮和，服方寸匕，日三服。咳者，加五味子、干姜各五分，并主下利；悸者，加桂枝五分；腹中痛者，加附子一枚，炮令坼；泄利下重者，先以水五升，煮薤白三升，煮取三升，去滓。以散三方寸匕，内汤中，煮取一升半，分温再服。

甘草汤

【组成】 甘草二两（6g）

【用法】 上一味，以水三升，煮取一升半，去滓。温服七合，日二服。

甘草干姜汤

【组成】 甘草炙，四两（12g） 干姜炮，二两（6g）

【用法】 上哎咀二味，以水三升，煮取一升五合，去滓。分温再服。

甘草附子汤

【组成】 甘草炙，二两（6g） 附子炮，去皮，破，二枚（10g） 白术二两（6g） 桂枝去皮，四两（12g）

【用法】 上四味，以水六升，煮取三升，去滓。温服一升，日三服。初服，得微汗则解，能食，汗止，复烦者，将服五合，恐一升多者，宜服六七合为始。

甘草泻心汤

【组成】 甘草炙，四两（12g） 黄芩三两（9g） 半夏洗，半升（12g） 大枣擘，十二枚 黄连一两（3g） 干姜三两（9g） 人参三两（9g）

【用法】 上七味，以水一斗，煮取六升，去滓。再煎煮三升，温服一升，日三服。

甘草麻黄汤

【组成】 甘草二两（6g） 麻黄四两（12g）

【用法】 上二味，以水五升，先煮麻黄，去上沫，内甘草，煮取三升。温服一升。重覆汗出，不汗，再服。慎风寒。

甘草粉蜜汤

【组成】 甘草二两（6g） 粉一两（3g） 蜜四两（12g）

【用法】 上三味，以水三升，先煮甘草，取二升，去滓。内粉、蜜，搅令和，煎如薄粥。温服一升，差即止。

甘麦大枣汤

【组成】 甘草三两（9g） 小麦一升（24g） 大枣十枚

【用法】 上三味，以水六升，煮取三升。温分三服，亦补脾气。

甘姜苓术汤

【组成】 甘草 白术各二两（各6g） 干姜 茯苓各四两（各12g）

【用法】 上四味，以水五升，煮取三升。分温三服。腰中即温。

甘遂半夏汤

【组成】 甘遂大者，三枚（5g） 半夏以水一升，煮取半升，去滓，

十二枚（12g） 芍药五枚（15g） 甘草炙，如指大，一枚（5g）

【用法】 上四味，以水二升，煮取半升，去滓。以蜜半升，和药汁煎服八合。顿服之。

生姜泻心汤

【组成】 生姜切，四两（12g） 甘草炙，三两（9g） 人参三两（9g） 干姜一两（3g） 黄芩三两（9g） 半夏洗，半升（12g） 黄连一两（3g） 大枣擘，十二枚

【用法】 上八味，以水一斗，煮六升，去滓。再煮取三升，温服一升，日三服。附子泻心汤，本云加附子、半夏泻心汤、甘草泻心汤，同体别名耳。生姜泻心汤，本云理中人参黄芩汤去桂枝加黄连。并泻肝法。

生姜半夏汤

【组成】 半夏半升（12g） 生姜汁一升（60mL）

【用法】 上二味，以水三升，煮半夏，取二升，内生姜汁，煮取一升半。小冷，分四服。日三夜一服，止，停后服。

白头翁汤

【组成】 白头翁二两（6g） 黄柏三两（9g） 黄连三两（9g）秦皮三两（9g）

【用法】 上四味，以水七升，煮取二升，去滓。温服一升，不愈，更服一升。

白头翁加甘草阿胶汤

【组成】 白头翁二两（6g） 甘草 阿胶各二两（各6g） 柏皮（黄柏）三两（9g） 黄连三两（9g） 秦皮三两（9g）

【用法】 上六味，以水七升，煮取二升半，内胶令消尽。去滓。分温三服。

白虎汤

【组成】 知母六两（18g） 石膏碎，一斤（48g） 甘草炙，二两（6g） 粳米六合（18g）

【用法】 上四味，以水一斗，煮米熟，汤成，去滓。温服一升，日三服。

白虎加人参汤

【组成】 知母六两（18g） 石膏碎，绵裹，一斤（48g） 甘草炙，二两（6g） 粳米六合（18g） 人参三两（9g）

【用法】 上五味，以水一斗，煮米熟，汤成，去滓。温服一升，日三服。

白虎加桂枝汤

【组成】 知母六两（18g） 石膏碎，一斤（48g） 甘草炙，二两（6g） 粳米六合（18g） 桂枝去皮，三两（9g）

【用法】 上锉，每五钱，水一盏半，煎至八分，去滓。温服，汗出愈。

白通汤

【组成】 葱白四茎 干姜一两（3g） 附子（生，去皮，破八片）一枚（5g）

【用法】 上三味，以水三升，煮取一升，去滓。分温再服。

白通加猪胆汁汤

【组成】 葱白四茎 干姜一两（3g） 附子生，去皮，破八片，一枚（5g） 人尿五合（30mL） 猪胆汁一合（6mL）

【用法】 上五味，以水三升，煮取一升，去滓。内胆汁、人尿，和令相得。分温再服，若无胆，亦可用。

白术散

【组成】 白术四分（12g） 川芎四分（12g） 蜀椒去汗，三分（9g） 牡蛎二分（6g）

【用法】 上四味，杵为散，酒服一钱匕，日三服，夜一服。但苦痛，加芍药；心下毒痛，倍加川芎；心烦吐痛，不能饮食，加细辛一两，半夏大者二十枚。服之后，更以醋浆水服之。若呕，以醋浆水服之；复不解者，小麦汁服之。已后渴者，大麦粥服之。病虽愈，服之勿置。

瓜蒂散

【组成】 瓜蒂熬黄，一分（3g） 赤小豆一分（3g）

【用法】 上二味，各别捣筛，为散已，合治之，取一钱匕，以香豉一合，用热汤七合，煮作稀粥，去滓。取汁和散，温，顿服之，不吐者，少少加，得快吐，乃止。诸亡血虚家，不可与瓜蒂散。

头风摩散

【组成】 大附子炮，一枚（8g） 盐等分

【用法】 上二味，为散，沐了，以方寸匕，已摩疾上，令药力行。

半夏泻心汤

【组成】 半夏洗，半升（12g） 黄芩三两（9g） 人参三两（9g） 干姜三两（9g） 甘草三两（9g） 黄连一两（3g） 大枣擘，十二枚

【用法】 上七味，以水一斗，煮取六升，去滓，再煎取三升。温服一升，日三服。

半夏散及汤

【组成】 半夏洗 桂枝（去皮） 甘草炙

【用法】 上三味，等分，各别捣筛已，合治之。白饮和，服方寸匕，日三服。若不能服散者，以水一升，煎七沸，内散两方寸匕，更煮三沸，

下火，令小冷。少少咽之。半夏有毒，不当散服。

半夏干姜散

【组成】　半夏　干姜等分

【用法】　上二味，杵为散，取方寸匕，浆水一升半，煮取七合。顿服之。

半夏厚朴汤

【组成】　半夏一升（24g）　厚朴三两（9g）　茯苓四两（12g）生姜五两（15g）　干苏叶二两（6g）

【用法】　上五味，以水七升，煮取四升。分温四服，日三夜一服。

半夏麻黄丸

【方药歌诀】　半夏麻黄能化饮，饮邪凌心证心悸，

　　　　　　　亦主脾胃饮逆证，温阳通阳能止逆。

【组成】　半夏　麻黄等分

【用法】　上二味，末之，炼蜜和丸小豆大，饮服三丸，日三服。

六画

当归散

【组成】　当归一斤（48g）　黄芩一斤（48g）　芍药一斤（48g）川芎一斤（48g）　白术半斤（24g）

【用法】　上五味，杵为散，酒饮服方寸匕，日三服。妊娠常服即易产，胎无苦疾。产后百病悉主之。

当归芍药散

【组成】　当归三两（9g）　芍药一斤（48g）　川芎半斤（24g）茯苓四两（12g）　白术四两（12g）　泽泻半斤（24g）

【用法】　上六味，杵为散，取方寸匕，酒服。日三服。

当归四逆汤

【组成】　当归三两（9g）　桂枝去皮，三两（9g）　芍药三两（9g）　细辛三两（9g）　甘草炙，二两（6g）　通草二两（6g）　大枣擘，二十五枚

【用法】　上七味，以水八升，煮取三升，去滓。温服一升，日三服。

当归四逆加吴茱萸生姜汤

【组成】　当归三两（9g）　桂枝去皮，三两（9g）　芍药三两（9g）　细辛三两（9g）　甘草炙，二两（6g）　通草二两（6g）　大枣擘，二十五枚　生姜切，半斤（24g）　吴茱萸二升（48g）

【用法】　上九味，以水六升，清酒六升，和，煮取五升，去滓。温分五服。

当归生姜羊肉汤

【组成】　当归三两（9g）　生姜五两（15g）　羊肉一斤（48g）

【用法】　上三味，以水八升，煮取三升，温服七合，日三服。若寒多者，加生姜成一斤；痛多而呕者，加橘皮二两，白术一两；加生姜者，亦加水五升，煮取三升二合，服之。

当归贝母苦参丸

【组成】　当归　贝母　苦参各四两（各12g）

【用法】　上三味，末之，炼蜜丸，如小豆大，饮服三丸，加至十九。

竹叶石膏汤

【组成】　竹叶二把（20g）　石膏一斤（48g）　半夏洗，半升（12g）　麦门冬去心，一升（24g）　人参二两（6g）　甘草炙，二两（6g）　粳米半升（12g）

【用法】 上七味，以水一斗，煮取六升，去滓。内粳米，煮米熟，汤成，去米。温服一升，日三服。

竹叶汤

【组成】 竹叶一把（10g） 葛根三两（9g） 防风 桔梗 桂枝 人参 甘草各一两（各3g） 附子炮，一枚（5g） 大枣十五枚 生姜五两（15g）

【用法】 上十味，以水一斗，煮取二升半，分温三服，温覆使汗出。颈项强，用大附子一枚，破之如豆大，煎药扬去沫；呕者，加半夏半斤，洗。

竹皮大丸

【组成】 生竹茹二分（6g） 石膏二分（6g） 桂枝一分（3g） 甘草七分（21g） 白薇一分（3g）

【用法】 上五味，末之，枣肉和丸如弹子大，以饮服一丸，日三夜二服。有热者倍白薇，烦喘者加柏实一分。

红蓝花酒

【组成】 红蓝花一两（3g）

【用法】 上一味，以酒一大碗，煎减半。顿服一半，未止再服。

防己地黄汤

【组成】 防己一钱（1.8g） 桂枝三钱（5g） 防风三钱（5g） 甘草二钱（3.6g）

【用法】 上四味，以酒一杯，浸之一宿，绞取汁，生地黄二斤，哎咀，蒸之如斗米饭久，以铜器盛其汁，更绞地黄汁，和，分再服。

防己茯苓汤

【组成】 防己三两（9g） 黄芪三两（9g） 桂枝三两（9g） 茯

苓六两（18g）　甘草二两（6g）

【用法】　上五味，以水六升，煮取二升，分温三服。

防己黄芪汤

【组成】　防己一两（3g）　甘草炙，半两（1.5g）　白术七钱半（12g）　黄芪去芦，一两一分（3.8g）

【用法】　上锉，麻豆大，每抄五钱匕，生姜四片，大枣一枚，水盏半，煎八分，去滓。温服，良久再服。喘者，加麻黄半两；胃中不和者，加芍药三分；气上冲者，加桂枝三分；下有陈寒者，加细辛三分。服后当如虫行皮中，从腰下如冰，后坐被上，又以一被绕腰以下，温令微汗，差。

百合知母汤

【组成】　百合擘，七枚（14g）　知母切，三两（9g）

【用法】　上先以水洗百合，渍一宿，当白沫出，去其水，更以泉水二升，煎取一升，去滓。别以泉水二升煎知母，取一升，去滓。后合和，煎取一升五合，分温再服。

百合洗方

【组成】　百合一升（24g）

【用法】　上以百合一升，以水一斗，渍之一宿，以洗身，洗已，食煮饼，勿以盐豉也。

百合地黄汤

【组成】　百合擘，七枚（14g）　生地黄汁一升（80mL）

【用法】　上先以水洗百合，渍一宿，当白沫出，去其水，更以泉水二升，煎取一升，去滓。内地黄汁，取其一升五合，分温再服。中病，勿更服，大便当如漆。

百合滑石散

【组成】 百合炙，一两（3g） 滑石三两（9g）

【用法】 上为散，饮服方寸匕，日三服。当微利者，止服，热则除。

百合鸡子汤

【组成】 百合擘，七枚（14g） 鸡子黄一枚

【用法】 上先以水洗百合，渍一宿，当白沫出，去其水，更以泉水二升，煎取一升，去滓。内鸡子黄，搅匀，煎五分，温服。

芍药甘草汤

【组成】 芍药四两（12g） 甘草四两（12g）

【用法】 上二味，以水三升，煮取一升五合，去滓，分温再服。

芍药甘草附子汤

【组成】 芍药 甘草各三两（各9g） 附子炮，去皮，破八片，一枚（5g）

【用法】 上三味，以水五升，煮取一升五合，去滓。分温三服。

七画

赤丸

【组成】 茯苓四两（12g） 乌头炮，二两（6g） 半夏洗，四两（12g） 细辛一两（3g）

【用法】 上四味，末之，内真朱为色，炼蜜丸如麻子大，先食酒饮下三丸，日再夜一服；不知，稍增之，以知为度。

赤石脂禹余粮汤

【组成】 赤石脂碎，一斤（48g） 太一禹余粮碎，一斤（48g）

【用法】 上二味，以水六升，煮取二升，去滓。分温三服。

赤小豆当归散

【组成】 赤小豆浸，令牙出，曝干，三升（72g） 当归十两（30g）

【用法】 上二味，杵为散，浆水服方寸匕，日三服。

吴茱萸汤（茱萸汤）

【组成】 吴茱萸洗，一升（24g） 人参三两（9g） 生姜切，六两（18g） 大枣擘，十二枚

【用法】 上四味，以水七升，煮取二升，去滓。温服七合，日三服。

牡蛎泽泻散

【组成】 牡蛎熬 泽泻 蜀漆暖水洗，去腥 葶苈子熬 商陆根熬 海藻洗去咸 栝楼根各等分

【用法】 上七味，异捣，下筛为散，更于臼中治之，白饮和，服方寸匕，日三服。小便利，止后服。

附子汤

【组成】 附子炮，去皮，破八片，二枚（10g） 茯苓三两（9g） 人参二两（6g） 白术四两（12g） 芍药三两（9g）

【用法】 上五味，以水八升，煮取三升，去滓。温服一升，日三服。

附子泻心汤

【组成】 大黄二两（6g） 黄连一两（3g） 黄芩一两（3g） 附子炮，去皮，破，别煮取汁，一枚（5g）

【用法】 上四味，切三味，以麻沸汤二升渍之，须臾，绞去汁，内附子汁，分温再服。

附子粳米汤

【组成】 附子炮，一枚（5g）　半夏半升（12g）　甘草一两（3g）大枣十枚　粳米半升（12g）

【用法】 上五味，以水八升，煮米熟，汤成，去滓。温服一升，日三服。

鸡屎白散

【组成】 鸡屎白

【用法】 上一味，为散，取方寸匕，以水六合，和。温服。

诃梨勒散

【组成】 诃梨勒煨，十枚（10g）

【用法】 上一味，为散，粥饮和，顿服。

皂荚丸

【组成】 皂荚刮去皮，用酥炙，八两（24g）

【用法】 上一味，末之，蜜丸梧子大，以枣膏和汤，服三丸，日三夜一服。

杏子汤

【组成】杏仁五两（15g）（仲景原书无用量，乃编者所加）

【用法】上一味，以水八升，煮取三升，温分三服。

麦门冬汤

【组成】 麦门冬七升（168g）　半夏一升（24g）　人参三两（9g）甘草二两（6g）　粳米三合（9g）　大枣十二枚

【用法】 上六味，以水一斗二升，煮取六升，温服一升，日三夜一服。

八画

抵当丸

【组成】 水蛭熬（40g） 虻虫去翅足，熬，二十个（4g） 桃仁去皮尖，二十五个（5g） 大黄三两（9g）

【用法】 上四味，捣，分四丸，以水一升，煮一丸，取七合服之。晬时当下血，若不下，更服。

抵当汤

【组成】 水蛭熬（60g） 虻虫去翅中，熬，三十个（6g） 桃仁去皮尖，二十个（4g） 大黄酒洗，三两（9g）

【用法】 上四味，以水五升，煮取三升，去滓。温服一升，不下，更服。

苦酒汤

【组成】 半夏洗，碎如枣核，十四枚（5g） 鸡子去黄，内上苦酒，着鸡子壳中，一枚

【用法】 上二味，内半夏，著苦酒中，以鸡子壳置刀环中，安火上，令三沸，去滓。少少含咽之。不差，更作三剂。

苦参汤

【组成】 苦参十两（30g）（方药及用量引自《经方辨治疑难杂病技巧》）

【用法】 上一味，以水二斗半，煮取一斗半，去滓。熏洗，分早晚。（用法引自《经方辨治疑难杂病技巧》）

炙甘草汤

【组成】 甘草炙，四两（12g） 生姜切，三两（9g） 人参二两

（6g）　生地黄一斤（48g）　桂枝去皮，三两（9g）　阿胶二两（6g）
麦门冬去心，半升（12g）　麻仁半升（12g）　大枣擘，三十枚

【用法】　上九味，以清酒七升，水八升，先煮八味，取三升，去滓。
内胶烊消尽，温服一升，日三服。一名复脉汤。

泽泻汤

【组成】　泽泻五两（15g）　白术二两（6g）
【用法】　上二味，以水二升，煮取一升。分温再服。

泽漆汤

【组成】　半夏半升（12g）　紫参（一作紫菀）五两（15g）　泽漆
以东流水五斗，煮取一斗五升，三斤（150g）　生姜五两（15g）　白前五
两（15g）　甘草　黄芩　人参　桂枝各三两（各9g）

【用法】　上九味，哎咀，内泽漆汁中，煮取五升，温服五合，至
夜尽。

泻心汤

【组成】　大黄二两（6g）　黄连　黄芩各一两（各3g）
【用法】　上三味，以水三升，煮取一升。顿服之。

矾石汤

【组成】　矾石二两（6g）
【用法】　上一味，以浆水一斗五升，煎三五沸，浸脚良。

矾石丸

【组成】　矾石烧，三分（9g）　杏仁一分（3g）
【用法】　上二味，末之，炼蜜和丸枣核大，内脏中，剧者再内之。

奔豚汤

【组成】 甘草 川芎 当归各二两（各6g） 半夏四两（12g） 黄芩二两（6g） 生葛五两（15g） 芍药二两（6g） 生姜四两（12g） 甘李根白皮一升（24g）

【用法】 上九味，以水二斗，煮取五升。温服一升，日三夜一服。

苓甘五味姜辛汤

【组成】 茯苓四两（12g） 甘草三两（9g） 干姜三两（9g） 细辛三两（9g） 五味子半升（12g）

【用法】 上五味，以水八升，煮取三升，温服半升，日三服。

苓甘五味加姜辛半夏杏仁汤

【组成】 茯苓四两（12g） 甘草三两（9g） 细辛三两（9g） 干姜三两（9g） 五味子半升（12g） 半夏半升（12g） 杏仁去皮尖，半升（12g）

【用法】 上七味，以水一斗，煮取三升，去滓。温服半升，日三服。

苓甘五味加姜辛半杏大黄汤

【组成】 茯苓四两（12g） 甘草三两（9g） 细辛三两（9g） 干姜三两（9g） 五味子半升（12g） 半夏半升（12g） 杏仁去皮尖，半升（12g） 大黄三两（9g）

【用法】 上八味，以水一斗，煮取三升，去滓。温服半升，日三服。

肾气丸

【组成】 干地黄八两（24g） 薯蓣（即山药）四两（12g） 山茱萸四两（12g） 泽泻三两（9g） 茯苓三两（9g） 牡丹皮三两（9g） 桂枝一两（3g） 附子炮，一两（3g）

【用法】 上八味，末之，炼蜜和丸，梧子大，酒下十五丸，加至二十五丸, 日再服。

九画

茵陈蒿汤

【组成】 茵陈蒿六两 （18g） 栀子擘, 十四枚 （14g） 大黄去皮, 二两 （6g）

【用法】 上三味, 以水一斗二升, 先煮茵陈减六升, 内二味, 煮取三升, 去滓。分温三服。小便当利, 尿如皂荚汁状, 色正赤, 一宿腹减, 黄从小便去也。

茵陈五苓散

【组成】 茵陈蒿末十分 （30g） 五苓散五分 （15g）

【用法】 上二物, 和, 先食, 饮方寸匕, 日三服。

茯苓甘草汤

【组成】 茯苓二两 （6g） 桂枝去皮, 二两 （6g） 甘草炙, 一两 （3g） 生姜切, 三两 （9g）

【用法】 上四味, 以水四升, 煮取二升, 去滓。分温三服。

茯苓四逆汤

【组成】 茯苓四两 （12g） 人参一两 （3g） 附子生用, 去皮, 破八片, 一枚 （5g） 甘草炙, 二两 （6g） 干姜一两半 （4.5g）

【用法】 上五味, 以水五升, 煮取三升, 去滓。温服七合, 日三服。

茯苓桂枝甘草大枣汤 （苓桂草枣汤）

【组成】 茯苓半斤 （24g） 桂枝去皮, 四两 （12g） 甘草炙, 二两 （6g） 大枣擘, 十五枚

【用法】 上四味, 以甘烂水一斗, 先煮茯苓减二升, 内诸药, 煮取三

升，去滓。温服一升，日三服。作甘烂水法，取水二斗，置大盆内，以杓扬之，水上有珠子五六千颗相逐，取用之。

茯苓桂枝白术甘草汤（苓桂术甘汤）

【组成】 茯苓四两（12g） 桂枝去皮，三两（9g） 白术 甘草各二两（各6g）

【用法】 上四味，以水六升，煮取三升，去滓。分温三服。

茯苓戎盐汤

【组成】 茯苓半斤（24g） 白术二两（6g） 戎盐弹丸大一枚（15g）

【用法】 上三味（编者注：上三味之后用法乃《四部备要》补注），先将茯苓、白术煎成，入戎盐煎，分三服。

茯苓泽泻汤

【组成】 茯苓半斤（24g） 泽泻四两（12g） 甘草二两（6g）桂枝二两（6g） 白术三两（9g） 生姜四两（12g）

【用法】 上六味，以水一斗，煮取三升，内泽泻，再煮取二升半。温服八合，日三服。

茯苓杏仁甘草汤

【组成】 茯苓三两（9g） 杏仁五十个（8.5g） 甘草一两（3g）

【用法】 上三味，以水一斗，煮取五升。温服一升，日三服。不差，更服。

柏叶汤

【组成】 柏叶 干姜各三两（各9g） 艾三把（15g）

【用法】 上三味，以水五升，取马通汁一升，合煮取一升。分温再服。

枳术汤

【组成】 枳实七枚（7g） 白术二两（6g）

【用法】 上二味，以水五升，煮取三升，分温三服，腹中软即当散也。

枳实芍药散

【组成】 枳实烧令黑，勿太过 芍药等分

【用法】 上二味，杵为散，服方寸匕，日三服。并主痈脓，以麦粥下之。

枳实栀子豉汤

【组成】 枳实炙，三枚（3g） 栀子擘，十四个（14g） 香豉绵裹，一升（24g）

【用法】 上三味，以清浆水七升，空煮取四升，内枳实、栀子，煮取二升，下豉，更煮五六沸，去滓。温分三服，覆令微似汗。若有宿食，内大黄，如博棋子大五六枚，服之愈。

枳实薤白桂枝汤

【组成】 枳实四枚（4g） 厚朴四两（12g） 薤白半斤（24g）桂枝一两（3g） 全瓜蒌捣，一枚（15g）

【用法】 上五味，以水五升，先煮枳实、厚朴，取二升，去滓。内诸药，煮数沸，分温三服。

栀子豉汤

【组成】 栀子擘，十四个（14g） 香豉绵裹，四合（10g）

【用法】 上二味，以水四升，先煮栀子得二升半，内豉，煮取一升半，去滓。分为二服，温进一服。得吐者，止后服。

栀子甘草豉汤

【组成】 栀子擘，十四个（14g）　香豉绵裹，四合（10g）　甘草炙，二两（6g）

【用法】 上三味，以水四升，先煮栀子、甘草得二升半，内豉，煮取一升半，去滓。分二服，温进一服。得吐者，止后服。

栀子生姜豉汤

【组成】 栀子擘，十四个（14g）　香豉绵裹，四合（10g）　生姜，五两（15g）

【用法】 上三味，以水四升，先煮栀子、生姜得二升半，内豉，煮取一升半，去滓。分二服，温进一服。得吐者，止后服。

栀子柏皮汤

【组成】 栀子擘，十五个（15g）　甘草炙，一两（3g）　黄柏二两（6g）

【用法】 上三味，以水四升，煮取一升半，去滓。分温再服。

栀子厚朴汤

【组成】 栀子擘，十四个（14g）　厚朴炙，去皮，四两（12g）　枳实水浸，炙令黄，四枚（4g）

【用法】 上三味，以水三升半，煮取一升半，去滓。分二服，温进一服。得吐者，止后服。

栀子干姜汤

【组成】 栀子擘，十四枚　干姜二两（6g）

【用法】 上二味，以水三升半，煮取一升半，去滓。分二服，温进一服。得吐者，止后服。

栀子大黄汤

【组成】 栀子十四枚（14g） 大黄一两（3g） 枳实五枚（5g）豉一升（24g）

【用法】 上四味，以水六升，煮取三升。分温三服。

厚朴生姜半夏甘草人参汤

【组成】 厚朴炙，去皮，半斤（24g） 生姜切，半斤（24g） 半夏洗，半升（12g） 甘草炙，二两（6g） 人参一两（3g）

【用法】 上五味，以水一斗，煮取三升，去滓。温服一升，日三服。

厚朴七物汤

【组成】 厚朴半斤（24g） 甘草三两（9g） 大黄三两（9g） 大枣十枚 枳实五枚（5g） 桂枝二两（6g） 生姜五两（15g）

【用法】 上七味，以水一斗，煮取四升，温服八合，日三服。呕者加半夏五合，下利去大黄，寒多者加生姜至半斤。

厚朴三物汤

【组成】 大黄酒洗，四两（12g） 厚朴炙，去皮，八两（24g） 枳实炙，五枚（5g）

【用法】 上三味，以水一斗二升，先煮二味，取五升，内大黄，煮取二升。温服一升。以利为度。

厚朴大黄汤

【组成】 大黄六两（18g） 厚朴一尺（30g） 枳实四枚（4g）

【用法】 上三味，以水五升，煮取二升。分温再服。

厚朴麻黄汤

【组成】 厚朴五两（15g） 麻黄四两（12g） 石膏如鸡子大

（48g） 杏仁半升（12g） 半夏半升（12g） 干姜二两（6g） 细辛二两（6g） 小麦一升（24g） 五味子半升（12g）

【用法】 上九味，以水一斗二升，先煮小麦熟，去滓。内诸药，煮取三升，温服一升，日三服。

侯氏黑散

【组成】 菊花四十分（120g） 白术十分（30g） 细辛三分（9g） 茯苓三分（9g） 牡蛎三分（9g） 桔梗八分（24g） 防风十分（30g） 人参三分（9g） 矾石三分（9g） 黄芩五分（15g） 当归三分（9g） 干姜三分（9g） 川芎三分（9g） 桂枝三分（9g）

【用法】 上十四味，杵为散，酒服方寸匕，日一服，初服二十日，温酒调服，禁一切鱼肉、大蒜，常宜冷食，自能助药力，在腹中不下也。热食即下矣，冷食自能助药力。

禹余粮丸

【组成】禹余粮二斤（100g）（仲景原书无用量，乃编者所加）

【用法】上一味，捣碎，以蜜为丸，为十二丸，温服一丸，日分三服。（仲景原书无用法，乃编者所加）

十画

真武汤

【组成】 茯苓三两（9g） 芍药三两（9g） 生姜切，三两（9g） 白术二两（6g） 附子炮，去皮，破八片，一枚（5g）

【用法】 上五味，以水八升，煮取三升，去滓。温服七合，日三服。若咳者，加五味子半升，细辛、干姜各一两；若小便利者，去茯苓；若下利者，去芍药，加干姜二两；若呕者，去附子，加生姜足前成半斤。

桂枝汤

【组成】　桂枝三两（9g）　芍药三两（9g）　甘草炙，二两（6g）
生姜切，三两（9g）　大枣十二枚，擘

【用法】　上五味，哎咀三味，以水七升，微火煮取三升，去滓。适寒
温，服一升。服已须臾，啜热稀粥一升余，以助药力。温服令一时许，遍
身漐漐微似有汗者益佳，不可令如水流漓，病必不除。若一服汗出病瘥，
停后服，不必尽剂。若不汗，更服依前法。又不汗，后服小促其间，半日
许令三服尽。若病重者，一日一夜服，周时观之。服一剂尽，病证犹在者，
更作服。若不汗出，乃服至二、三剂。禁生冷、黏滑、肉面、五辛、酒酪、
臭恶等。

桂枝二麻黄一汤

【组成】　桂枝去皮，一两十七铢（5.4g）　芍药一两六铢（3.7g）
麻黄去节，十六铢（2.1g）　生姜切，一两六铢（3.7）　杏仁去皮尖，十
六个（2.5g）　甘草炙，一两二铢（3.2g）　大枣擘，五枚

【用法】　上七味，以水五升，先煮麻黄一二沸，去上沫，内诸药，煮
取二升，去滓。温服一升，日再服。本云：桂枝汤二分，麻黄汤一分，合
为二升，分再服。今合为一方，将息如前法。

桂枝二越婢一汤

【组成】　桂枝去皮，十八铢（2.3g）　芍药十八铢（2.3g）　麻黄十
八铢（2.3g）　甘草炙，十八铢（2.3g）　大枣擘，四枚　生姜切，一两
二铢（3.3g）　石膏碎，绵裹，一两（3g）

【用法】　上七味，以水五升，煮麻黄一二沸，去上沫，内诸药，煮取
二升，去滓。温服一升。本云：当裁为越婢汤、桂枝汤合之，饮一升。今
合为一方，桂枝汤二分，越婢汤一分。

桂枝麻黄各半汤

【组成】 桂枝去皮，一两十六铢（5.2g） 芍药 生姜切 甘草炙 麻黄去节，各一两（各3g） 大枣擘，四枚 杏仁汤渍，去皮尖及两仁者，二十四枚（4g）

【用法】 上七味，以水五升，先煮麻黄一二沸，去上沫，内诸药，煮取一升八合，去滓。温服六合，本云：桂枝汤三合，麻黄汤三合，并为六合。顿服，将息如上法。

桂枝人参汤

【组成】 桂枝别切，四两（12g） 甘草炙，四两（12g） 白术三两（9g） 人参三两（9g） 干姜三两（9g）

【用法】 上五味，以水九升，先煮四味，取五升，内桂，更煮取三升，去滓。温服一升，日再夜一服。

桂枝甘草汤

【组成】 桂枝去皮，四两（12g） 甘草炙，二两（6g）

【用法】 上二味，以水三升，温服一升，去滓。顿服。

桂枝甘草龙骨牡蛎汤

【组成】 桂枝去皮，一两（3g） 甘草炙，二两（6g） 牡蛎熬，二两（6g） 龙骨二两（6g）

【用法】 上四味，以水五升，煮取二升半，去滓。温服八合，日三服。

桂枝附子汤

【组成】 桂枝去皮，四两（12g） 附子炮，去皮，破，三枚（15g） 生姜切，三两（9g） 大枣擘，十二枚 甘草炙，二两（6g）

【用法】 上五味，以水六升，煮取二升，去滓。分温三服。

桂枝茯苓丸

【组成】 桂枝　茯苓　牡丹去心　芍药　桃仁去皮尖，熬，各等分（各12g）

【用法】 上五味，末之，炼蜜和丸，如兔屎大，每日食前服一丸。不知，加至三丸。

桂枝生姜枳实汤

【组成】 桂枝　生姜各三两（各9g）　枳实五枚（5g）

【用法】 上三味，以水六升，煮取三升。分温三服。

桂枝芍药知母汤

【组成】 桂枝四两（12g）　芍药三两（9g）　甘草二两（6g）　麻黄二两（6g）　生姜五两（15g）　白术五两（15g）　知母四两（12g）　防风四两（12g）　附子炮，二枚（10g）

【用法】 上九味，以水七升，煮取二升。温服七合，日三服。

桂苓五味甘草汤

【组成】 桂枝去皮，四两（12g）　茯苓四两（12g）　甘草炙，三两（9g）　五味子半升（12g）

【用法】 上四味，以水八升，煮取三升，去滓。分三温服。

桂苓五味甘草去桂加姜辛夏汤

【组成】 茯苓四两（12g）　甘草二两（6g）　细辛二两（6g）　干姜二两（6g）　五味子半升（12g）　半夏半升（12g）

【用法】 上六味，以水八升，煮取三升，去滓。温服半升，日三服。

桂枝去芍药加附子汤

【组成】 桂枝去皮，三两（9g）　生姜切，三两（9g）　甘草炙，二

两（6g）　大枣擘，十二枚　附子炮，去皮，破八片，一枚（5g）

【用法】　上五味，以水七升，煮取三升，去滓。温服一升。本云：桂枝汤，今去芍药，加附子，将息如前法。

桂枝去芍药加蜀漆牡蛎龙骨救逆汤

【组成】　桂枝去皮，三两（9g）　甘草炙，二两（6g）　生姜切，三两（9g）　大枣擘，十二枚　牡蛎熬，五两（15g）　龙骨四两（12g）蜀漆洗去腥，三两（9g）

【用法】　上七味，以水一斗二升，先煮蜀漆减二升，内诸药，煮取三升，去滓。温服一升。本云：桂枝汤，去芍药，加蜀漆、牡蛎、龙骨。

桂枝去芍药加麻黄附子细辛汤

【组成】　桂枝三两（9g）　生姜三两（9g）　甘草二两（6g）　大枣十二枚　麻黄二两（6g）　细辛二两（6g）　附子炮，一枚（5g）

【用法】　上七味，以水七升，煮麻黄，去上沫，内诸药，煮取二升，分温三服。当汗出，如虫行皮中，即愈。

桂枝去芍药汤

【组成】　桂枝去皮，三两（9g）　生姜切，三两（9g）　甘草炙，二两（6g）　大枣擘，十二枚

【用法】　上四味，以水七升，煮取三升，去滓。温服一升。本云：桂枝汤，今去芍药，将息如前法。

桂枝去桂加茯苓白术汤

【组成】　芍药三两（9g）　甘草炙，二两（6g）　生姜切，三两（9g）　白术　茯苓各三两（各9g）　大枣擘，十二枚

【用法】　上六味，以水八升，煮取三升，去滓。温服一升，小便利则愈。本云：桂枝汤，今去桂枝，加茯苓、白术。

桂枝附子去桂加白术汤（白术附子汤）

【组成】 附子炮，去皮，破，三枚（15g） 白术四两（12g） 生姜切，三两（9g） 大枣擘，十二枚 甘草炙，二两（6g）

【用法】 上五味，以水六升，煮取二升，去滓。分温三服。初一服，其人身如痹，半日许复服之，三服都尽，其人如冒状，勿怪。此以附子、术并走皮内，逐水气未得除，故使之耳。法当加桂枝四两，此本一方二法。以大便硬，小便自利，去桂也；以大便不硬，小便不利，当加桂。附子三枚，恐多也，虚弱家及产妇，宜减服之。

桂枝加桂汤

【组成】 桂枝去皮，五两（15g） 芍药三两（9g） 甘草炙，二两（6g） 生姜切，三两（9g） 大枣擘，十二枚

【用法】 上五味，以水七升，煮取三升，去滓。温服一升。本云：桂枝汤，今加桂满五两，所以加桂者，以泄奔豚气也。

桂枝加芍药汤

【组成】 桂枝去皮，三两（9g） 芍药六两（18g） 甘草炙，二两（6g） 生姜切，三两（9g） 大枣擘，十二枚

【用法】 上五味，以水七升，煮取三升，去滓。温分三服。本云：桂枝汤，今加芍药。

桂枝加大黄汤

【组成】 桂枝去皮，三两（9g） 芍药六两（18g） 大黄二两（6g） 甘草炙，二两（6g） 生姜切，三两（9g） 大枣擘，十二枚

【用法】 上六味，以水七升，煮取三升，去滓。温服一升，日三服。

桂枝加芍药生姜各一两人参三两新加汤（桂枝新加汤）

【组成】 桂枝去皮，三两（9g） 芍药四两（12g） 生姜切，四两

（12g）　甘草炙，二两（6g）　人参三两（9g）　大枣擘，十二枚

【用法】　上六味，以水一斗二升，煮取三升，去滓。温服一升。本
云：桂枝汤，今加芍药、生姜、人参。

桂枝加附子汤

【组成】　桂枝去皮，三两（9g）　芍药三两（9g）　甘草炙，二两
（6g）　生姜切，三两（9g）　大枣擘，十二枚　附子炮，去皮，破八片，
一枚（5g）

【用法】　上六味，以水七升，煮取三升，去滓。温服一升。本云：桂
枝汤，今加附子，将息如前法。

桂枝加葛根汤

【组成】　葛根四两（12g）　桂枝去皮，二两（6g）　芍药，二两
（6g）　生姜切，三两（9g）　甘草炙，二两（6g）　大枣擘，十二枚
［麻黄去节，三两（9g）］

【用法】　上六味，以水一斗，先煮葛根，减二升，去上沫，内诸药，
煮取三升，去滓。温服一升，覆取微似汗，不须啜粥，余如桂枝法将息及
禁忌。

桂枝加厚朴杏仁汤

【组成】　桂枝去皮，三两（9g）　甘草炙，二两（6g）　生姜切，三
两（9g）　芍药三两（9g）　大枣擘，十二枚　厚朴炙，去皮，二两（6g）
　杏仁去皮尖，五十枚（8.5g）

【用法】　上七味，以水七升，微火煮取三升，去滓。温服一升。覆取
微似汗。

桂枝加黄芪汤

【组成】　桂枝三两（9g）　芍药三两（9g）　甘草二两（6g）　生
姜三两（9g）　大枣十二枚　黄芪二两（6g）

【用法】　上六味，以水八升，煮取三升，温服一升，须臾，饮热稀粥一升余，以助药力，温服，取微汗；若不汗，更服。

桂枝加龙骨牡蛎汤

【组成】　桂枝　芍药　生姜各三两（各9g）　甘草二两（6g）　大枣十二枚　龙骨　牡蛎各三两（各9g）

【用法】　上七味，以水七升，煮取三升。分温三服。

桃花汤

【组成】　赤石脂一半全用，一半筛末，一斤（48g）　干姜一两（3g）　粳米一升（24g）

【用法】　上三味，以水七升，煮米令熟，去滓。温服七合，内赤石脂末方寸匕，日三服。若一服愈，余勿服。

桃核承气汤

【组成】　桃仁去皮尖，五十个（8.5g）　大黄四两（12g）　桂枝去皮，二两（6g）　甘草炙，二两（6g）　芒硝二两（6g）

【用法】　上五味，以水七升，煮取二升半，去滓。内芒硝，更上火微沸，下火。先食，温服五合，日三服。当微利。

桔梗汤

【组成】　桔梗一两（3g）　甘草二两（6g）

【用法】　上二味，以水三升，煮取一升，去滓。温分再服。（又，《金匮要略》云：上二味，以水三升，煮取一升，分温再服，则吐脓血也）

栝楼桂枝汤

【组成】　栝楼根二两（6g）　桂枝三两（9g）　芍药三两（9g）　甘草二两（6g）　生姜三两（9g）　大枣十二枚

【用法】　上六味，以水九升，煮取三升，分温三服，取微汗。汗不出，食顷，啜热粥发之。

栝楼薤白白酒汤

【组成】　全瓜蒌捣，一枚（15g）　薤白半升（24g）　白酒七升

【用法】　上三味，同煮，取二升，分温再服。

栝楼薤白半夏汤

【组成】　全瓜蒌捣，一枚（15g）　薤白三两（9g）　半夏半升（12g）　白酒一斗（50mL）

【用法】　上四味，同煮，取四升，温服一升，日三服。

栝楼瞿麦丸

【组成】　栝楼根二两（6g）　茯苓三两（9g）　薯蓣三两（9g）附子炮，一枚（5g）　瞿麦一两（3g）

【用法】　上五味，末之，炼蜜丸，梧子大，饮服三丸，日三服。不知，增至七八丸，以小便利，腹中温为知。

栝楼牡蛎散

【组成】　栝楼根　牡蛎熬，各等分

【用法】　上为细末，饮服方寸匕，日三服。

柴胡加芒硝汤

【组成】　柴胡二两十六铢（8g）　黄芩一两（3g）　人参一两（3g）　甘草炙，一两（3g）　生姜切，一两（3g）　半夏二十铢（2.1g）　大枣擘，四枚　芒硝二两（6g）

【用法】　上八味，以水四升，煮取二升，去滓。内芒硝，更煮微沸，分温再服，不解，更作。

柴胡桂枝汤

【组成】 桂枝去皮，一两半（4.5g） 黄芩一两半（4.5g） 芍药一两半（4.5g） 人参一两半（4.5g） 甘草炙，一两（3g） 半夏洗，二合半（6g） 大枣擘，六枚 生姜切，一两半（4.5g） 柴胡四两（12g）

【用法】 上九味，以水七升，煮取三升，去滓。温服一升。本云：人参汤，作如桂枝法，加半夏、柴胡、黄芩，复如柴胡法，今用人参作半剂。（编者注："本云……"至末29字，与方意不符，恐为叔和批注混入正文，宜删）

柴胡桂枝干姜汤

【组成】 柴胡半斤（24g） 桂枝去皮，三两（9g） 干姜二两（6g） 栝楼根四两（12g） 黄芩三两（9g） 牡蛎熬，三两（9g） 甘草炙，二两（6g）

【用法】 上七味，以水一斗二升，煮取六升，去滓。再煎取三升，温服一升，日三服。初服微烦，复服，汗出便愈。

柴胡加龙骨牡蛎汤

【组成】 柴胡四两（12g） 龙骨一两半（4.5g） 黄芩一两半（4.5g） 生姜切，一两半（4.5g） 铅丹一两半（4.5g） 人参一两半（4.5g） 桂枝去皮，一两半（4.5g） 茯苓一两半（4.5g） 半夏洗，二合（6g） 大黄二两（6g） 牡蛎熬，一两半（4.5g） 大枣擘，六枚

【用法】 上十二味，以水八升，煮取四升，内大黄，切如棋子，更煮一两沸，去滓。温服一升。本云：柴胡汤，今加龙骨等。

调胃承气汤

【组成】 大黄酒洗，四两（12g） 芒硝半升（12g） 甘草炙，二两（6g）

【用法】　上三味，以水三升，煮取一升，去滓。内芒硝，更上火微煮，令沸，少少温服之（编者注：此用法是《伤寒论》第29条所言）。温顿服之（此四字是《伤寒论》第207条所言）。

胶艾汤

【组成】　川芎　阿胶　甘草各二两（各6g）　艾叶　当归各三两（各9g）　芍药四两（12g）　干地黄六两（18g）

【用法】　上七味，以水五升，清酒三升，合煮取三升，去滓，内胶，令消尽。温服一升，日三服。不差，更作。

胶姜汤

【组成】　阿胶三两（9g）　干姜三两（9g）（方药及剂量引自《经方辨治疑难杂病技巧》）

【用法】　上二味，以水四升，煮干姜减一升，去滓，内胶烊化，微沸。温服一升，日三服。（用法引自《经方辨治疑难杂病技巧》）

狼牙汤

【组成】　狼牙三两（9g）

【用法】　上一味，以水四升，煮取半升，以绵缠箸如茧，浸汤沥阴中，日四遍。

射干麻黄汤

【组成】　射干十三枚（9g）　麻黄四两（12g）　生姜四两（12g）　细辛　紫菀　款冬花各三两（各9g）　五味子半升（12g）　大枣七枚　半夏大者，洗，八枚（12g）

【用法】　上九味，以水一斗二升，先煮麻黄两沸，去上沫，内诸药，煮取三升，分温三服。

烧裈散

【组成】 妇人中裈近隐处，剪烧作灰

【用法】 上一味，以水服方寸匕，日三服。小便即利，阴头微肿，此为愈也。妇人病，取男子裈，烧，服。

通脉四逆汤

【组成】 甘草炙，二两（6g） 干姜三两（9g） ［强人可四两（12g）］ 附子生用，去皮，破八片，大者一枚（8g）

【用法】 上三味，以水三升，煮取一升二合，去滓。分温再服。其脉即出者愈。面色赤者，加葱九茎；腹中痛者，去葱，加芍药二两；呕者，加生姜二两；咽痛者，去芍药，加桔梗一两；利止脉不出者，去桔梗，加人参二两。病皆与方相应者，乃服之。

通脉四逆加猪胆汁汤

【组成】 附子生用，去皮，破八片，大者一枚（8g） 干姜三两（9g）［强人可四两（12g）］ 猪胆汁半合（3mL） 甘草炙，二两（6g）

【用法】 上四味，以水三升，煮取一升二合，去滓。内猪胆汁。分温再服。其脉即来，无猪胆，以羊胆代之。

十一画

理中丸

【方药歌诀】 理中汤主理中乡，参术甘草与干姜，脾胃虚寒证与霍乱，虚寒胸痹在温阳。

【组成】 人参 干姜 甘草炙 白术各三两（各9g）

【用法】 上四味，捣筛，蜜和为丸，如鸡子黄许大。以沸汤数合，和一丸，研碎，温服之。日三四，夜二服。腹中未热，益至三四丸，然不及汤。汤法：以四物依两数切，用水八升，煮取三升，去滓。温服一升，日

三服。若脐上筑者，肾气动也，去术加桂四两；吐多者，去术加生姜三两；下多者，还用术；悸者加茯苓二两；渴欲得水者，加术，足前成四两半；腹中痛者，加人参，足前成四两半；寒者，加干姜足前成四两半；腹满者，去术，加附子一枚。服汤后，如食顷，饮热粥一升许，微自温，勿发揭衣被。

黄芩汤

【组成】 黄芩三两（9g） 芍药二两（6g） 甘草炙，二两（6g） 大枣擘，十二枚

【用法】 上四味，以水一斗，煮取三升，去滓。温服一升，日再夜一服。

黄芩加半夏生姜汤

【组成】 黄芩三两（9g） 芍药二两（6g） 甘草炙，二两（6g） 大枣擘，十二枚 半夏洗，半升（12g） 生姜切，一两半（4.5g）

【用法】 上六味，以水一斗，煮取三升，去滓。温服一升，日再夜一服。

黄连汤

【组成】 黄连三两（9g） 甘草炙，三两（9g） 干姜三两（9g） 桂枝去皮，三两（9g） 人参二两（6g） 半夏洗，半升（12g） 大枣擘，十二枚

【用法】 上七味，以水一斗，煮取六升，去滓。温服一升，日三服，夜二服。

黄连粉方

【组成】 黄连十两（30g）（编者注：原方无剂量，此乃编者所加）

【用法】 上一味，研末为散，和水内服二两半。亦可外用涂患处，剂量斟酌用之。（编者注：仲景未言用法，此乃编者所加）

黄连阿胶汤

【组成】 黄连四两（12g） 黄芩二两（6g） 芍药二两（6g） 鸡子黄二枚 阿胶三两（9g）

【用法】 上五味，以水六升，先煮三物，取二升，去滓。内胶烊尽，小冷，内鸡子黄，搅令相得。温服七合，日三服。

黄土汤

【组成】 甘草三两（9g） 干地黄三两（9g） 白术三两（9g） 附子炮，三两（9g） 阿胶三两（9g） 黄芩三两（9g） 灶心黄土半斤（24g）

【用法】 上七味，以水八升，煮取三升。分温二服。

黄芪建中汤

【组成】 桂枝去皮，三两（9g） 甘草炙，二两（6g） 芍药六两（18g） 生姜切，三两（9g） 大枣擘，十二枚 胶饴一升（70mL） 黄芪一两半（4.5g）

【用法】 上七味，以水七升，煮取三升，去滓。内饴，更上微火消解。温服一升，日三服。呕家，不可用建中汤，以甜故也。气短，胸满者，加生姜；腹满者，去枣，加茯苓一两半；及疗肺虚损不足，补气加半夏三两。

黄芪桂枝五物汤

【组成】 黄芪三两（9g） 芍药三两（9g） 桂枝三两（9g） 生姜六两（18g） 大枣十二枚

【用法】 上五味，以水六升，煮取二升。温服七合，日三服。

黄芪芍桂苦酒汤

【组成】 黄芪五两（15g） 芍药三两（9g） 桂枝三两（9g）

【用法】　上三味，以苦酒一升，水七升，相和，煮取三升，温服一升。当心烦，服至六七日乃解。若心烦不止者，以苦酒阻故也。

猪苓汤

【组成】　猪苓去皮　茯苓　泽泻　阿胶　滑石碎，各一两（各3g）

【用法】　上五味，以水四升，先煮四味，取二升，去滓。内阿胶烊消。温服七升。日三服。

猪苓散

【组成】　猪苓　茯苓　白术各等分

【用法】　上三味，杵为散，饮服方寸匕，日三服。

猪肤汤

【组成】　猪肤一斤（48g）

【用法】　上一味，以水一斗，煮取五升，去滓。加白蜜一升，白粉五合，熬香，和令相得，温分六服。

猪胆汁方

【组成】　猪胆一枚

【用法】　又大猪胆汁一枚，泻汁，和少许法醋，以灌谷道内，如一食顷，当大便出宿食恶物，甚效。

猪膏发煎

【组成】　猪膏半斤（24g）　乱发如鸡子大，三枚（10g）

【用法】　上二味，和膏中煎之，发消药成。分再服。病从小便出。

排脓汤

【组成】　甘草二两（6g）　桔梗三两（9g）　生姜一两（3g）　大枣十枚

【用法】 上四味，以水三升，煮取一升。温服五合。日再服。

排脓散

【组成】 枳实十六枚（16g） 芍药六分（18g） 桔梗二分（6g）

【用法】 上三味，杵为散，取鸡子黄一枚，以药散与鸡黄相等，揉和令相得，饮和服之，日一服。

旋覆花汤

【组成】 旋覆花三两（9g） 葱十四茎 新绛少许（6g）（编者注：按陶弘景释新绛为茜草）

【用法】 上三味，以水三升，煮取一升。顿服之。

旋覆代赭汤

【组成】 旋覆花三两（9g） 代赭石一两（3g） 人参二两（6g） 生姜五两（15g） 甘草炙，三两（9g） 半夏洗，半升（12g） 大枣擘，十二枚

【用法】上七味，以水一斗，煮取六升，去滓。再煎取三升。温服一升，日三服。

蛇床子散

【组成】 蛇床子仁

【用法】 上一味，末之，以白粉少许，和令相得，如枣大，绵裹内之，自然温。

麻黄汤

【组成】 麻黄去节，三两（9g） 桂枝二两（6g） 杏仁去皮尖，七十个（12g） 甘草炙，一两（3g）

【用法】 上四味，以水九升，先煮麻黄减二升，去上沫，内诸药，煮

取二升半，去滓。温服八合，覆取微似汗，不需啜粥，余如桂枝法将息。

麻黄加术汤

【组成】 麻黄去节，三两（9g） 桂枝去皮，二两（6g） 甘草炙，一两（3g） 杏仁去皮尖，七十个（12g） 白术四两（12g）

【用法】 上五味，以水九升，先煮麻黄，减二升，去上沫，内诸药，煮取二升半，去滓。温服八合，覆取微似汗。

麻黄连轺赤小豆汤

【组成】 麻黄去节，二两（6g） 连翘二两（6g） 杏仁去皮尖，四十个（7g） 赤小豆一升（24g） 大枣擘，十二枚 生梓白皮切，一升（24g） 生姜切，二两（6g） 甘草炙，二两（6g）

【用法】 上八味，以潦水一斗，先煮麻黄，再沸，去上沫，内煮药，煮取三升，去滓。分温三服，半日服尽。

麻黄附子细辛汤

【组成】 麻黄去节，二两（6g） 细辛二两（6g） 附子炮，去皮，破八片，一枚（5g）

【用法】 上三味，以水一斗，先煮麻黄，减二升，去上沫，内诸药，煮取三升，去滓。温服一升，日三服。

麻黄附子甘草汤（麻黄附子汤）

【组成】 麻黄去节，二两（6g） 甘草炙，二两（6g） 附子炮，去皮，破八片，一枚（5g）

【用法】 上三味，以水七升，先煮麻黄一两沸，去上沫，内诸药，煮取三升，去滓。温服一升，日三服。

麻黄杏仁石膏甘草汤（麻杏石甘汤）

【组成】　麻黄去节，四两（12g）　杏仁去皮尖，五十个（8.5g）
甘草炙，二两（6g）　石膏碎，绵裹，半斤（24g）

【用法】　上四味，以水七升，煮麻黄，减二升，去上沫，内诸药，煮
取二升，去滓。温服一升。本云：黄耳杯。

麻黄杏仁薏苡甘草汤（麻杏薏甘汤）

【组成】　麻黄去节，汤泡，半两（1.5g）　杏仁（去皮尖，炒）十
个（1.8g）　薏苡仁半两（1.5g）　甘草炙，一两（3g）

【用法】　上锉，麻豆大，每服四钱匕，水盏半，煮八分，去滓。温
服。有微汗，避风。

麻黄升麻汤

【组成】　麻黄去节，二两半（7.5g）　升麻一两一分（3.7g）　当归
一两一分（3.7g）　知母十八铢（2.2g）　黄芩十八铢（2.2g）　葳蕤十
八铢（2.2g）　芍药六铢（0.8g）　天门冬去心，六铢（0.8g）　桂枝去
皮，六铢（0.8g）　茯苓六铢（0.8g）　甘草炙，六铢（0.8g）　石膏碎，
绵裹，六铢（0.8g）　白术六铢（0.8g）　干姜六铢（0.8g）

【用法】　上十四味，以水一斗，先煮麻黄一两沸，去上沫，内诸药，
煮取三升，去滓。分温三服。相去如炊三斗米顷，令尽，汗出愈。

麻子仁丸

【组成】　麻仁二升（48g）　芍药半斤（24g）　枳实炙，半斤
（24g）　大黄去皮，一斤（48g）　厚朴炙，去皮，一尺（30g）　杏仁去
皮尖，熬，别作脂，一升（24g）

【用法】　上六味，蜜和丸，如梧桐子大。饮服十丸，日三服，渐加，
以知为度。

十二画

葛根汤

【组成】 葛根四两 (12g)　麻黄去节，三两 (9g)　桂枝去皮，二两 (6g)　生姜切，三两 (9g)　甘草炙，二两 (6g)　芍药二两 (6g)　大枣擘，十二枚

【用法】 上七味，以水一斗，先煮麻黄、葛根，减二升，去白沫，内诸药，煮取三升，去滓。温服一升，覆取微似汗，余如桂枝法将息及禁忌，诸汤皆仿此。

葛根加半夏汤

【组成】 葛根四两 (12g)　麻黄去节，三两 (9g)　甘草炙，二两 (6g)　芍药二两 (6g)　桂枝去皮，二两 (6g)　生姜切，二两 (6g)　半夏洗，半升 (12g)　大枣擘，十二枚

【用法】 上八味，以水一斗，先煮葛根、麻黄，减二升，去白沫。内诸药，煮取三升，去滓。温服一升。覆取微似汗。

葛根芩连汤

【组成】 葛根半斤 (24g)　甘草炙，二两 (6g)　黄芩三两 (9g)　黄连三两 (9g)

【用法】 上四味，以水八升，先煮葛根，减二升，内诸药，煮取二升，去滓。分温再服。

温经汤

【组成】 吴茱萸三两 (9g)　当归二两 (6g)　川芎二两 (6g)　芍药二两 (6g)　人参二两 (6g)　桂枝二两 (6g)　阿胶二两 (6g)　生姜二两 (6g)　牡丹皮去心，二两 (6g)　甘草二两 (6g)　半夏半升 (12g)　麦门冬去心，一升 (24g)

【用法】 上十二味，以水一斗，煮取三升，分温三服。亦主妇人少腹寒，久不受胎；兼取崩中去血，或月水来过多，及至期不来。

滑石代赭汤

【组成】 百合擘，七枚（14g） 滑石碎，绵裹，三两（9g） 代赭石碎，绵裹，如弹丸大，一枚（15g）

【用法】 上先以水洗百合，渍一宿，当白沫出，去其水，更以泉水二升，煎取一升，去滓。别以泉水二升煎滑石、代赭，取一升，去滓。后合和重煎，取一升五合，分温服。

滑石白鱼散

【组成】 滑石二分（6g） 乱发烧，二分（6g） 白鱼二分（6g）

【用法】 上三味，杵为散，饮服方寸匕，日三服。

硝石矾石散

【组成】 硝石 矾石烧，等分

【用法】 上二味，为散，以大麦粥汁和，服方寸匕，日三服。病随大小便去，小便正黄，大便正黑，是候也。

雄黄熏方

【组成】 雄黄二两（6g）（用量引自《经方辨治疑难杂病技巧》）

【用法】 上一味，为末，筒瓦二枚合之，烧，向肛熏之。

紫参汤

【组成】 紫参半斤（24g） 甘草三两（9g）

【用法】 上二味，以水五升，先煮紫参，取二升，内甘草，煮取一升半。分温三服。

越婢汤

【组成】　麻黄六两（18g）　　石膏半斤（24g）　　生姜三两（9g）
甘草二两（6g）　大枣十五枚

【用法】　上五味，以水六升，先煮麻黄，去上沫，内诸药，煮取三
升，分温三服。恶风者加附子一枚，炮；风水加术四两。

越婢加术汤

【组成】　麻黄六两（18g）　　石膏半斤（24g）　　生姜三两（9g）
大枣十五枚　甘草二两（6g）　　白术四两（12g）

【用法】　上六味，以水六升，先煮麻黄去沫，内诸药，煮取三升，分
温三服。恶风加附子一枚，炮。

越婢加半夏汤

【用法】　麻黄六两（18g）　　石膏半斤（24g）　　生姜三两（9g）
大枣十五枚　甘草二两（6g）　　半夏半升（12g）

【组成】　上六味，以水六升，先煮麻黄，去上沫，内诸药，煮取三
升，分温三服。

葶苈大枣泻肺汤

【组成】　葶苈子熬令黄色，捣丸如弹子大，二十枚（10g）　　大枣十
二枚

按：仲景方中大枣无剂量，本书引用剂量源于《千金要方》《外台秘
要》。

葶苈丸

【组成】　葶苈子二斤（100g）（仲景原书无用量，乃编者所加）

【用法】　上一味，捣碎，以蜜为丸，共为二十丸，温服一丸，日分三
服。（仲景原书无用法，乃编者所加）

葵子茯苓丸

【组成】 葵子一斤（48g） 茯苓三两（9g）

【用法】 上二味，杵为散，饮服方寸匕，日三服。小便利则愈。

十三画

蜀漆散

【组成】 蜀漆洗，去腥 云母烧二日夜 龙骨等分

【用法】 上三味，杵为散，未发前以浆水服半钱。温疟加蜀漆半分，临发时，服一钱匕。

蒲灰散

【组成】 蒲灰七分（21g） 滑石三分（9g）

【用法】 上二味，杵为散，饮服方寸匕，日三服。

十四画

蜜煎导

【组成】 食蜜七合（50mL）

【用法】 上一味，于铜器内，微火煎，当须凝如饴状，搅之勿令焦著，欲可丸，并手捻作挺，令头锐，大如指，长二寸许，当热时急作，冷则硬，以内谷道中，以手急抱，欲大便时乃去之。

蜘蛛散

【组成】 蜘蛛熬焦，十四枚 桂枝半两（1.5g）

【用法】 上二味，为散，取八分一匕，饮和服。日再服，蜜丸亦可。

酸枣仁汤

【组成】 酸枣仁二升（48g） 甘草一两（3g） 知母二两（6g）

茯苓二两（6g）　川芎二两（6g）

　　【用法】　上五味，以水八升，煮酸枣仁，得六升，内诸药，煮取三升，分温三服。

十六画

薏苡附子散

　　【组成】　薏苡仁十五两（45g）　大附子炮，十枚（80g）

　　【用法】　上二味，杵为散，服方寸匕，日三服。

薏苡附子败酱散

　　【组成】　薏苡仁十分（30g）　附子二分（6g）　败酱五分（15g）

　　【用法】　上三味，杵为散，取方寸匕，以水二升，煎减半，顿服，小便当下。

橘皮汤

　　【组成】　橘皮四两（12g）　生姜半斤（24g）

　　【用法】　上二味，以水七升，煮取三升。温服一升，下咽即愈。

橘枳姜汤

　　【组成】　橘皮一斤（48g）　枳实三两（9g）　生姜半斤（24g）

　　【用法】　上三味，以水五升，煮取二升。分温三服。

橘皮竹茹汤

　　【组成】　橘皮二升（48g）　竹茹二升（48g）　大枣三十枚　人参一两（3g）　生姜半斤（24g）　甘草五两（15g）

　　【用法】　上六味，以水一斗，煮取三升。温服一升，日三服。

薯蓣丸

　　【组成】　薯蓣三十分（90g）　当归　桂枝　曲　干地黄　豆黄卷各

十分（各30g）　甘草二十八分（84g）　人参七分（21g）　川芎　芍药
白术　麦门冬　杏仁各六分（各18g）　柴胡　桔梗　茯苓各五分（各
15g）　阿胶七分（21g）　干姜三分（9g）　白蔹二分（6g）　防风六分
（18g）　大枣百枚为膏

【用法】　上二十一味，末之，炼蜜为丸，如弹子大，空腹酒服一丸，
一百丸为剂。

十八画

藜芦甘草汤

【组成】　藜芦一两（3g）　甘草二两（6g）

【用法】　以水二升，煮取一升五合，分二服，温服之。（仲景原方无
用量及用法，为笔者所加）

十九画

鳖甲煎丸

【组成】　鳖甲炙，十二分（36g）　乌扇烧，三分（9g）　黄芩三分
（9g）　柴胡六分（18g）　鼠妇熬，三分（9g）　干姜三分（9g）　大黄
三分（9g）　芍药五分（15g）　桂枝三分（9g）　葶苈熬，一分（3g）
石韦去毛，三分（9g）　厚朴三分（9g）　牡丹去心，五分（15g）　瞿
麦二分（6g）　紫葳三分（9g）　半夏一分（3g）　人参一分（3g）　蟅
虫熬，五分（15g）　阿胶炙，三分（9g）　蜂窝炙，四分（12g）　赤硝
十二分（36g）　蜣螂熬，二分（6g）　桃仁二分（6g）

【用法】　上二十三味，为末。取煅灶下灰一斗，清酒一斛五斗，浸
灰，候酒尽一半，着鳖甲于中，煮令泛烂如胶漆，绞取汁，内诸药，煎如
丸，如梧子大，空心服七丸。日三服。